발반사 건강요법

Foot Reflexology

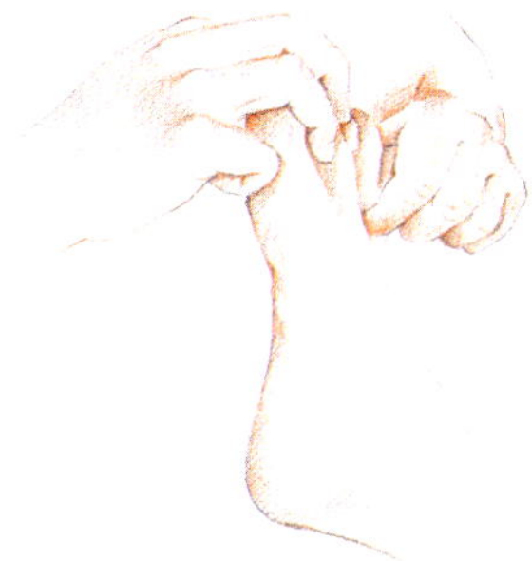

이명선 · 오지민 · 오영숙 · 김주연 · 양현옥 共著

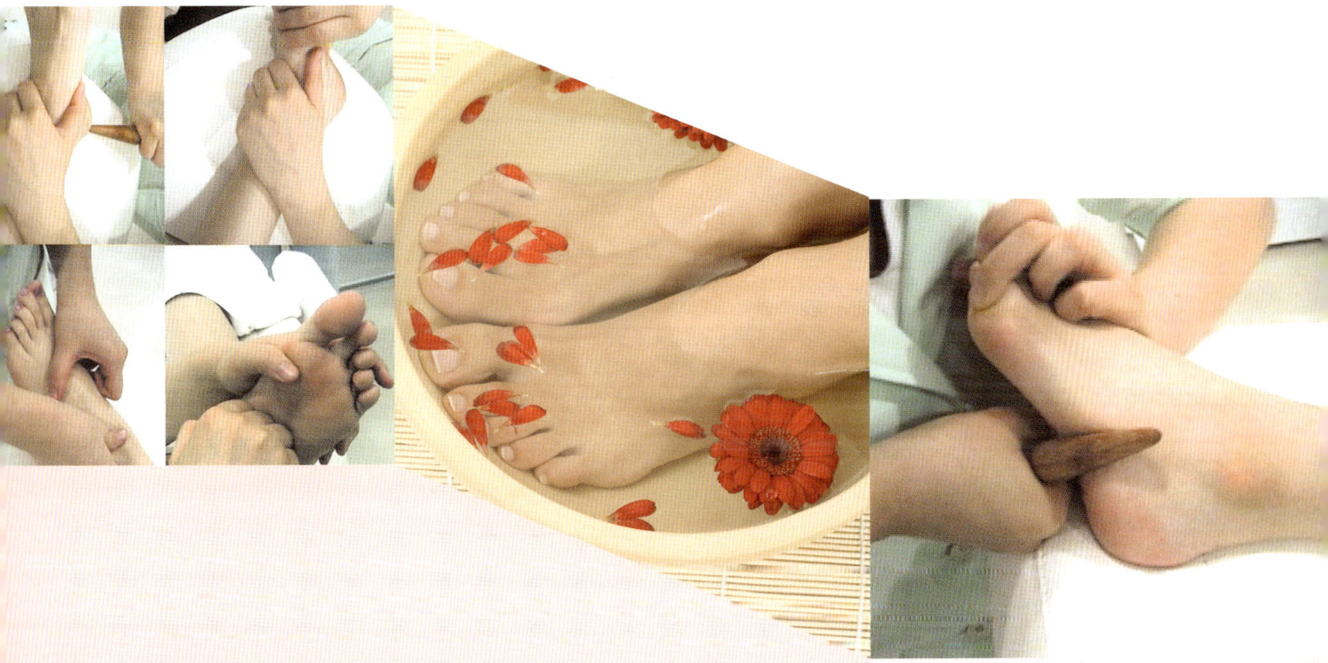

光文閣
www.kwangmoonkag.co.kr

Intro

인간의 발은 전신의 체중을 지탱하고 균형을 유지하면서 걸어갈 수 있도록 정밀하게 구성되어 있는 보행기관이다.

이미 오천년전 중국 고대의《황제내경》에 기록되어 있는 발 관리법으로부터 중국의 역사 변천과 더불어 오늘에 이르기까지 전 세계 각국에서 과학적이고 물리적인 효과와 연구 결과에 따라 점점 대체의학의 한 분야로 발 관리에 대한 관심이 고조되고 있다.

발 반사 건강학은 우리 몸의 각 기관과 연결되는 반사점이 집중적으로 분포되어 있는 발을 자극함으로써 신체에 흐르는 기초 에너지를 증진시켜 신체 전체를 조화롭게 하고 균형을 유지하는 데 그 목적이 있다. 또한 자신의 신체 균형과 활력을 주면서 부작용이 전혀 없이 치유하는 가장 빠르면서도 가장 자연스러운 방법이다.

이 교재는 발 건강의 중요성에 대한 이해를 통해 실제적인 실습과 응용이 가능하도록 구성하는 것이 집필의 의도였지만, 원고를 마무리하고 보니 아직 부족하고 미비한 점이 많아 아쉬움이 남는다.

이러한 점들은 여러 선배제현들의 지도편달을 받아 계속적으로 수정, 보완해 나갈 것이며 부디 이 작은 책이 공부하는 학생들이나 발 반사 건강학을 강의하거나 실무에 종사하는 사람들에게 도움이 되기를 바란다. 끝으로 이 책의 출간을 위해 애써주신 광문각 출판사 박정태 사장님과 임직원들께 깊이 감사드린다.

2005년 2 월

저자 일동

C·O·N·T·E·N·T·S

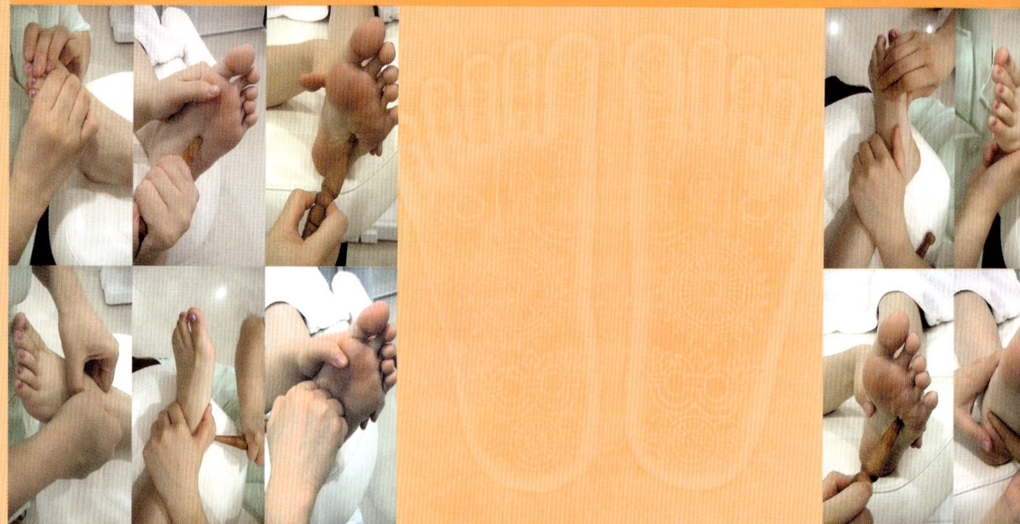

Foot Reflexology

chapter 1 발관리 개요 / 13

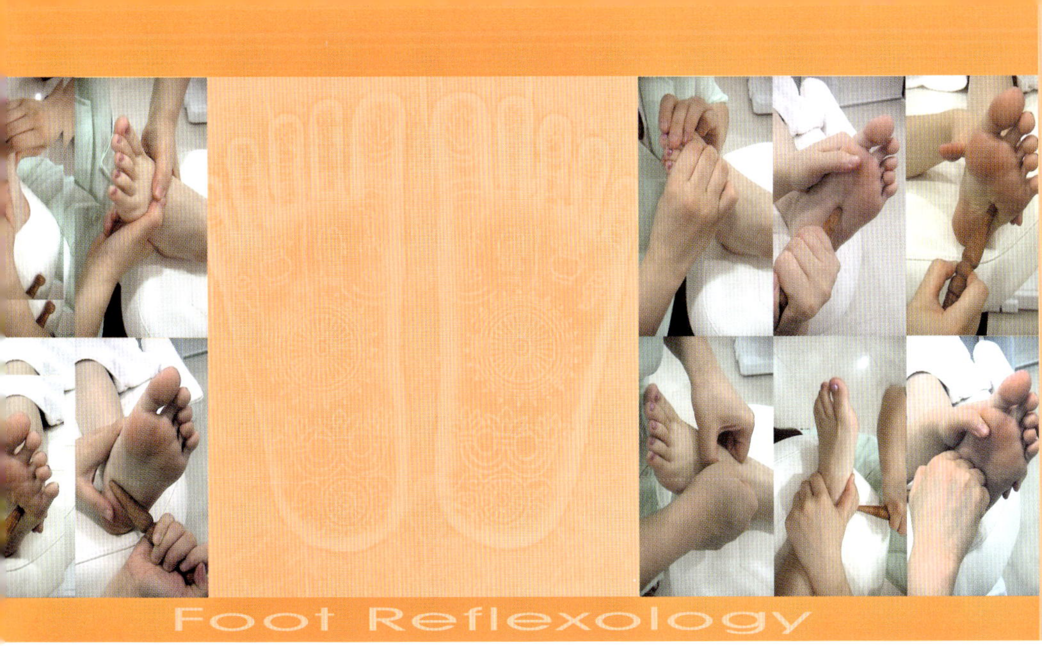

C·O·N·T·E·N·T·S

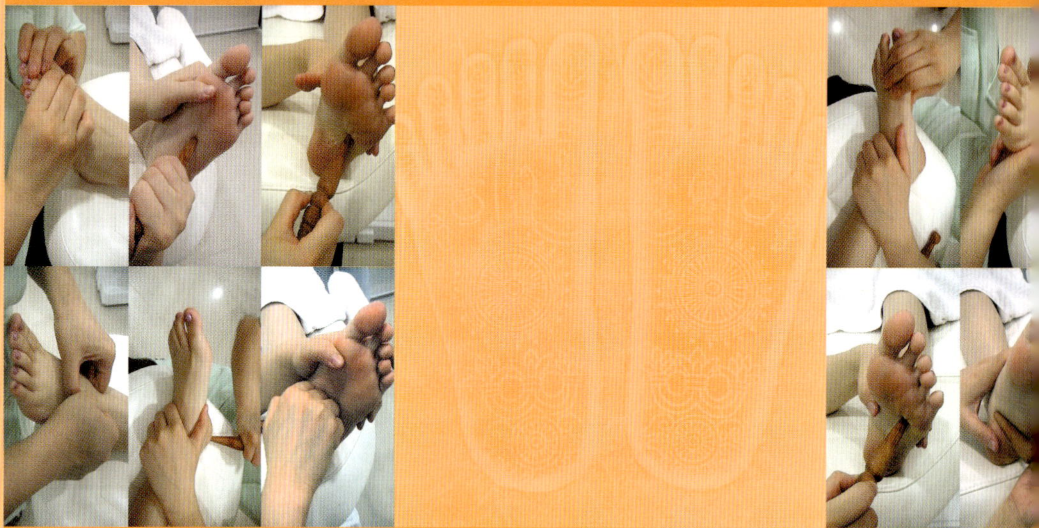

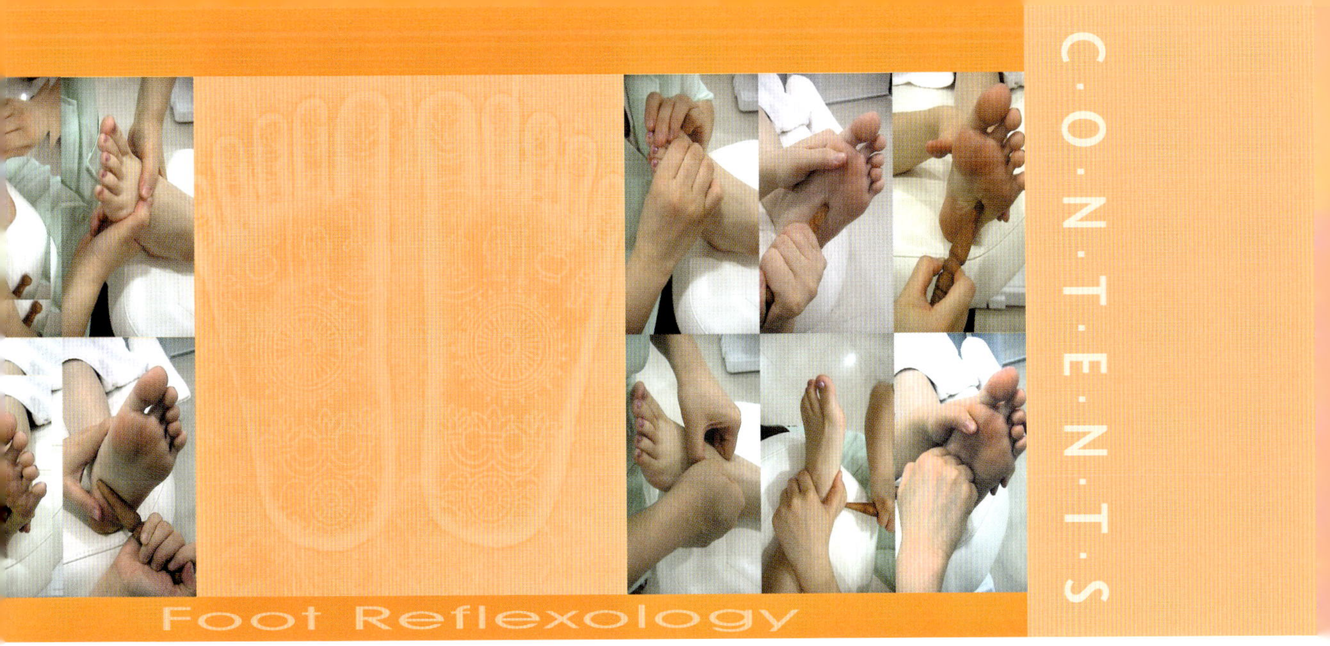
Foot Reflexology
C·O·N·T·E·N·T·S

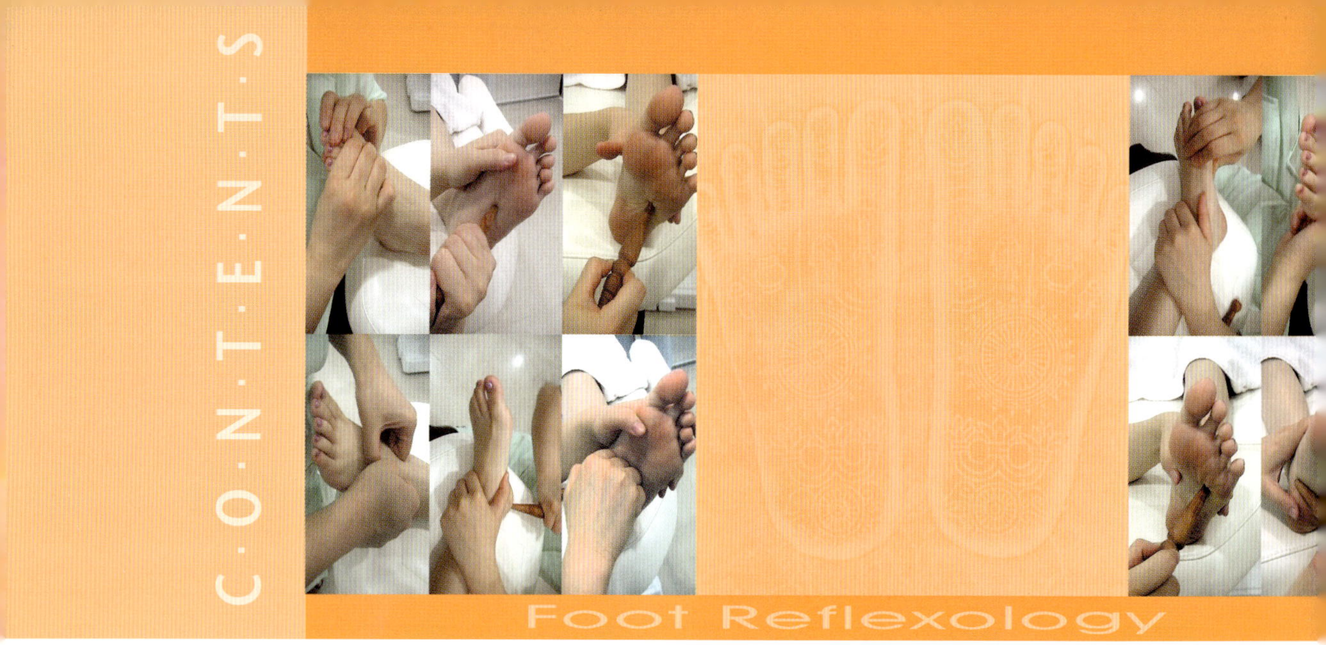
C·O·N·T·E·N·T·S
Foot Reflexology

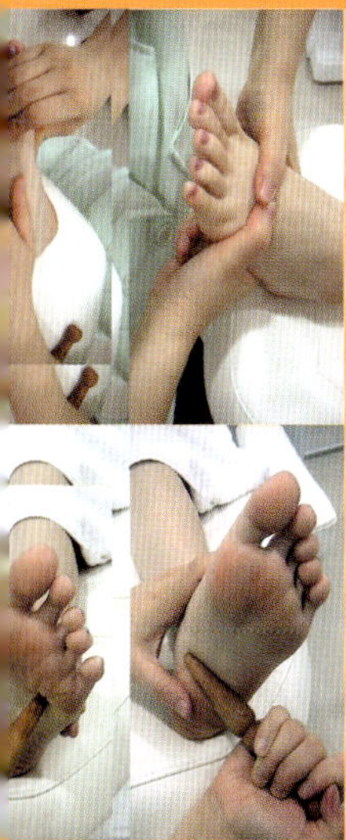

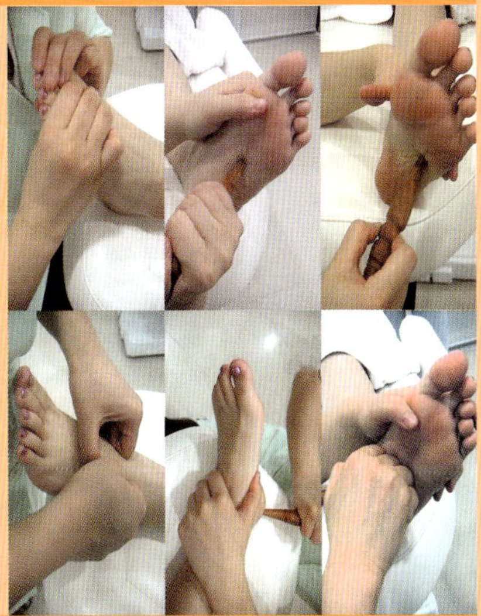

C·O·N·T·E·N·T·S

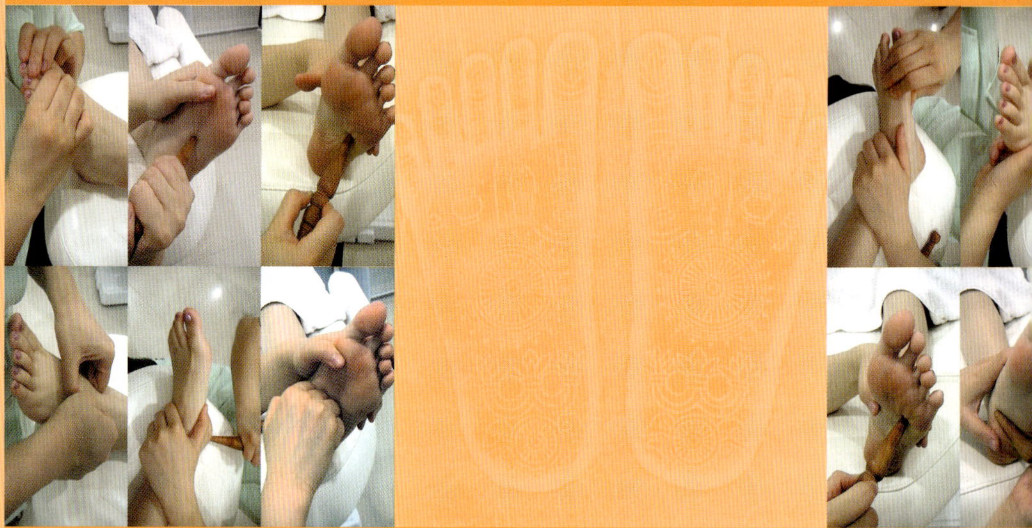

chapter 01

발의 구조

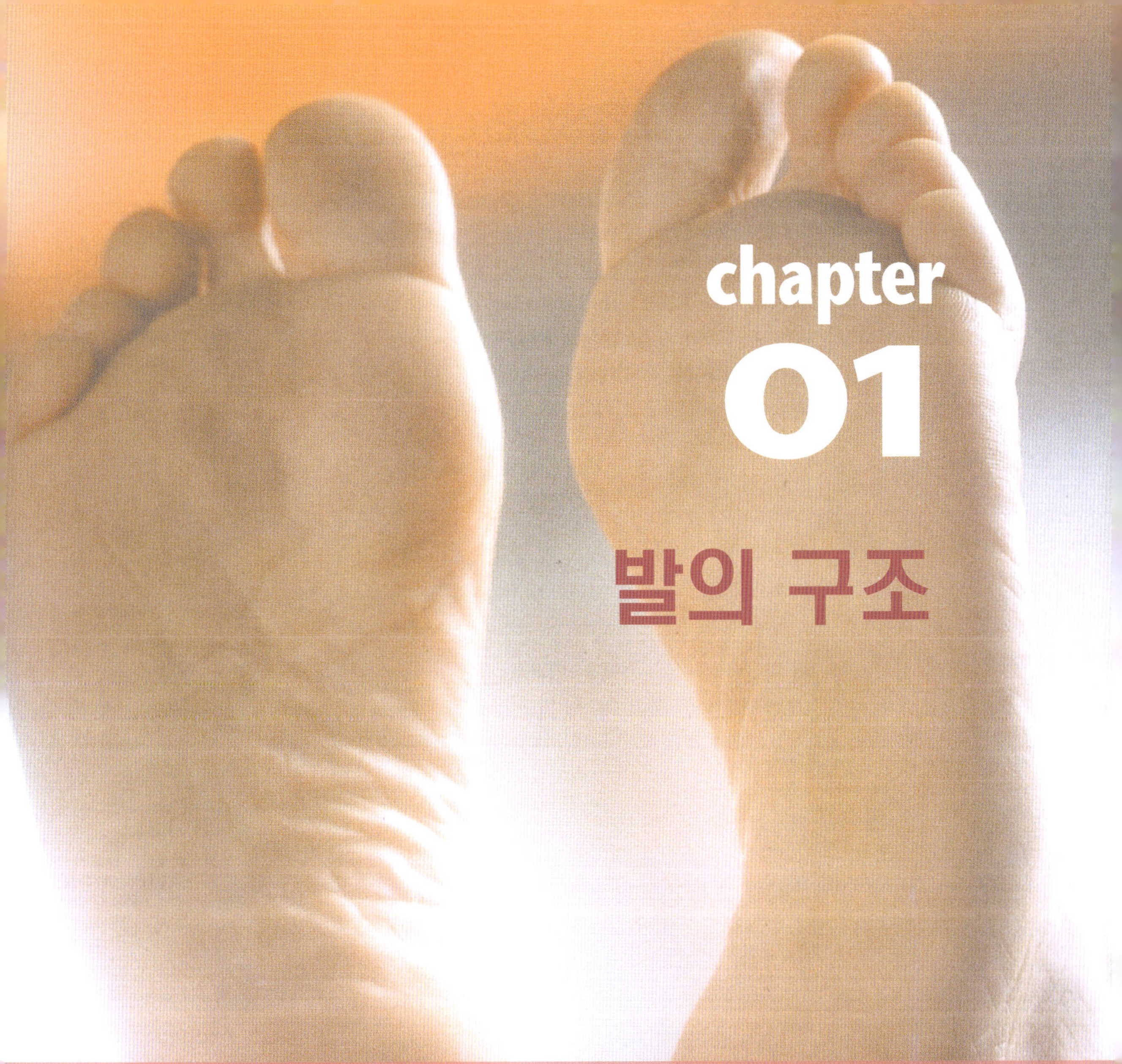

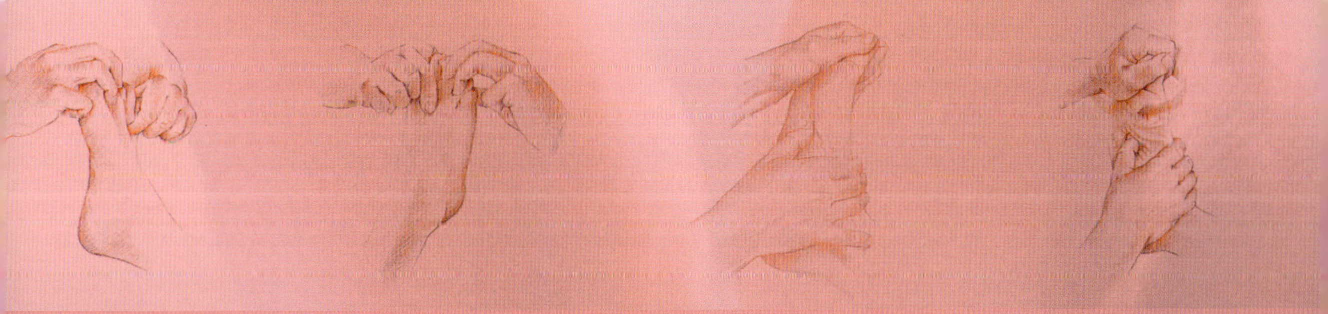

chapter 01

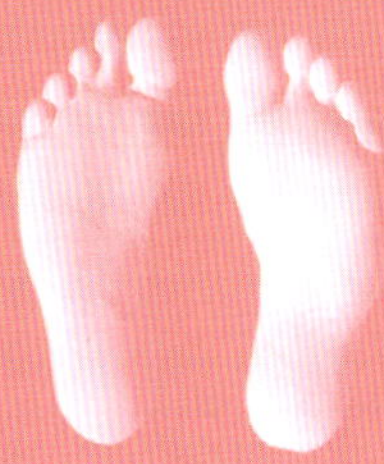

발관리 개요

1-1. 발관리의 역사

마사지를 통하여 병을 치료하는 것은 아주 오래 전부터 사람들이 자연치유법으로 전해 내려왔다. 이미 전부터 사람들은 마사지의 효과가 직접적으로 치료되는 신체뿐만 아니라 멀리 떨어진 신체 부분이나 내장 기관에도 간접적으로 영향을 미친다는 것을 알고 있었다. 마사지는 신체 조직의 기능 회복과 함께 건강을 지속시키기 위한 행위로 어원은 그리스어의 'Masso'와 'Massein'이 변형되어 'Massage'가 된 것이며 원래의 뜻은 이기다, 반죽하다, 쓰다듬다, 비비다 등이다. 발 반사 건강학의 근원은 압박 치료를 예방적으로, 치료적 요법으로 여긴 고대사로 거슬러 올라간다. 정확한 기원이 밝혀지진 않았지만 치료적 발관리가 다양한 문화사를 통하여 이루어졌다는 증거가 있다. 발 반사 건강학 치료의 가장 오래된 기록은 이집트의 벽화를 통해 나타나 있으며 중국에서는 기원전 5000년경으로 알

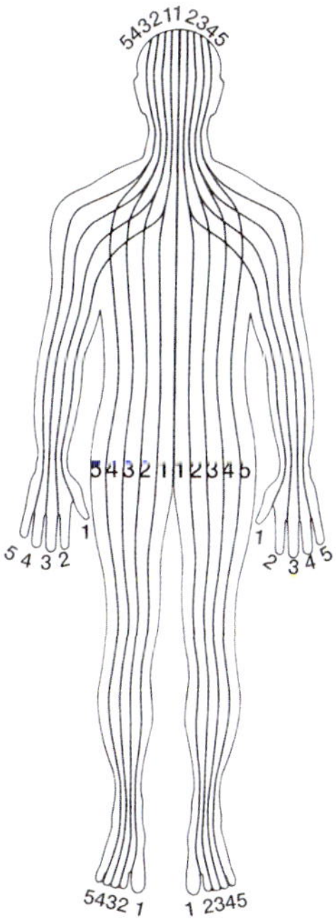

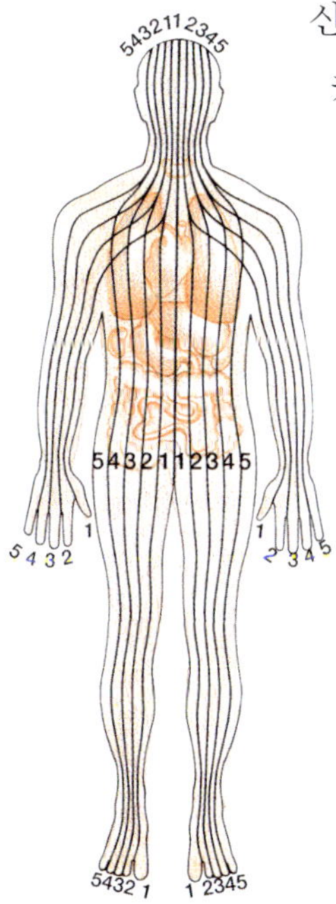

려져 있다. 오랜 세월을 내려온 발 반사 건강법이 현대적인 체계로 구축되어 빛을 보게 된 것은 1913년 미국 내과의사 윌리엄 피츠제랄드가 zone theraphy를 의학계에 발표하면서이다. 발바닥을 신체 모든 기관의 반사점으로 생각하고 발바닥을 세로와 가로로 각각 5선으로 구분하여 나눈 zone theraphy는 그 후 유럽의 학자들에 의해 전파되었다. 그 후 밀드레드 카터 여사가 쓴《발의 반사요법으로 당신의 건강을 지킨다》의 출판은 발 반사요법을 더욱 발전시키는 계기가 되었다. 현재에 와서는 가장 쉽고 안전하게 건강을 유지할 수 있는 대체요법으로 각광받고 있다.

1-2. 동양의학의 철학적 배경

'음양오행학설' 은 한방의학의 중요한 기초 이론이다. 동양의학의 자연관(自然觀)과 인체의 생리(生理) 및 병리(病理)에 대한 원리뿐만 아니라 진단, 치료, 약물 등에 대한 이론은 모두가 이 음양오행으로 설명된다. 이는 단순히 과학적으로 증명될 수 없다는 이유로 무시되어 왔으나 인체의 생리적인 원리는 자연의 원리와 같아 근본적이고 자연적인 생체 원리를 터득하고 이해하는데 기본적인 사항이라 할 수 있다.

1-2-1. 음양오행

우주나 인간의 모든 현상을 음과 양 두 원리로 설명하는 음양설과, 이 영향을 받아 만물의 생성소멸(生成消滅)을 목(木) 화(火) 토(土) 금(金) 수(水)의 변전(變轉)으로 설명하는 오행설을 함께 묶어 이르는 말이다.

1) 일원론(태극)

음양(陰陽)의 이기(二氣)가 태극의 일원(一元)에서 생성했다고 하는 사상《주역(周易)》의 〈계사상(繫辭上)〉이다. 물론 양은 음적인 요소를 가지고 있고 음 또한 양적인 요소를 가지고 있기 때문에 우주의 원리는 정확히 양분되지는 않는다는 이론이다.

(1) 계절

음 기운의 최고점은 동지, 양 기운의 최고조는 하지이다.

그러나 실제로 양의 최고점 하지에 이미 음이 시작되는 때이다. 이때부터 서서히 음의 기운이 강해지다가 추분이 되면 음과 양의 기운이 동일하게 되고, 음의 기운이 계속 상승하게 되어 동지가 되면 음의 기운이 극에 달하는 것이다.

또다시 음의 기운이 극에 달하는 동지에 다시 양의 기운이 잉태되면서 서서히 양의 기운이 강해져 춘분에는 음과 양이 동일하며, 하지에 극에 달하게 되는 것이다.

(2) 하루

하루 중 양의 기운이 가장 창창한 때는 오후 2시이다. 사실은 이때부터 음이 시작된다. 그러다가 오후 6시가 되면 반전이 되어 새벽 1~2시가 되면 음의 기운이 극에 달하게 되는데 사실상 이때부터 양의 기운은 시작되는 것이다.

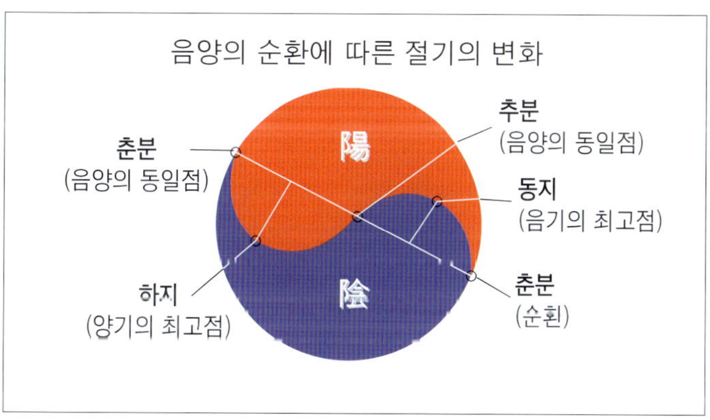

태극 사진

2) 이원론(음양)

음양이란 우주나 인간의 모든 현상을 표현하는 기호(記號)로 음과 양이라는 두 개의 기호에다 모든 사물을 포괄, 귀속시키는 것이다. 이는 하나인 본질(일원 : 태극)을 양면으로 관찰하여 상대적인 특징을 지니고 있는 것을 표현하는 이원론적(二元論的) 기호이다.

음 : 땅, 여자, 물, 음지, 오장
– 내성적이고, 가라앉아 있고, 안정적이고,부드러운 성격
양 : 하늘, 남자, 불, 양지, 육부
–외향적이며, 불안전하며, 과격하며, 활동적인 성격

이처럼 양과 음의 존재가 완전히 다름 형태로서 존재하는 것이 아니라 음은 어느 정도의 양의 기운을, 양 또한 음의 기운을 포함하는 것이라고 할 수 있다.

3) 오 행

우주간에 운행하는 원기(元氣)로서 만물을 낳게 한다는 5원소(元素)를 일컫는다. 즉, 목화토금수(木火土金水)라는 다섯 가지의 기본적 성격으로 분류하여 그 상호관계를 설명한다. 오행에서 가장 중요한 것은 상생(相生), 상극(相克) 관계이다.

상생과 상극

① 수생목(水生木) --- ① 수극화(水克火) - 수는 목을 생한다 (상생).
- 수는 화를 극한다 (상극).

② 목생화(木生火) --- ② 화극금(火克金) - 목은 화를 생한다 (상생).
- 화는 금을 극한다 (상극). 발산 상승하는 기능이 수렴하는 기능을 억제하여 멈추게 한다.

③ 화생토(火生土) --- ③ 금극목(金克木) - 화는 토를 생한다 (상생).
- 금은 목을 극한다 (상극). 수렴하는 기

능이 상승하는 기능을 억제한다.

④ 토생금(土生金) --- ④ 목극토(木克土) - 토는 금을 생한다 (상생).
- 목은 토를 극한다 (상극). 발산하는 기능이 상승을 멈추어 수렴하여 하강으로 바꾸려는 토의 중화기능을 억제한다.

⑤ 금생수(金生水) --- ⑤ 토극수(土克水) - 금은 수를 생한다 (상생).
- 토는 수를 극한다 (상극). 중화하는 기능이 발산하는 기능을 억제한다.

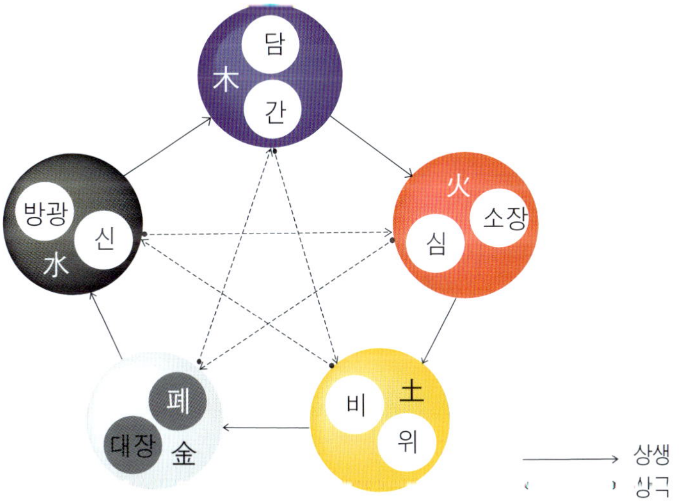

예를 들어 木을 태우면 火를 일으키고, 水는 土를 생기게 하며, 土는 금속을 생기게 하고, 금속에서 水가 생겨나며, 水는 木을 성장 반대로 木은 土를 착취하여 생장하므로 목극토(木克土), 또 마찬가지로 토극수(土克水), 수극화(水克火), 화극금(火克金), 금극목(金克木)이 된다.

4) 오장육부

서양의학에서는 인체를 보는 관점을 해부학적으로 접근한다. 즉 오장을 폐장, 심장, 비장, 췌장, 신장으로 육부를 위, 소장, 대장, 담낭, 방광, 그 밖에 장기 사이의 막으로 보는 반면에 동양의학에서는 인체를 기능적인 관점에서 접근한다. 즉 오장을 폐, 심, 비(비장과 췌장), 신, 간, (명문)육부를 위장, 소장, 대장, 담, 방광, 삼초로 본다. 삼초의 형태에 대하여 유형, 무형의 논란이 많다. 그러나 삼초의 신체는 명확한 것이 아니며 구태여 말하자면 삼초는 장부의 외부, 외위로서 각각이 포함하는 장이나 부의 밀접한 관계를 가지면서 그 장부들의 기능을 보정하거나 보좌하는 기능을 갖는 것이라고 할 수 있다.

5) 인체와 음양오행

서양의학에서 신장은 단순히 콩팥의 의미로만 사용되지만, 동양에서의 신은 생식기, 콩팥, 부신 호르몬 체계를 담당하는 복합적인 기관을 의미한다.

또한 서양의학에서 심장은 단지 인체해부학적으로 왼쪽에 위치한 기관에 불과하지만, 동양에서는 마음, 뇌적인 사고기관 등 육체적 뿐만 아니라 정신과도 관련된 독특한 기관으로 이해되는 것이다. 음양을 인체에 적용시켜 보면 외(外)는 양이고 내(內)는 음이며, 장(臟)의 인체기관은 음에 속하고 부(腑)에 해당되는 기관은 양이다. 인체의 생리기능상 혈압상승, 분비액의 증가 등은 양적(陽的) 현상이며, 혈압강하 분비액의 저하 등은 음적(陰的) 현상이다.

예를 들어 집안에 하루쯤 가장이 일을 못한다고 하여 집안이 큰일나는 경우는 드물다. 그러나 안주인이 하루를 집을 비우면 그 공백을 굉장히 크게 느껴지기 마련이다. 즉 오장은 태어나서 한번도 쉬지 않고 일하는 장기이다.

한방의학에서는 오행의 생극(生剋)의 이치를 운용하여 인체에 있는 내장(內臟)의 상호자생(相互資生) 상호제약(相互制約)의 관계를 설명한다.

① 수(水) : 신장, 방광

수의 특성

수는 겨울을 상징하며 물은 위에서 아래로 흐르는 강한 음적 속성을 가지고 있다. 수의 기는 신장과 방광에서 그 기운이 나온다. 그 균형이 깨지면 신장병, 부인병, 복막염, 귓병 등의 증상이 생길 수 있다.

② 목(木) : 간, 담

목의 특성

목은 봄을 상징한다. 봄은 모든 나무들을 활기차게 자라게 하고 음에서 양으로 전환시키는 과정에 있다. 목의 기는 오장육부 중 간과 쓸개에서 그 기운이 나온다. 그 균형이 깨지면 간장병, 담석, 황달, 뇌염, 풍, 신경쇠약 등의 증상이 생길 수 있다.

③ 화(火) : 심장, 소장

화의 특성

화는 여름과 불의 상징이다. 여름은 모든 식물을 무성하게 자라게 하고 강한 양적 속성을 가지고 있다. 화기는 오장육부 중 심장과 소장에서 그 기운이 나온다. 그 균형이 깨지면 심장병, 폐혈증, 관절염, 뇌일혈 등의 증상이 생길 수 있다.

④ 토(土) : 비장, 위장

토의 특성

토는 늦여름을 상징한다. 농작물을 심고 수확하는 작용이 있고, 양적 음적 중간의 속성을 가지고 있다. 토기는 오장육부 중 비장과 위장에서 그 기운이 나온다. 그 균형이 깨지면 위장병, 자궁병, 무기력 등의 증상이 생길 수 있다.

⑤ 금(金) : 폐, 대장

금의 특성

금은 가을을 상징한다. 결실을 맺고 열매가 단단한 음적 속성을 가지고 있다. 금의 기는 오장육부 중 대장에서 그 기운이 나온다. 그 균형이 깨지면 폐렴 등의 호흡기 질환이 생길 수 있다.

• 水生木 , 金克木 :

간(목)이 나빠지면 간과 상생관계에 있는 신장(水)이 도와준다. 그러다가 너무 강해지면 간(木)과 상극관계에 있는 폐와 대장(金)이 억제시켜서 항상성을 유지하도록 도와주는 것이다.

• 木生火 , 水克火 :

심장(火)이 나빠지면 심장과 상생관계에 있는 간, 담(木)이 도와준다. 그러다가 너무 강해지면 상극 관계에 있는 신장(水)이 억제시켜서 항상성을 유지하도록 하여 주는 것이다.

한의학에서 신체 기능에 문제가 있다고 하는 것은 단순히 기능이 저하된 것(虛)만을 의미하는 것이 아니라 너무 항진(實)되어서 나타나는 현상이기도 하다. 이러한 병증의 치료는 허는 보(補)하고 실은 사(瀉)하는 것이 원리이다. 즉 심장의 기능이 지나치게 항진된 경우에는 심장의 상극 관계에 있는 신장의 기능을 보하여 이를 억제시키는 방법을 쓰게 되는 것이다.

예를 들어 심장의 기능이 왕성하면 호흡은 곤란하고 소화는 잘된다. (상생관계의 위장, 비장의 기능을 돕고 반대로 상극관계의 폐의 기능은 저하되므로) 그래서 폐병 환자가 초기에는 대개 식욕이 보통 사람 이상으로 왕성하고 소화가 잘되나 반면에 심장이 항상 피로해서 힘든 일을 감당하지 못한다. 그러므로 어떤 식품이 건강에 좋다고 하여 지나치게 섭취하여 한 부분의 장기 기능만이 지나치게 항진되면 오히려 그 상극에 위치한 장기의 기능을 저하되게 만들어 건강을 해치는 결과를 가져오게 되는 것이다. 한방의학은 양과 음의 과다(過多)와 부족을 조화시켜 깨어진 음양의 균형을 되찾도록 해주는 치료학이다. 한방의학에서는 이렇듯 오행생극(五行生剋)의 제약(制約)과 화생(化生)의 작용을 운용함으로써 장부(臟腑) 사이의 생리적인 상호 협조와 제약 관계 및 그 평형 현상을 설명하며, 또 장부의 병리변화(病理變化)를 추정 해석한다. 따라서 오행설은 질병의 한방적 치료 및 진단에 중요한 준거 이론(準據理論)이라 할 수 있다.

우리가 궁극적으로 발관리를 통하여 달성하고자 하는 건강의 목적도 바로 이러한 인체의 자연치유 능력을 높여서 건강하게 하는데 있다.

오행상극의 원리

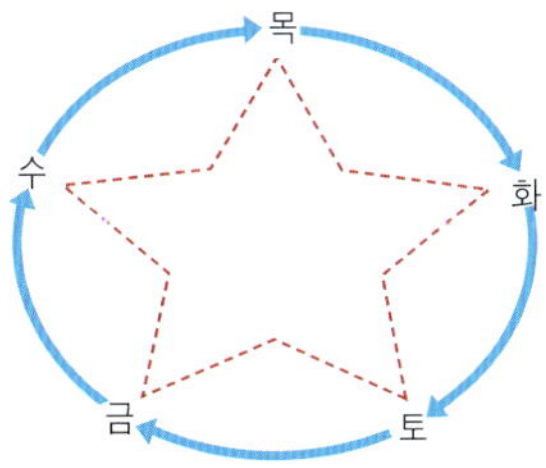

오행의 상생에 상극이 포함

상생의 표시

상극의 표시

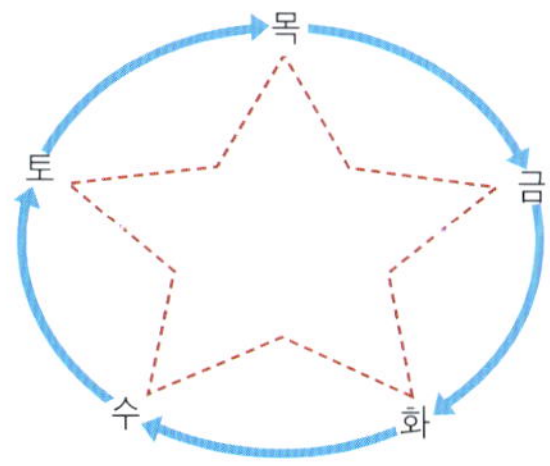

오행의 상극에 상생이 포함

상극의 표시

상생의 표시

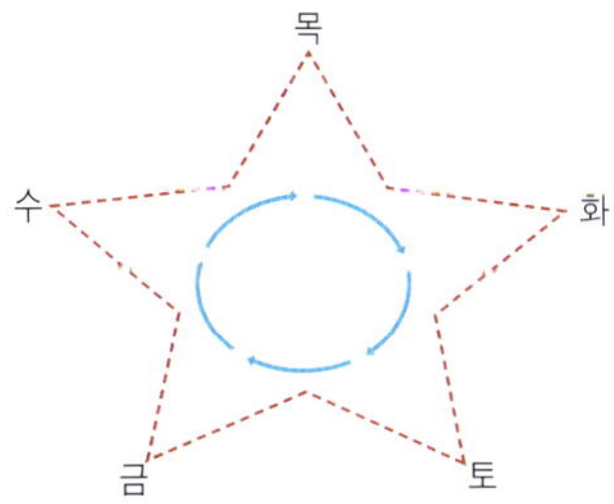

오행의 제약과 화생의 관계

상생

상극

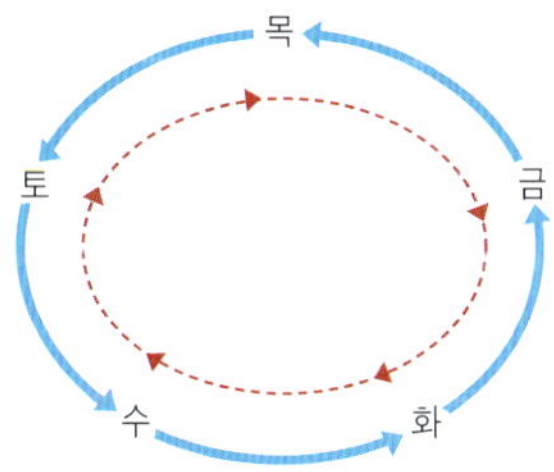

오행의 상승과 상모

상승 승 : 틈나서 덮친다는 뜻

상모 모 : 깔본다는 뜻

양(陽)	음(陰)	양(陽)	음(陰)
단단하다	부드럽다	밝다	어둡다
유정물(생물)	무정물(광물)	활발하다	침체적이다
여름철	겨울철	봄철	가을철
나무	암석	불	물
남자	여자	소년(少年)	노인(老人)
희망(希望)	절망(絶望)	미래(未來)	과거(過去)
시간(時間)	공간(空間)	기쁨	슬픔
지혜(智慧)	우치(愚痴)	정령(精靈)	사귀(邪鬼)
부자(富者)	빈자(貧者)	시작(始作)	종말(終末)
얼굴	뒤통수	등부분	배부분

1-2-2. 오장과 오행관계

오장	심	폐	비	간	신
오부	소장	대장	위	담, 삼초	방광
오행	불(화)	금(쇠)	흙(토)	나무(목)	물
오미	쓴맛	매운맛	단맛	신맛	짠맛
오색	빨강	하양	노랑	파랑	검정
오정	기쁨	슬픔	생각	분노	두려움
오주	혈액(혈)	피부(피)	살(육)	힘살(절)	뼈(골)
오왕	여름	가을	늦여름	봄	겨울
오기	열	건조	습기	바람	추위
오방	남	서	중앙	동	북
오근	혀	코	입	눈	귀
오성	말	곡	노래	의침	신음
오취	단내	비린내	향	누린내	썩은내
오액	땀	콧물	침	눈물	가래

1-2-3. 기(氣)

만물 또는 우주를 구성하는 기본 요소로 물질의 근원 및 본질이다.

모든 존재 현상은 기의 취산(聚散), 즉 기가 모이고 흩어지는 데 따라 생겨나고 없어지는 것이다. 따라서 생명 및 생명의 근원, 형세, 기운, 조짐, 그리고 양생(養生)과 관련하여 신체상의 생명력, 힘, 정기 및 생체에너지 등의 뜻이다.

1-2-4. 경락

전신에는 특수한 에너지(氣, 血)의 순환계가 있고, 이것을 통해 오장육부에 영양이 보급된다. 이 에너지에 과부족이 있으면 병의 원인이 된다고 하였으며, 이 순환계를 경락(經絡)이라고 한다. 인체를 세로로 질러 12계통이 있는데, 다시 이 12계통 경락의 조절경으로서 정중선상 전후면에 1경(經)씩 합해 모두 14경(肺經, 大腸經, 胃經, 脾經, 心經, 小腸經, 膀胱經, 腎經, 心包經, 三焦經, 膽經, 肝經, 督脈, 任脈)이다. 이들 경락을 통해 순환하는 에너지가 유체(留滯)되어 과부족을 일으키기 쉬운 자리를 경혈이라는 이름으로 부르며, 이것은 전신에 600여 개가 있고, 침구의 치료점이 된다. 육부와 관련된 경락은 바깥쪽에, 오장과 관련된 경락은 안쪽에 위치한다. 예로 소장과 대장은 바깥에 심장, 폐 등은 몸 안쪽에 있다.

1-3. 서양의학과 동양의학의 질병 접근에 관한 접근 방법의 비교

현대 의학은 단적으로 대증요법이다. 증상에 대응해 직접 발병한 부위를 완화시키기 위한 치료의 방법을 사용한다. 즉각적인 효과는 강할지 모르나 부작용과 내성이 있을 수 있다. 반면에 발관리를 비롯한 여러 전인요법은 발병의 원인을 몸 전체의 균형과 면역력 저하 등으로 인한 전체적인 시각을 가진다. 즉 어느 한 곳의 질병은 그 균형이 깨진 것으로 본다. 그 효과는 대증요법보다 즉각적인 효과를 보기는 어려울지 모르나 점차적인 효과를 볼 수 있으며 부작용이 거의 없다는 장점이 있다. 예를 들어 무릎에 만성적인 통증을 가진 노년 환자의 경우, 물론 직접적인 관절의 문제도 있을지 모르나, 위의 상태를 보호해 주는 치료를 하면 의외의 효과를 볼 수도 있다. 실제로 위경은 무릎을 지난다.

한약과 한의학을 비롯한 대체요법에 대한 비판적인 시선도 없는 것은 아니다. 정확한 진단 없이 민간요법과 대체요법에만 매달리다가 더 나쁜 결과를 초래하기도 한다. 지나친 한약의 복용으로 오히려 간기능이 떨어지기도 했다는 보고도 있다. 이런 이유에서 상당히 많은 양의들이 한의학에 대해 회의적인 자세를 취하는 것도 사실 이다. 그러나 가장 효율적인 방법은 서로가 열린 마음으로 서로의 장점을 수용하는 것이다.

1-4. 현대병의 원인과 치료

근본적인 원인을 치유하며 생명의 기전인 생리기 전 및 방어 기전을 향진시키는 운동과 자연의 생명 주기에 따른 휴식(사랑 속의 휴식)을 통하여 건강을 유지하여야 한다. 정상인도 하루 3~9개의 암세포가 생긴다. 자신의 몸을 사랑하고 학대하지 않고 보람된 생활을 해야 한다. 깨끗한 환경 속에서 순수한 음식, 맑은 물, 맑은 공기속에서 스트레스 없는 생활을 할 때 진정으로 건강해 질 수 있다.

산소와 음식의 섭취로 에너지대사를 통해 인체는 유지되는데 우리들은 매일 무의식중에 약 2만 5천 회의 호흡을 통하여 기체로 된 음식물인 산소를 들이마시고 이산화탄소는 밖으로 내보내고 있다.

코나 입으로 들이마신 산소는 기관지를 통하여 폐에서 심장으로부터 흘러들어온 혈액 중 적혈구의 헤모글로빈과 결합하여 혈관을 타고 전신으로 운반되어 모세혈관을 통하여 체내 각 조직과 세포에 산소와 영양분을 공급하게 된다.

소화 : 입에서 식도를 통하여 음식물을 섭취하므로 신진대사에 필요한 영양분을 흡수하고 남은 찌꺼기는 배뇨현상을 통해 밖으로 내보낸다. 체내로 섭취된 음식물은 위액, 췌액, 담즙 등의 소화효소의 도움을 받아 소화기계에서 영양소로 분해 흡수된다.

사람의 몸은 끊임없이 산소와 음식물을 필요로 하고 있다. 하지만 이러한 영양소는 소화 흡수되어 에너지를 발생함과 동시에 부수적으로 수소이온 등의 불용물이 발생한다. 이 불용물을 체내에서 신속하게 배출하는 것이 건강을 유지하는데 가장 중요한 것이다. 그러므로 효과적인 침전물의 제거가 무엇보다 주요하다.

앞에서 설명한 것처럼 혈관은 동맥, 정맥, 모세혈관으로 나뉘는데 이들이 제 기능을 제대로 하지 못하면 건강을 해치게 된다. 즉 혈액순환이 나빠지면 혈관을 통해 이루어지는 산소와 영양분의 공급 및 노폐물의 운반이 제대로 이루어지지 않게 되어 신체의 항상성이 깨지게 된다. 혈관에 침전물이 쌓여 혈액이 흐름이 나빠지게 되면 림프관과 신경조직에도 악영향을 미치게 된다. 또한 림프액은 몸에 들어온 세균과 싸우는 역할을 하는데, 이것은 혈관을 따라 분포되어 있는 림프관을 따라 체내 구석구석으로 흐르게 된다. 신경은 몸의 각 부분에서 일어나는 변화를 감지하여 뇌로 전해주는 중요한 역할을 하게 된다. 이러한 신경조직도 림프관과 마찬가지로 혈관을 따라 분포되어 있다. 혈관은 산소와 영양분을 운반하는 혈액, 세균으로부터 신체를 보호하는 림프가 통과하는 림프관, 각 기관의 반응을 뇌로 전달한 신경조직이 흐르는 아주 중요한 곳이다.

그러므로 혈관에 침전물이 쌓여 흐름이 원활하지 못하면 체내에 어떠한 악영향을 미칠지는 언급할 필요도 없을 것이다. 혈관을 타고 내려온 더러운 침전물은 신장에 모여 나머지 영양분을 재흡수되고 최종적으로 남은 노폐물은 체외로 내보내진다.

강낭콩 모양의 신장은 척추의 양옆에 하나씩 있는데, 왼쪽의 것이 약간 크며 조금 위에 위치하고 있다. 이 장기는 혈액 중에 녹아 있는 영양소를 최종적으로 흡수하고 그외 남은 찌꺼기인 요소, 요산, 인산화한다. 노폐물을 오줌으로 배설하므로써 혈액의 청결을 유지한다. 또한 체내의 수분의 양을 조절하고 염분, 혈압을 조절하는 등의 역할을 하고 있어 신장의 기능이 저하되면 심장의 기능을 둔화시킨다거나 부종과 같은 증세가 나타난다. 이러한 기능 외에도 혈액 속에 녹아있는 나트륨, 칼륨, 칼슘 등의 양을 조절하는 기능을 하므로 체내기관 중 아주 중요한 부분이다. 이것이 중요한 발 반사요법의 원리이기도 한데, 발 반사요법은 반드시 이러한 배뇨기관을 기초반사구로 하여 자극 후 물을 마셔 이러한 침전물과 노폐물이 원활히 빠져나가도록하는 것이 발 반사요법인 것이다. 이러한 관점에서 가장 쉽고 안전하게 건강을 유지 발전시킬 수 있는 방법이 바로 발 반사요법이다.

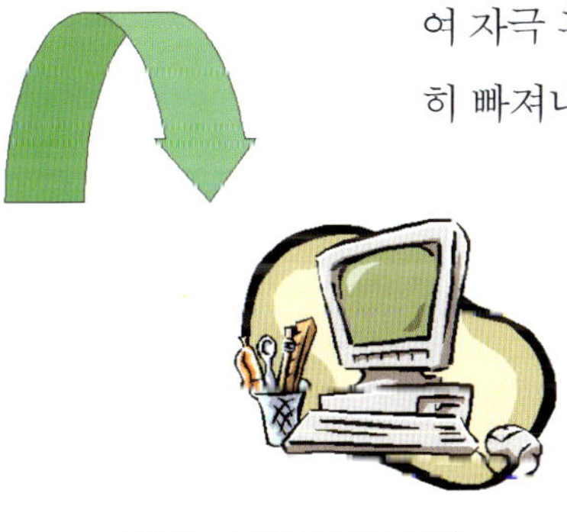

+극과 −극의 충돌로 인해
번개가 치게 됨으로써 전기가 발견됨.

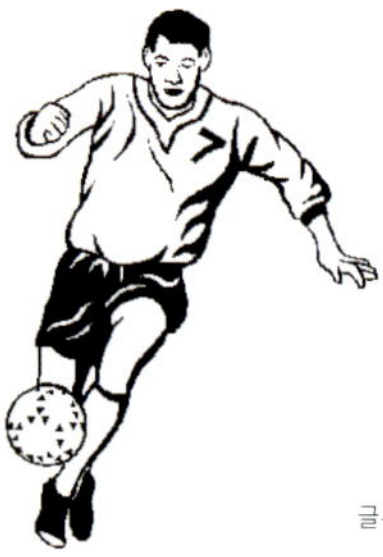

약 100조 개의 세포로 이루어짐

뼈, 뇌, 소장, 대장, 심장……

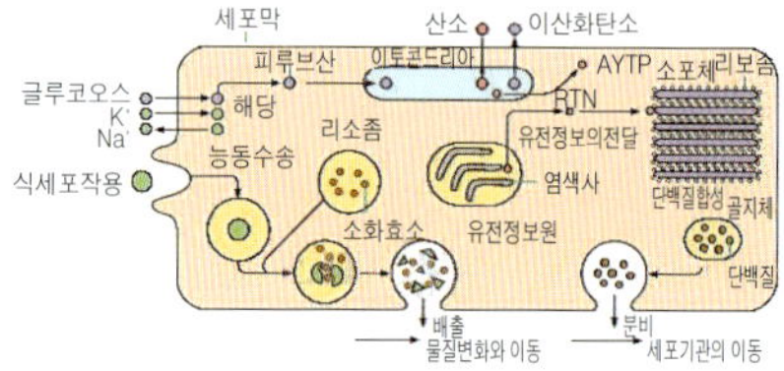

뼈 : 운동기능
장기 보호기능

Joint로 연결
예 : 경첩관절, 고관절

근육 : 수의근
불수의근

손가락 근육, 이완과 수축

신경 : 근육 수축 등에
정기적인 명령을 보냄

에너지 대사

chapter 02

발의 구조

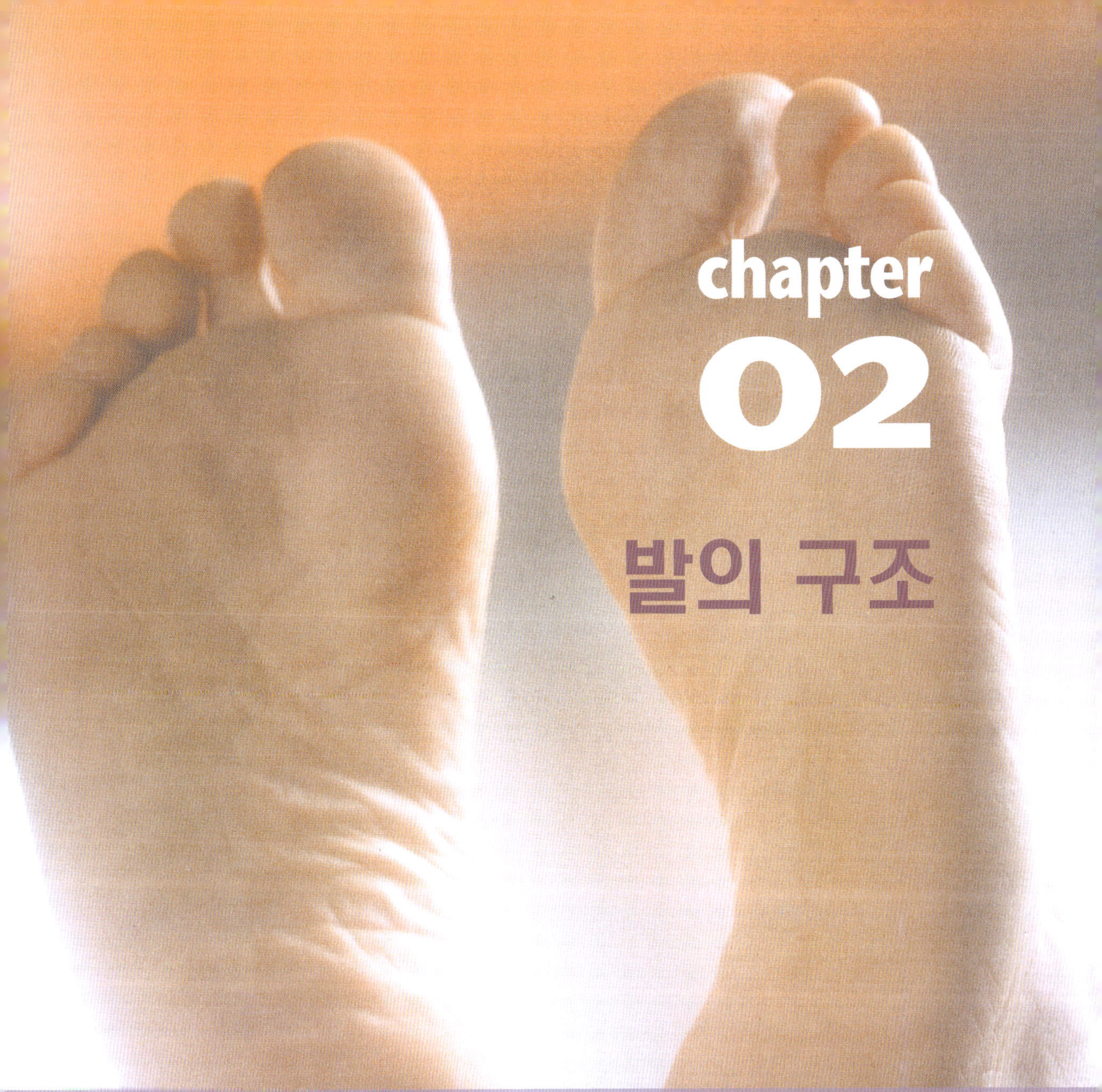

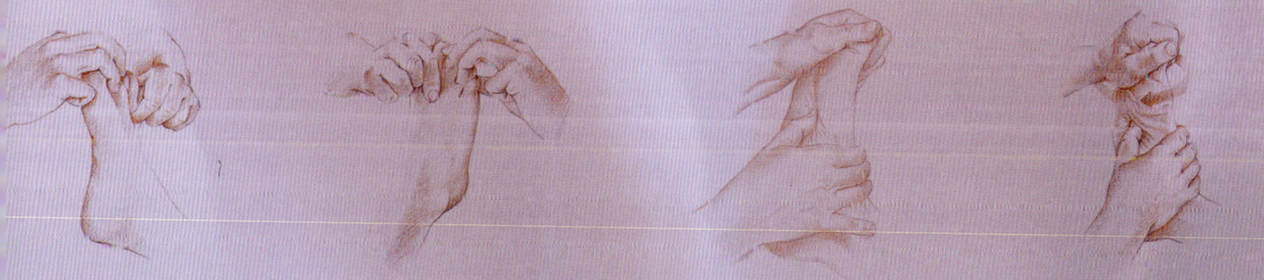

chapter 02

발의 구조

2-1. 발의 구조

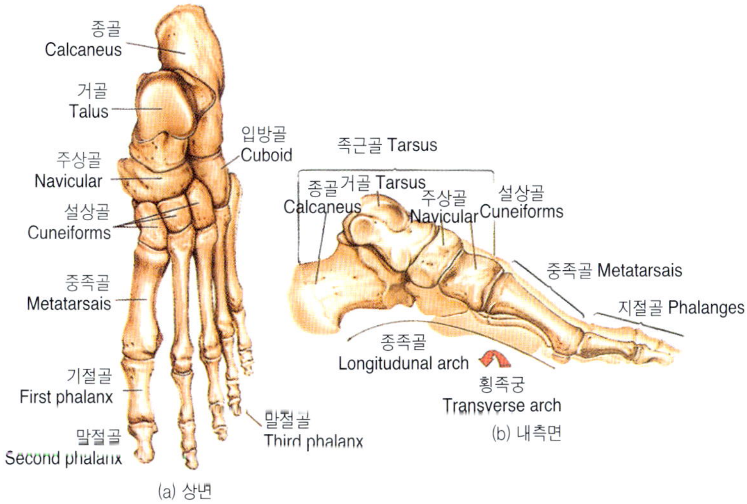

인체는 206개의 뼈로 구성되어 있는데, 그중 25%에 해당되는 뼈가 양발을 구성하고 있다. 발가락 총 14개, 발 중간 5개, 발뒷꿈치 7개로 한 발에 26개씩 52개의 뼈가 있다. 피부면적은 전체의 2% 밖에 안 되는데 신체를 지탱하고 있는 것이다.

2-2. 발톱의 구조

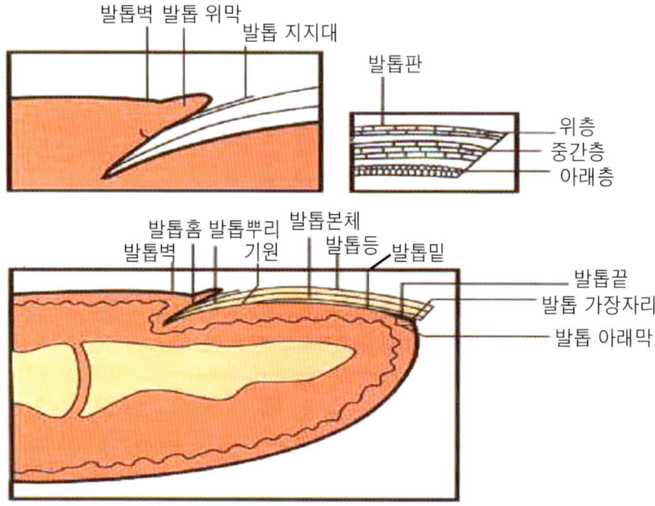

그림 3-1 발톱의 구조

주성분 : 케라틴(각질)

건강한 발톱은 10일에 1mm의 성장속도로 발톱끝을 향해 자람

휴지기가 없음. 털과 달리 발톱은 계속 자람

2-3. 발의 변형

발 변형의 원인은 볼이 좁고 뾰족한 신발을 신거나 운동과 작업에 의해 발이 과중한 부담을 받을 때, 다쳤거나 수술로 인한 외적인 요인 외에도 근육과 조직의 약화, 비만과 체중 미달의 변화, 뼈의 성장장애, 발의 궁형의 변화 또는 혈행장애나 혈관질환으로 인한 내적 요인이 있다.

1) 선상족

선상족의 변형으로 외반모지가 생김, 통증은 지골에 나타나며 발바닥에 티눈이나 굳은살이 생긴다.

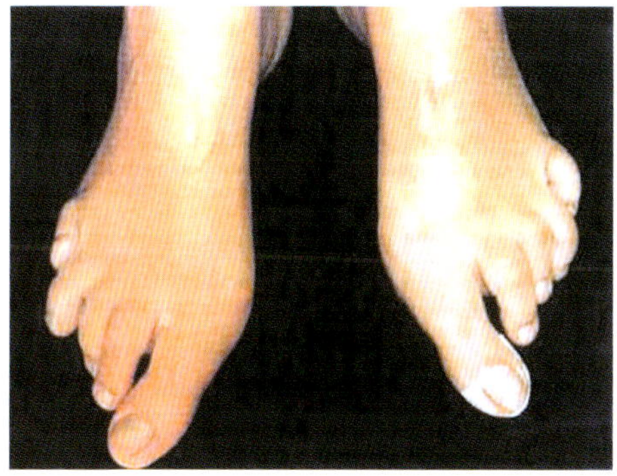

2) 수하족

과다한 체중이 원인으로 편평족의 전단계로서 이러한 현상이 오래 지속되면 편평족으로 변한다.

3) 편평족

선천적인 결합조직의 약화, 족근골의 골절로 인해 나타나며 발 안쪽의 족궁이 내려앉아 생기는 현상으로 바깥쪽보다 안쪽 족궁이 당기는 현상이 일어난다. 이러한 변형으로 무릎관절과 고관절(허리관절)척추에 부담을 주어 제1중족골 아랫부위에 각질이 형성되며 특징적으로 구두굽 안쪽이 많이 닳게 된다.

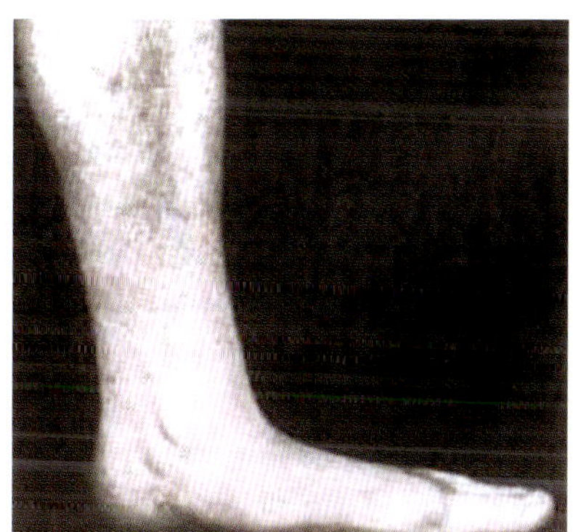

4) 요족(오목발)

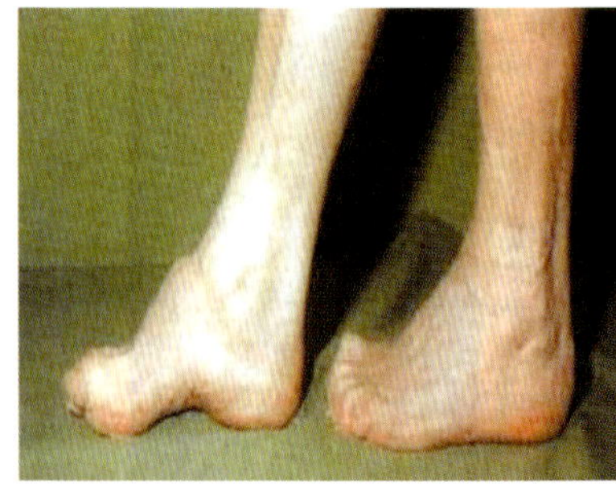

인대가 당김이나 류머티스, 족근골의 골절로 인하여 발생한다.

5) 외반족

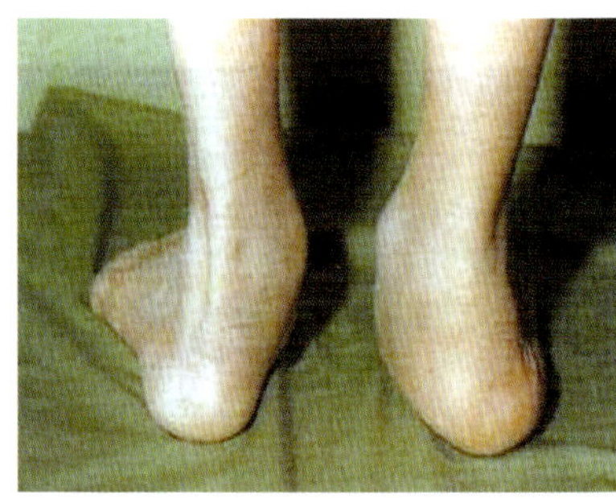

어린아이들은 발의 근력이 제대로 발달되어 있지 않아 하중에 견디는 힘이 약하다. 이러한 하중이 오래 지속되면 수하족과 마찬가지로 밑으로 짓눌려지고 관절이 어긋남으로 인해 발이 안으로 굽는 현상을 보인다. 유아기의 무리한 보행, 발이 체중의 부하를 많이 받았을 때 발생한다.

6) 첨족

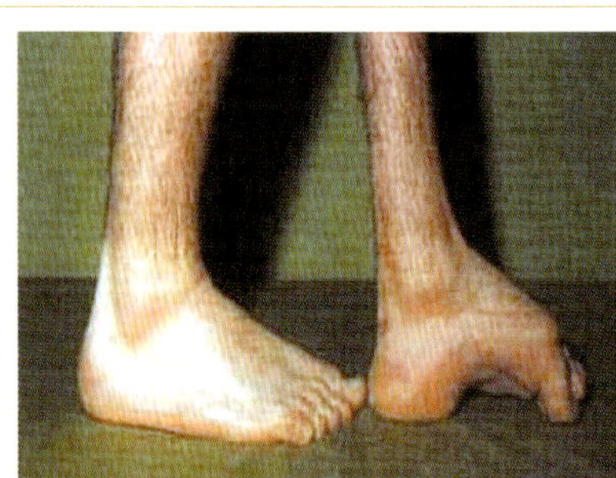

선천성은 주로 유전에 의한 것으로 보통 2대에 걸쳐 나타나며 요족의 상태보다 한 단계 더 변형된 현상이다.

7) 동상

원인으로는 혈액순환의 장애에 의하여 발생하며 동상을 예방하기 위해서는 가을부터 관리해야 한다. 겨울에 항상 동상이 걸리는 사람은 규칙적으로 관리하여야 한다.

40~42도의 온수에 손톱밑이 분홍색이 될 때까지 담그는 급속 난온 치료법이 우수하다고 알려지고 있다. 발에 혈액의 정체 현상이 일어나면 발마사지 전에 약 5~8분 정도 적외선을 비추어 주고 발 첨가제를 이용하여 발목욕을 실시해야 한다. 양질의 지방이 함유된 보호용 제품을 이용하여 발을 조심스럽게 마사지한다. 주의할 점은 곧바로 동상 부위를 마사지하지 말고 다른 부위를 먼저 마사지한 후에 동상 부위를 마사지하여야 한다는 것이다.

8) 외반모지

엄지발가락이 X자 형태로 중족지절 관절로 새끼발가락 방향으로 굽은 상태이다. 선천적인 병이 있거나 볼이 좁고 앞이 뾰족한 신발의 착용(하이힐)으로 발생한다. 관리 방법으로는 편한 신발을 착용하거나 체중 감소가 필요하다.

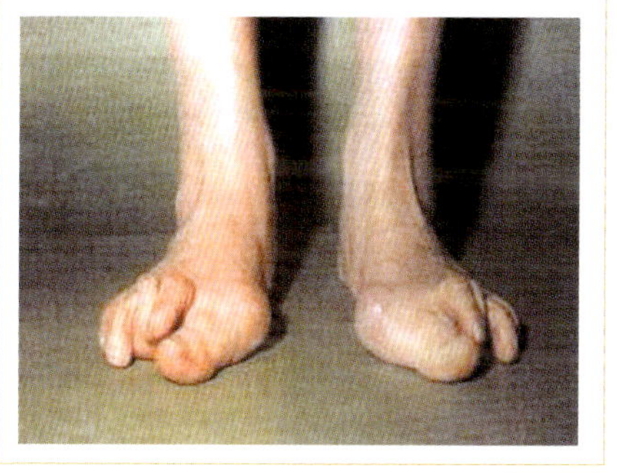

9) 망치발

선천성은 매우 드물고 후천성에 의해 발생하며 체중과도 관계가 있다.

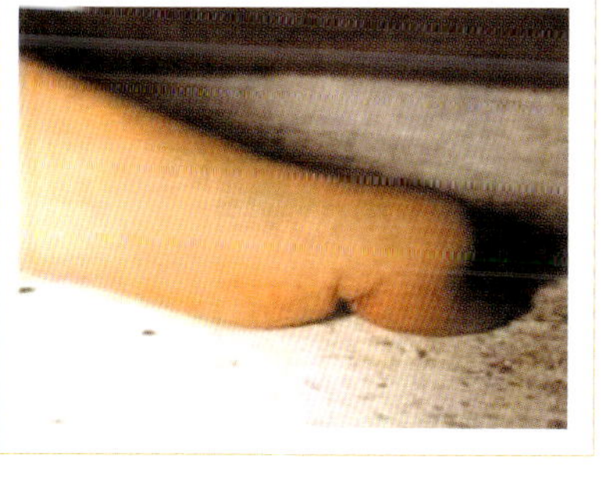

10) 강직성 굴지증

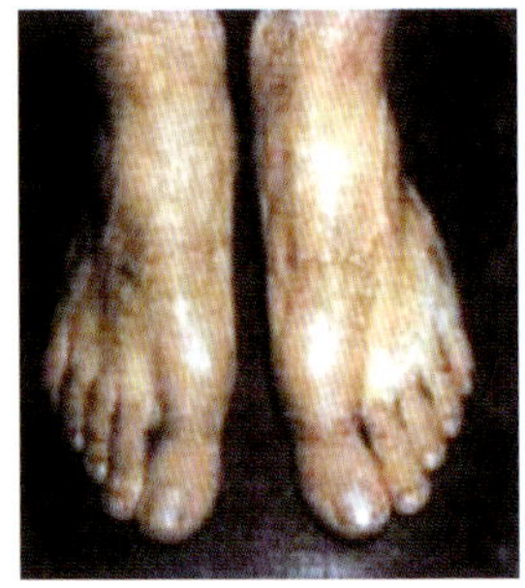

원인 및 특징으로는 외반모지의 진행으로 엄지발가락관절이 더 심한 변화를 가져온다. 점차 보행의 어려움이 나타나며 특히 계단이나 산을 오를 때 힘이 들게 된다.

관절 위의 피부는 윤기가 나고 열이 나는 현상이 발생한다.

11) 정맥류

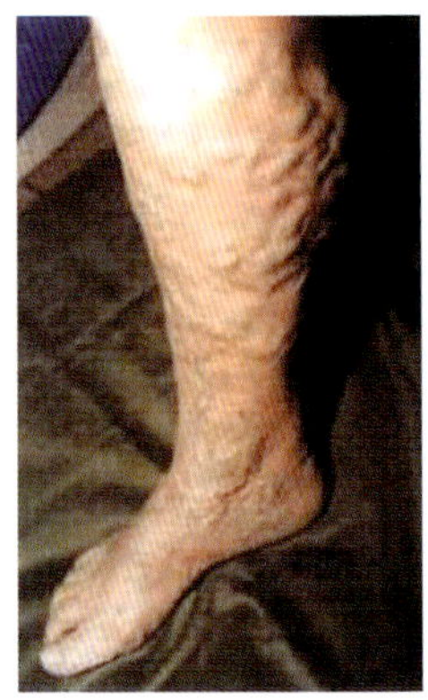

장시간 서서 작업하는 사람에게서 많이 나타난다. 원인으로는 결합조직이 약해 혈관이 확장되어서 나타나는 현상으로 표제성과 심부성이 있다.

관리 방법으로는 발을 꼬지 말며, 오래 서 있거나 뜨거운 물에 목욕하거나 마사지 등을 금하고, 특히 발마사지(혈관벽 파열 위험)를 금한다.

13) 발굽골 돌기

낮에 걷거나 갑자기 통증이 나타난다.

아직 정확히 원인은 알려져 있지 않다.

새로운 자극을 피하는 것이 필수적이며 염증이 생겼을 경우 안정을 취하고 알맞은 크림을 발라 준

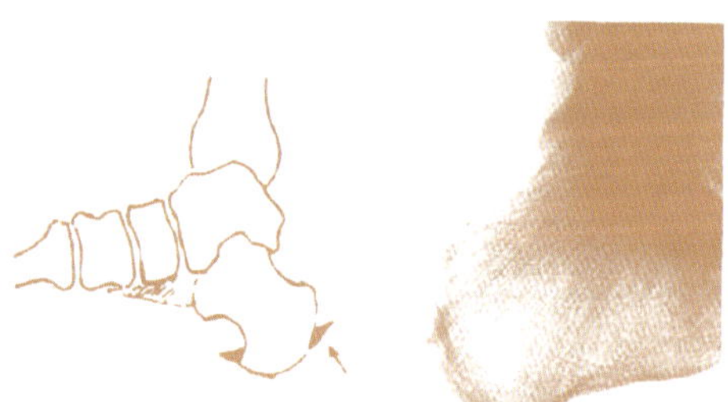

발굽골돌기

다. 통증이 계속될 경우 의사의 치료가 필요하다.

14) 족부 다한증

원인으로는 통풍이 잘되지 않는 신발을 신거나 발 위생에 적합하지 못한 신발을 신었을 때 일어난다. 예방하기 위해서는 발을 청결히 하며 규칙적으로 아침에 발과 양말, 신발에 파우더를 뿌려주면 좋다.

면양말을 신고 잦은 발목욕은 오히려 발을 상하게 하며 발목욕 후 찬물로 씻어내고 가볍게 마사지한다.

15) 갈라지는 발

겨울철에 심하게 나타나며 갈라진 부위는 통증을 느낀다.

발의 변형, 발에 맞지 않는 신발, 직업적인 영향으로 나타난다. 관리 방법으로는 피부를 사전에 부드럽게 한 후 거친 프레저를 사용하여 각질을 제거한다.

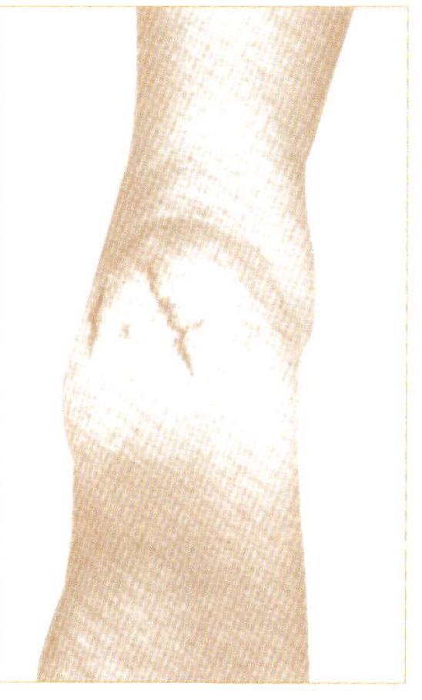

2-4. 발관리 카드 작성법

성명 ______________________ (남 / 여)

주소 ______________________

____

전화 ______________________

____

____

생일 ______________________ (양 / 음)

직업 ______________________

◆ 수하족 □ 왼발 □ 오른발
◆ 선상족 □ 왼발 □ 오른발
◆ 외반족(안쪽) □ 왼발 □ 오른발
◆ 수하족(바깥쪽) □ 왼발 □ 오른발
◆ 요족 □ 왼발 □ 오른발
◆ 편평족 □ 왼발 □ 오른

최초의 관리 날짜 ______________________

발의 특징 ______________________

____

____

□ 당뇨병 □ 알레르기
□ 혈우병 □ 에이즈

기타 다른 발의 변형
◆ 왼 발 ______________________
◆ 오른발 ______________________
◆ 붓는발 □ 왼발 □ 오른발
◆ 깔 창 □ 기성화
신발 크기 □ 맞춤 신발
◆ 정맥류 왼발 오른발
대퇴부 □ □
하퇴부 □ □

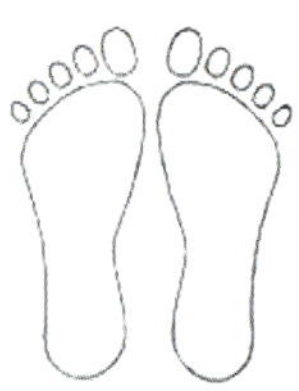

발바닥

□ 각질
□ 티눈
□ 외반모지
□ 사마귀
□ 피부무좀

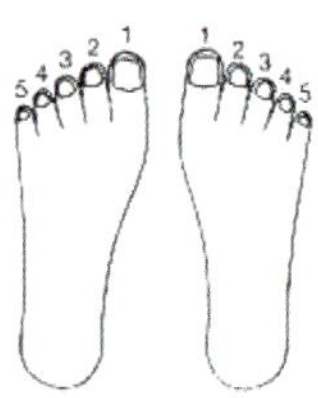

발등

	1	2	3	4	5	
□ 발가락 위의 티눈	□	□	□	□	□	왼발
	□	□	□	□	□	오른발
□ 발가락 사이 티눈	□	□	□	□	□	왼발
	□	□	□	□	□	오른발
□ 망치발가락	□	□	□	□	□	왼발
	□	□	□	□	□	오른발
□ 발톱 무좀	□	□	□	□	□	왼발
	□	□	□	□	□	오른발
□ 파고드는 발톱	□	□	□	□	□	왼발
	□	□	□	□	□	오른발
□ 발톱의 상태	□	□	□	□	□	왼발
	□	□	□	□	□	오른발

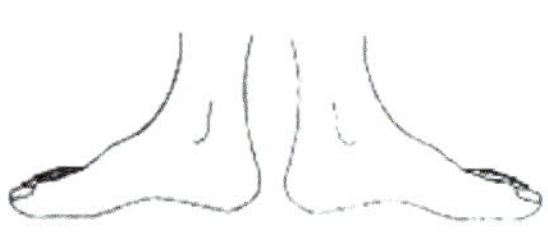

오른발 발 안쪽 왼발

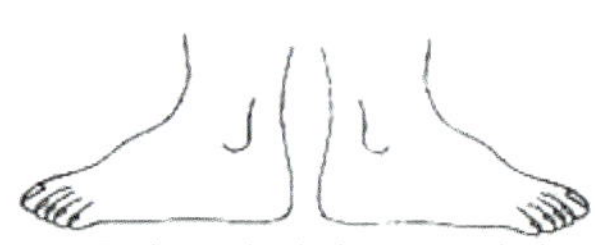

오른발 발 바깥쪽 왼발

발관리 기록 카드

chapter 03

발 반사 건강법

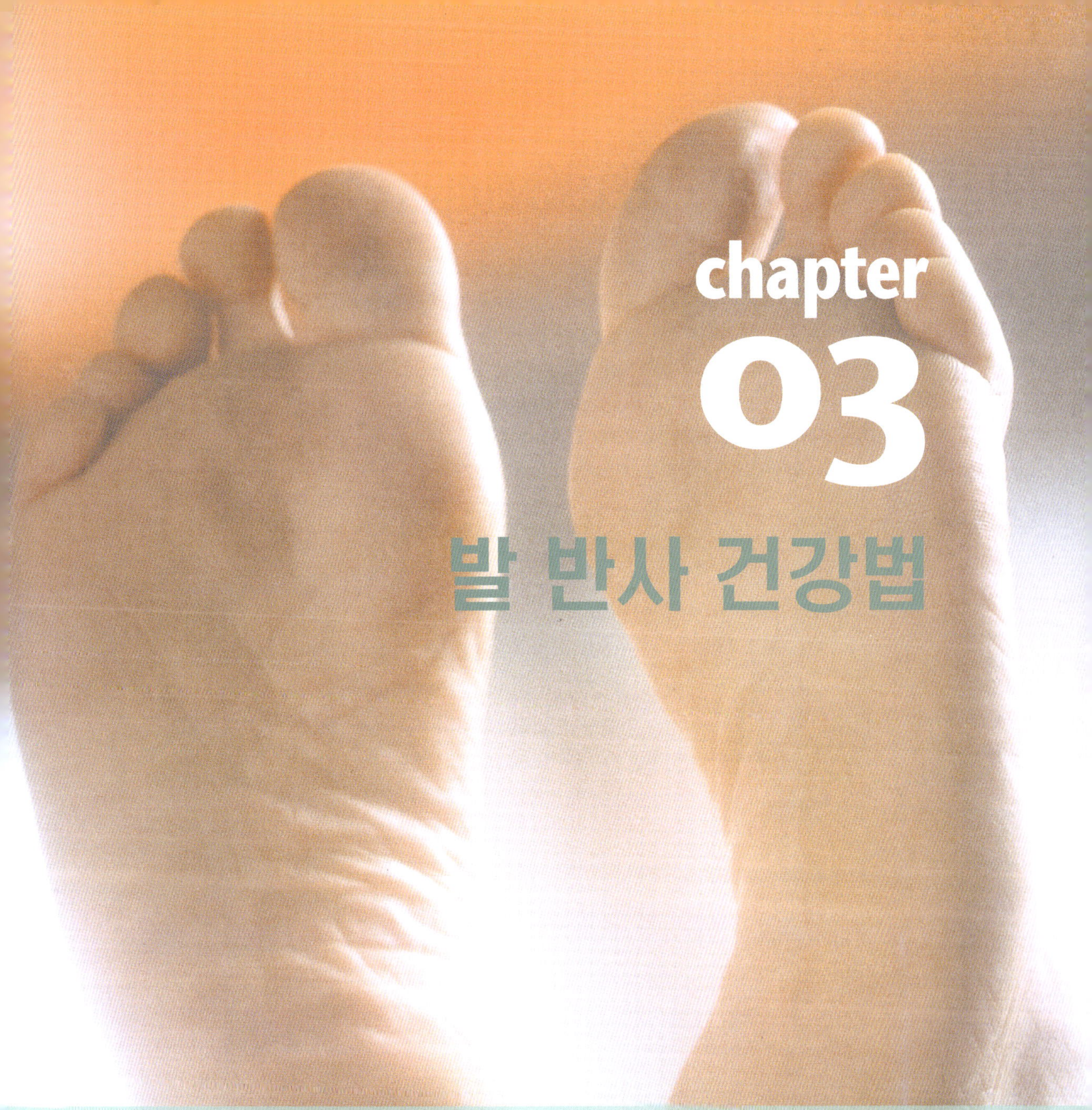

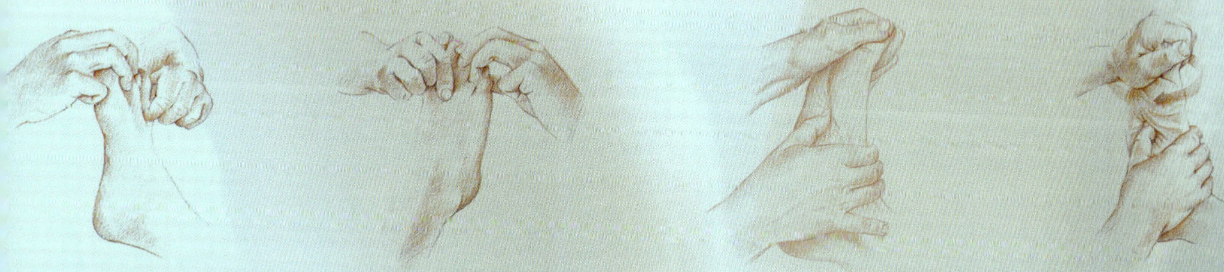

chapter

03 발 반사 건강법

3-1. 발 반사 건강법의 기초

(1) 정확한 반사구의 위치를 아는 것

기본적인 발 반사 원리를 이해하는 것은 매우 중요한 일이다. 더욱 효과적으로 발 반사요법을 실행하기 위해서는 정확한 반사구의 위치와 자극 방법을 숙지하는 것이 중요하다. 왼발에만 있는 반사구로는 심장, 비장, 하행결장, 직장, 항문이고 오른발에만 있는 반사구는 간, 담, 회맹판, 맹장, 상행결장이 있다. 발 반사요법을 더욱 효과적으로 하기 위해서는 왼발에서 오른발로 적정한 압으로 자극하는 반사구의 순서를 지키는 것도 중요하다.

(2) 기초 반사구로 시작하여 기초 반사구로 마무리..

기본 반사구는 신장 - 수뇨관 - 방광 - 요도, 음도이다. 이 기본 반사구는 양발 동일하게 존재한다. 발 반사 자극시 가장 먼저 자극해야 하고 맨 나중에도 다시 한번 자극해야 한다. 이는 발 반사구 자극을 통하여 배출된 침전물과 노폐물을 원활하게 배출하기 위함이다.

(3) 약간 아프다는 느낌으로 자극

반사구 자극은 손 혹은 지압봉을 이용할 수 있는데, 이때 자극의 강도는 체중의 1/10을 넘지 않는 것이 좋다. 간혹 반사구의 위치를 정확히 몰라 뼈가 있는 부위를 너무 강하게 자극하여 염증을 일으키기도 한다.

기본적으로 반사구를 자극할 때는 한 곳을 지긋이 눌러 약간 통증을 느낄 정도가 적당하다.

(4) 자극은 왼발에서 오른발로 실시

자극은 양의 기운에서 음의 기운으로 전환시켜 원활한 혈행을 돕는 것이므로 양발을 동시에 자극하는 것이 아니라 왼발 자극 후 오른발을 자극하는 것이 좋다.

(5) 발 반사 자극시 무릎 위 10cm까지 자극

알려진 발 반사구는 무릎 아래까지이지만 반사구 자극 전에 정맥 마사지로 무릎 위 10cm까지 마사지 후 실시하면 더 좋은 효과를 볼 수 있다.

적당한 압으로 해야 하며 보다 효과적인 방향인 왼발에서 오른발로 자극하는 것이 좋다. 흔히 정확한 반사구를 숙지하기 전에 너무 무리하게 관리하거나 서툰 경우에는 근저막염과 같은 질환을 일을킬 수도 있으므로 주의하여야 한다.

3-2. 발 반사 자극시 주의할 점

(1) 자극하고 난 후에 따뜻한 물을 마신다.

체액과 비슷한 온도의 물을 마심으로써 순환을 돕는다.

(2) 식후 1시간 이내에는 되도록 피한다.

소화에 장애를 일으킬 수 있기 때문이다.

(3) 뼈나 피부를 너무 자극하지 않는다.

염증을 일으킬 수 있다.

(4) 시작과 끝은 기초 반사구로 한다.

이는 매우 중요한 문제이다. 반사구를 자극하여 배출된 노폐물과 불용물을 잘 배출시키는 것이 발 반사요법의 중요 원리이다.

(5) 수혜자의 반응을 주의한다.

너무 아프게 자극해서는 안 된다.

(6) 중증의 환자는 주의하여야 한다.

(7) 자극 후 찬 것을 피해야 한다.

(8) 초기 임신은 주의한다.

(9) 처음 발관리를 받는 사람은 주의해서 살핀다.

특히 서혜부 주위가 붓거나 가렵기도 하고 드물게 두드러기가 나는 사람들도 있다. 이러한 경우 따뜻한 물을 많이 마시고 쉬게 되면 빠르게 회복된다.

3-3. 발 반사 후의 변화

(1) 대소변의 변화

노랗고 악취가 나는 소변을 보게 된다.

(2) 정맥이 파랗게 드러난다.

순환이 갑자기 빨라짐으로 정맥이 파랗게 드러난다. 그러므로 정맥류가 있는 환자들은 발 반사 자극시 압을 약하게 해야 한다.

(3) 발목이 붓는다.

(4) 열이 난다.

(5) 땀이 나고 갈증을 느낀다.

* 발 반사 후의 이러한 변화는 일시적인 명현현상이므로 따뜻한 물을 많이 마시고 쉬게 되면 쉽게 회복된다.

3-4. 발의 진단법

발의 상태를 통하여 기능저하 및 부은 상태, 염증 상태, 염증이 오래된 상태, 종양과 같은 심각한 상태 등을 미루어 짐작할 수 있다. 또한 발 반사 자극을 통하여 세포 재생효과, 순환촉진, 기억력 향상, 진통작용 등 효능을 무시할 수는 없으나 분명히 한계는 있다.

발 반사요법이 스트레스 등 좋지 않은 감정 등을 치료하는 데는 좋은 방법이지만, 전통적 의학 치료는 아니므로 증상이 지속되면 의사에게 가도록 권해야 한다. 다음과 같은 질병에는 행하지 않는 것이 좋다.

(예) 진행성신경질환, 심한 심장 질환, 수술 후, 심한 정맥류, 심한 고혈압, 간질, 임신

발에 나타나는 증상으로는 다음과 같은 질환들이 흔히 발견되기도 한다.

① 티눈 : 인위적인 강한 압박에 의하여 발생되며 간단한 외과적인 처치로 치유될 수 있으나 만약 양측이 동시에 같이 발생되었다면 주의해야 한다. 그것은 그곳에 해당되는 장기의 이상을 의심해 볼 수 있기 때문이다.

② 족저근막염 : 발이 열이 나고 화끈거림

③ 압박종 : 굳은 살

④ 건막류 : 건막류는 엄지발가락이 둘째 발가락 쪽으로 휜 상태로 그 원인은 유전적 요인도 있지만 후천적으로 꼭 끼는 신발을 신거나 엄지발가락 쪽의 혈액낭에 염증이 생겨 발생하기도 한다.

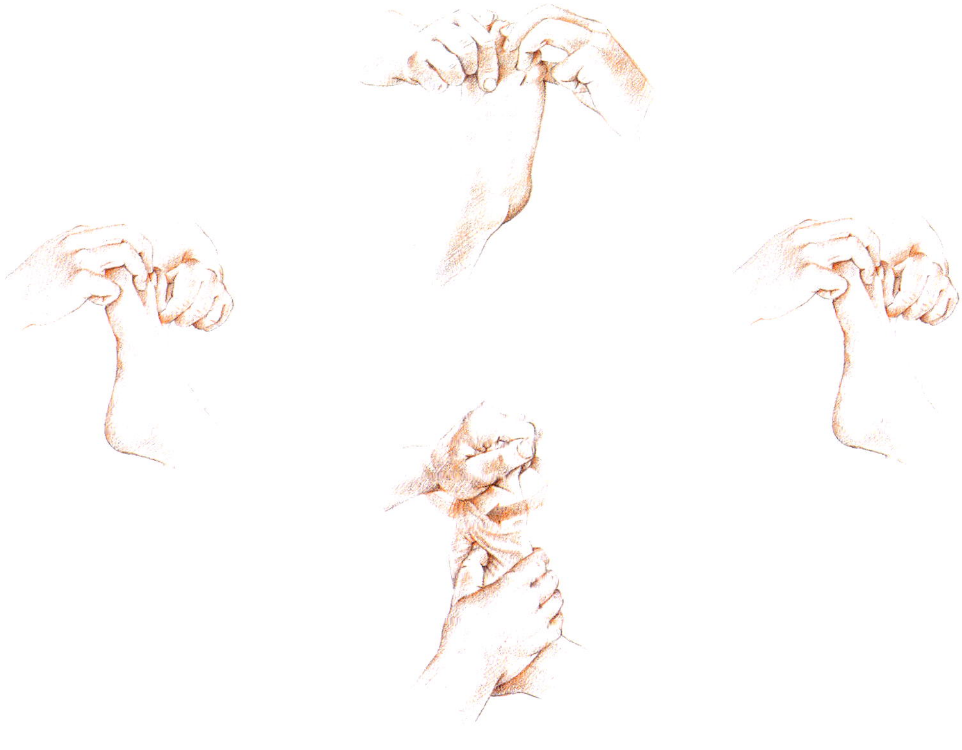

chapter

04 발 반사요법

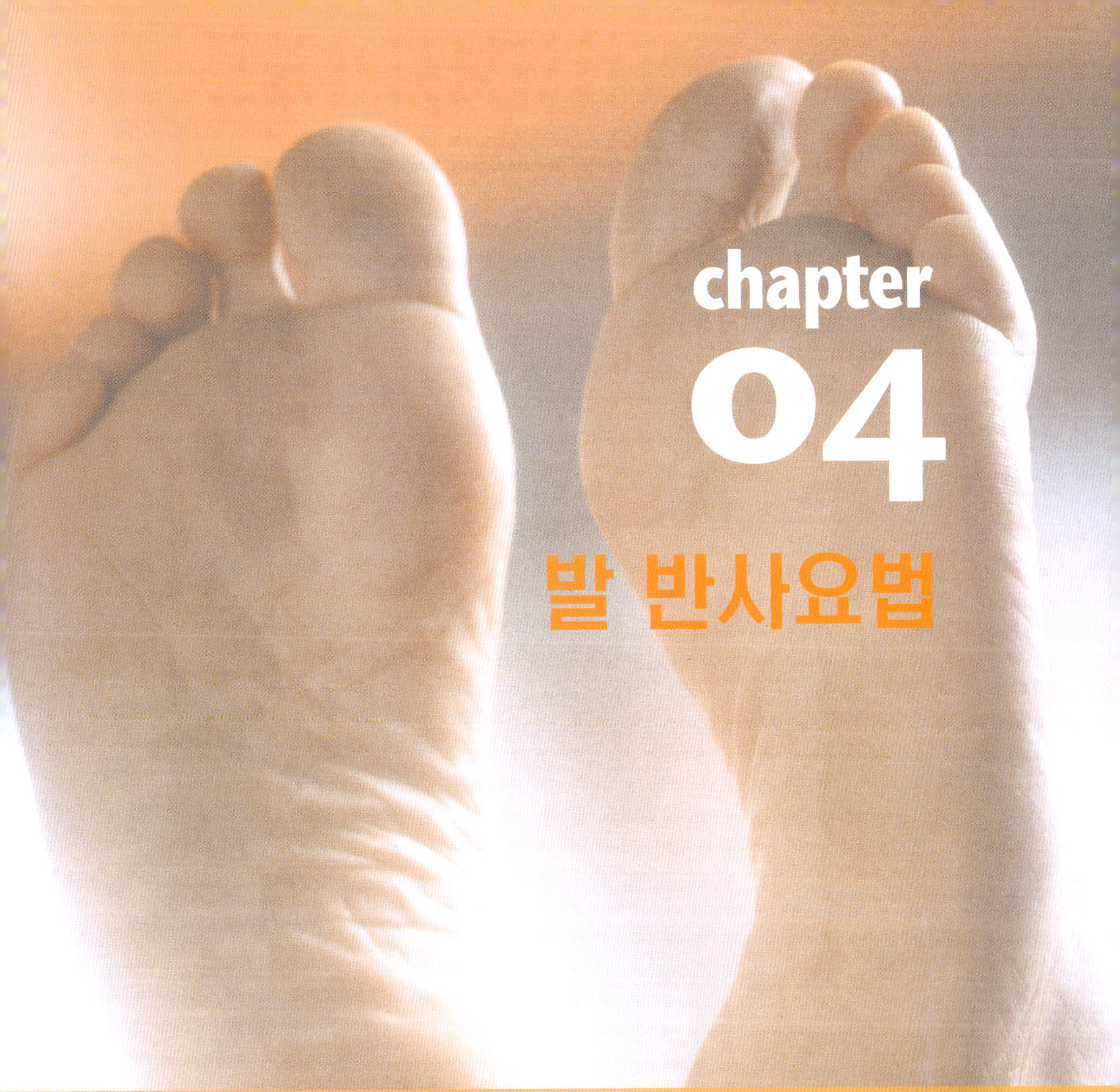

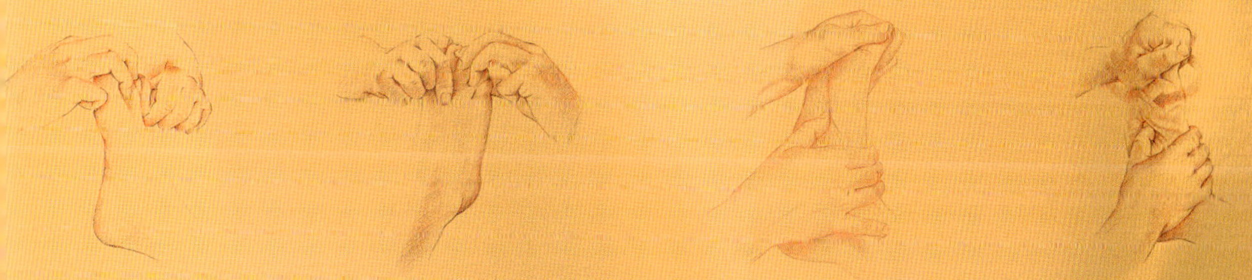

chapter

04 발 반사요법

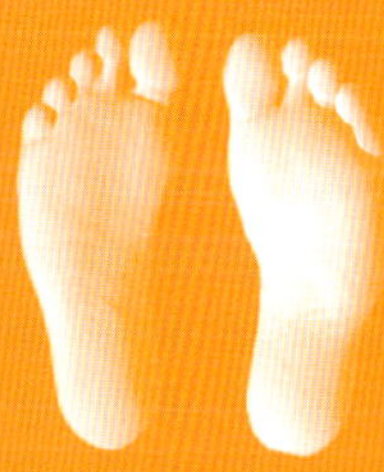

4-1. 발 반사요법의 정의

발은 제2의 심장이다.

심장이 자력으로 수축과 이완을 하는 것처럼 우리는 걷거나 뛰는 행위를 통하여 발바닥에 자극을 가함으로써 혈액이 순환할 수 있도록 간접적인 펌프 작용을 하는 것과 같다. 발은 위치상 혈관을 통하여 노폐물이 정체되기 쉬우므로 불용물로 막히게 되어 이것이 질병의 원인이 되기도 한다. 발 반사요법은 이러한 원리를 통하여 인체의 각 장기에 해당하는 반사구를 직접 자극하여 인체의 원활한 순환을 돕는 가장 안전하고 쉬운 방법이다.

4-2. 장기에 따른 반사구와 반사구 찾는 방법

발 반사요법을 실행하기 위해서는 먼저 발의 반사구 위치를 먼저 파악해야 한다.

4-2-1. 반사구를 찾는 원칙

두부, 흉부, 하복부로 나눈다.

① 두부 : 엄지발가락의 말절골에서 밑부분 기절골까지(목하단선 기준)

② 흉부 : 엄지발가락에서 기절골 아래에서 갑상선 하단선까지(갑상선 하단선 기준)

③ 부 : 갑상선 하단선 아래에서 종골 위까지(직장 기준)

④ 하복부 : 직장 아래 종골 전체 부위

⑤ 척추 중심

1) 오른발의 반사구

1. 부신 2. 신장 3. 수뇨관
4. 방관 5. 전두동 6. 뇌하수체
7. 소뇌 8. 삼차신경 9. 코
10. 대뇌 11. 목 14. 갑상선
15. 눈 16. 귀 17. 승모근
18. 폐기관지 21. 위장 22. 췌장
23. 십이지장 24. 소장
25. 횡행결장 29. 간장 30. 담낭
31. 맹장 32. 회맹판
33. 상행결장 35. 생식선

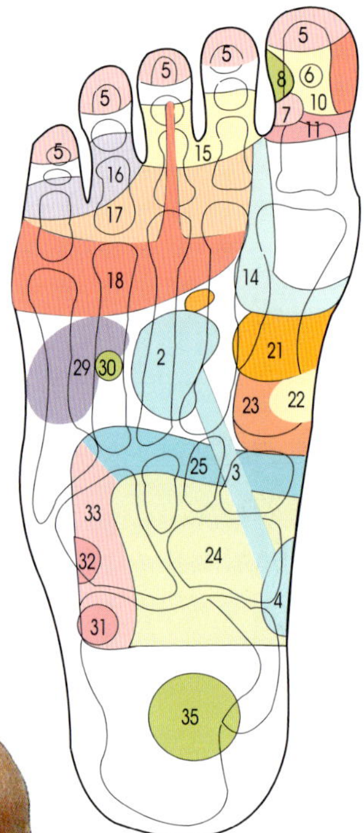

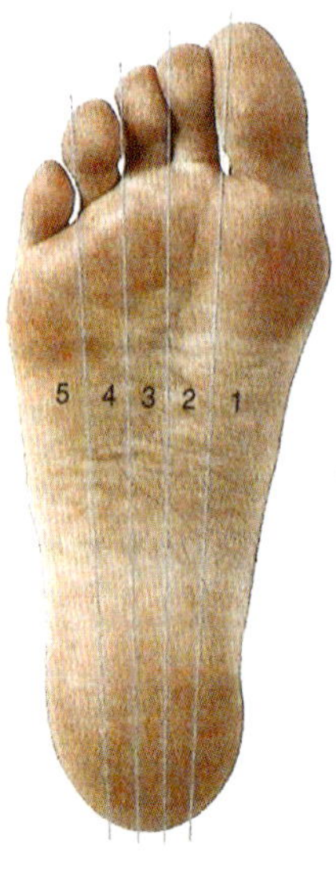

←
* 설명대로 그려보세요.

2) 왼발의 반사구

1.부신 2.신장 3.수뇨관 4.방광
5.전두동 6.뇌하수체 7.소뇌
8.삼차신경 9.코 10.대뇌 11.목
14.갑상선 15.눈 16. 귀
17.승모근 18.폐기관지 19.심장
20.비장 21.위장 22.췌장
23.십이지장 24.소장
25.횡행결장 27.직장 28.항문
30.하행결장

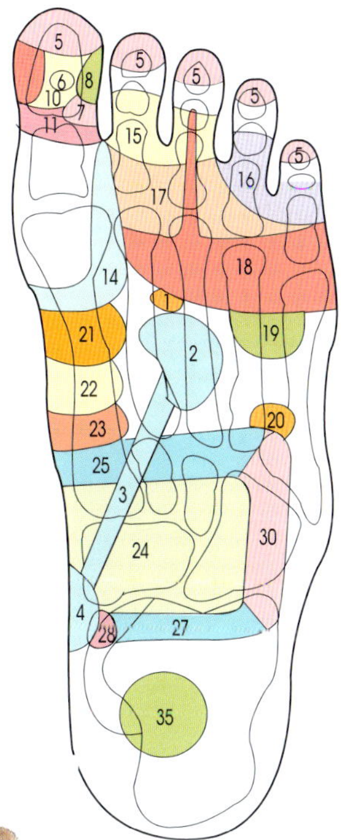

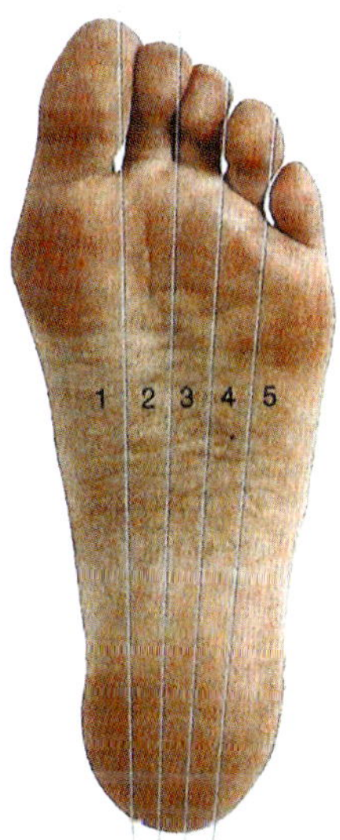

←
* 설명대로 그려보세요.

Point

왼발에만 있는 반사구 : 심장, 비장, 하행결장, 직장, 항문
오른발에만 있는 반사구 : 간장, 담낭, 회맹판, 맹장, 상행결장

3) 발 안쪽의 반사구

12. 경추 13. 부갑상선
36. 흉추 37. 요추
38. 선골미골 39. 내미골
40. 생식기 41. 요도,음도
42.고관절

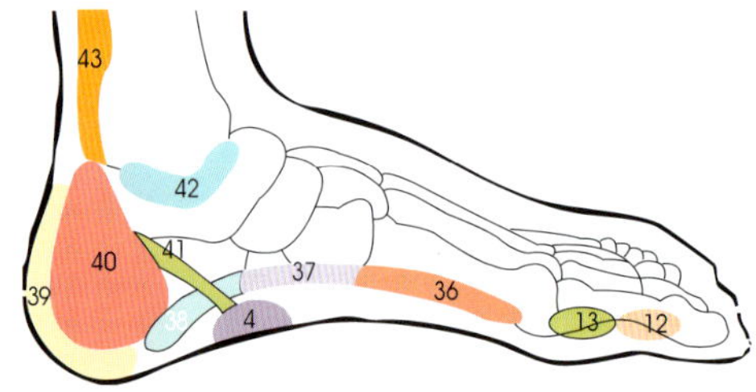

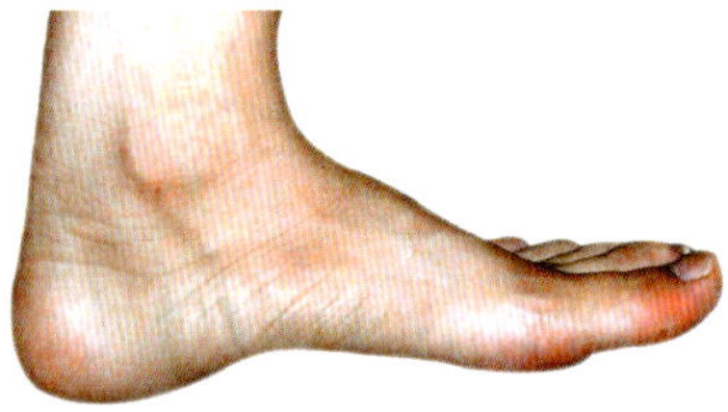

* 설명대로 그려보세요.

4) 발 바깥쪽의 반사구

35. 생식기 42. 고관절
46. 외미골 47. 하복부
48. 무릎관절
49. 팔꿈치관절
50. 어깨관절

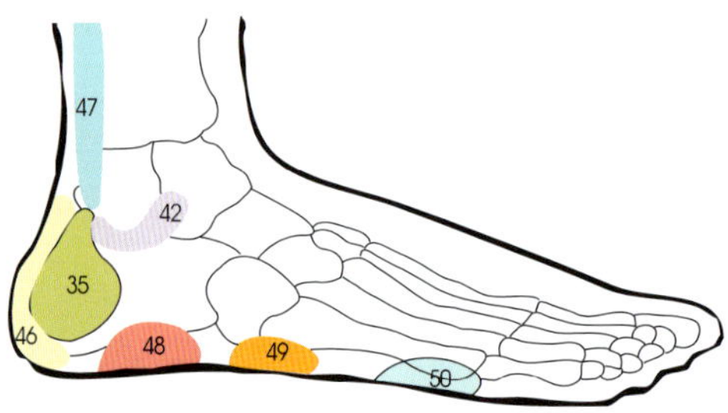

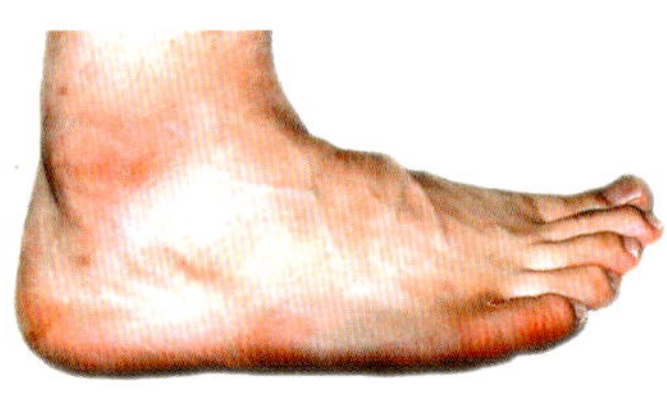

* 설명대로 그려보세요.

5) 발 등의 반사구

9. 코 15. 눈 16. 귀 44. 서혜부
51. 견갑골근 52. 아래턱 53. 위턱
54. 편도선 55. 목성대인후기관
56. 흉부임파선 57. 평형기관
58. 흉부 59. 횡경막 60. 늑골근
61. 상반신임파선
62. 하반신임파선

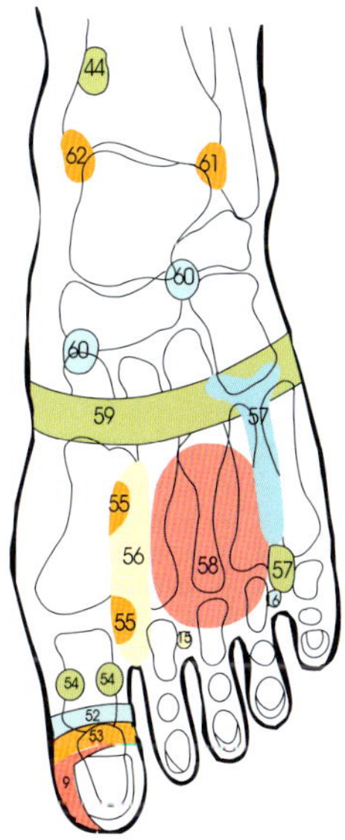

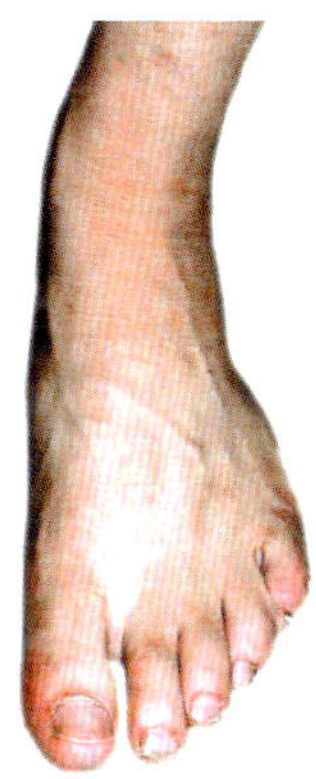

* 설명대로 그려보세요.

이상의 62개 반사구 외에도 100여 개의 반사구가 더 발견되고 있으나 확실히 검증된 반사구는 모두 알아보았다.

진단을 위해서는 정확한 위치를 숙지하는 것이 중요하나 섣부른 진단은 위험을 가지고 올 수 있다.

무엇보다 중요한 것은 발건강 관리사의 위생 문제의 해결이다. 미국에서는 한의학을 오직 침구사 정도의 테라피스트로 인정하고 있다. 그러나 오랜 임상의 결과로 아직까지 과학적으로 규명되지 않았다는 것뿐일지도 모른다. 좀더 열린 마음으로 발관리의 발전을 지켜볼 일이다.

4-3. 발관리를 위한 수기요법

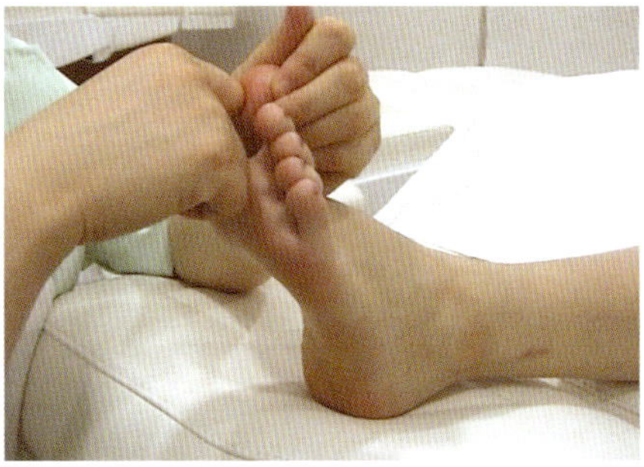

type 1 뇌, 전두동, 눈, 귀, 승모근, 폐, 위, 췌장, 십이지장, 간, 담낭, 방광, 복강신경총, 부신, 신장, 수뇨관, 상행하행 직결장, 심장, 비장

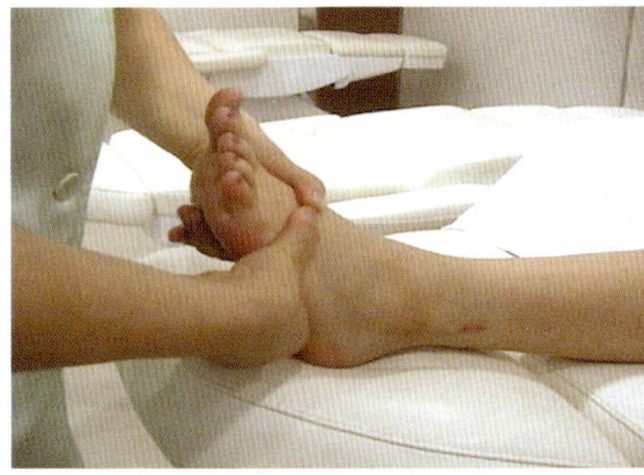

type 2 횡격막, 견갑골, 늑골

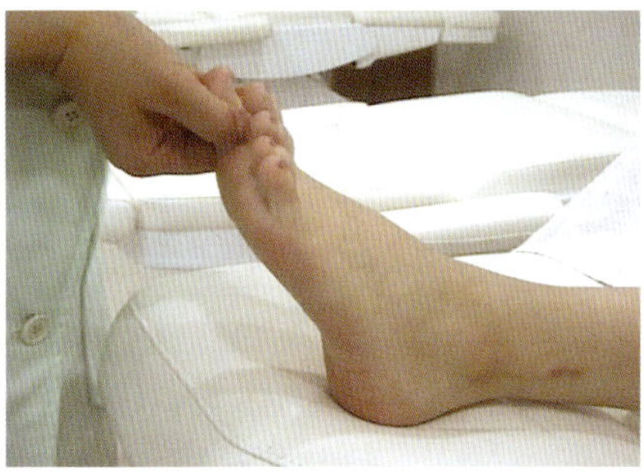

type 3 소뇌, 삼차신경, 코, 편도선, 위턱, 아래턱

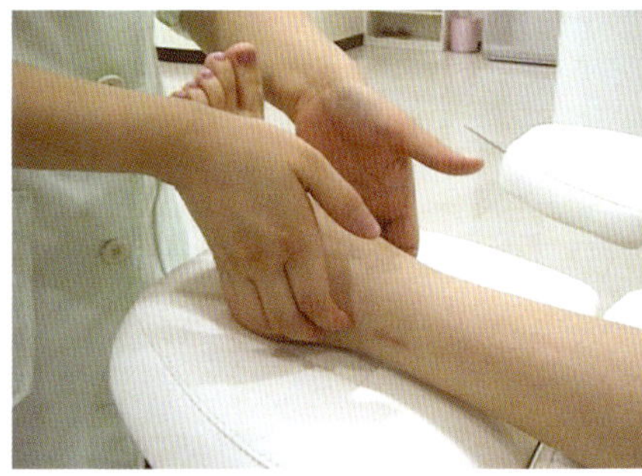

type 4 슬관절, 어깨관절, 고관절, 팔꿈치관절, 서혜부

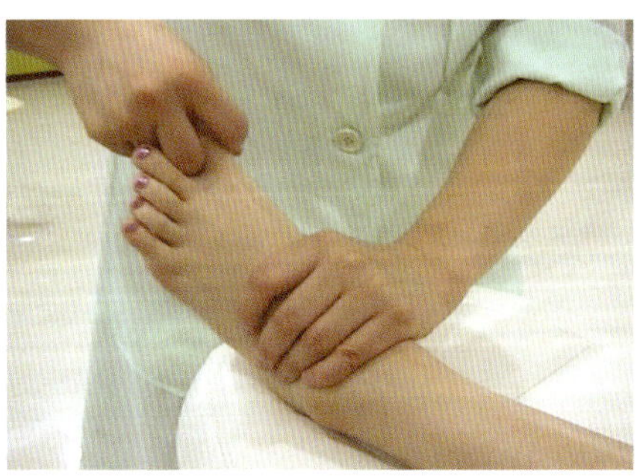

type 5 부갑상선, 경추

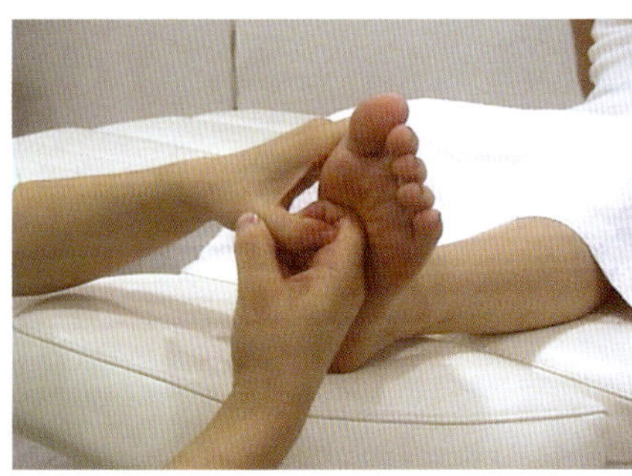

type 6 부신, 신장

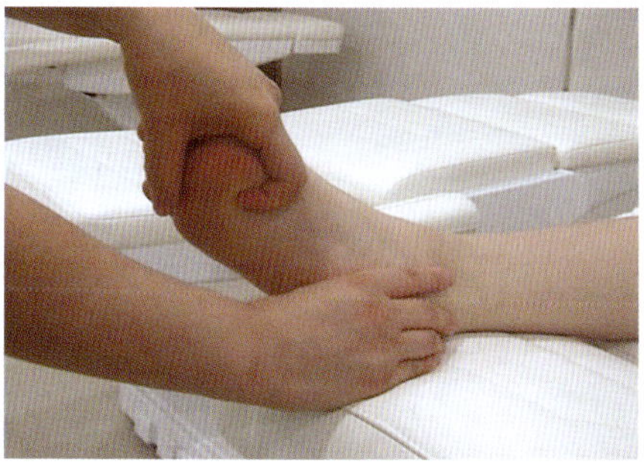

type 7 갑상선, 평형기관, 성대, 인후기관, 흉부임파선, 내 · 외 미골

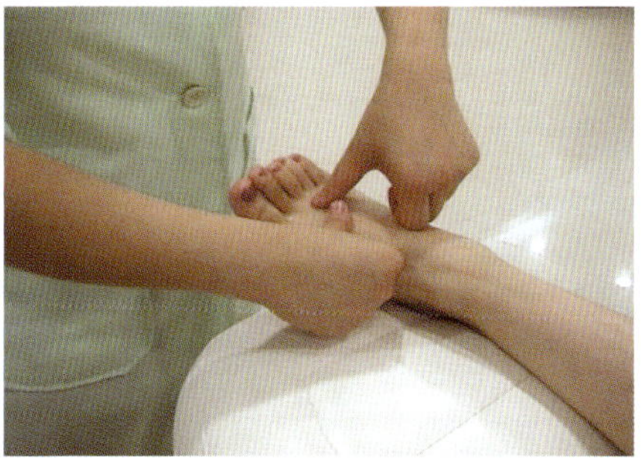

type 8 상 · 하반신 임파선

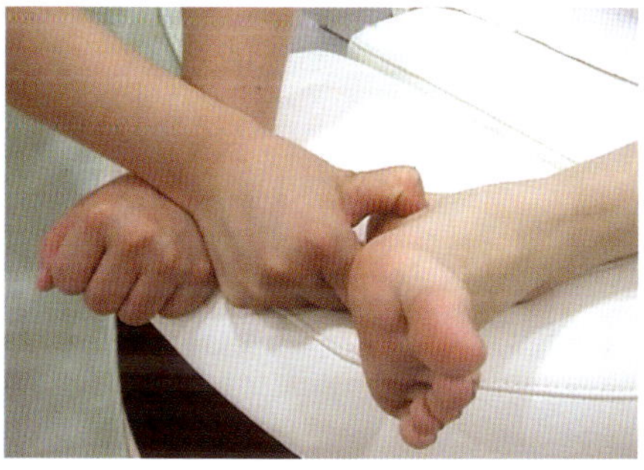

type 9 생식선, 비골근, 요도, 생식기, 직장, 좌골 신경

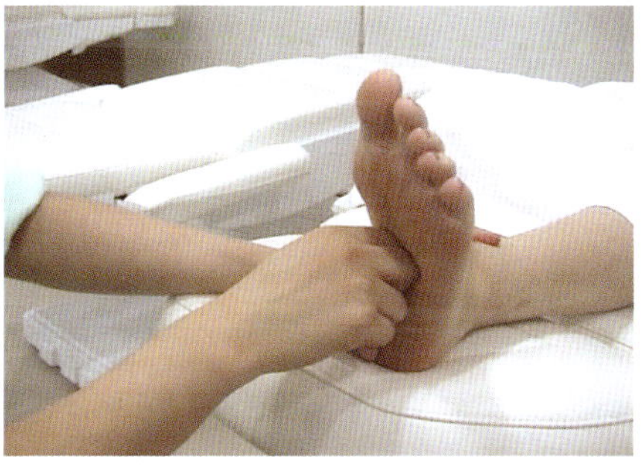

type 10 소장, 황행결장, 하행결장, 직장 등

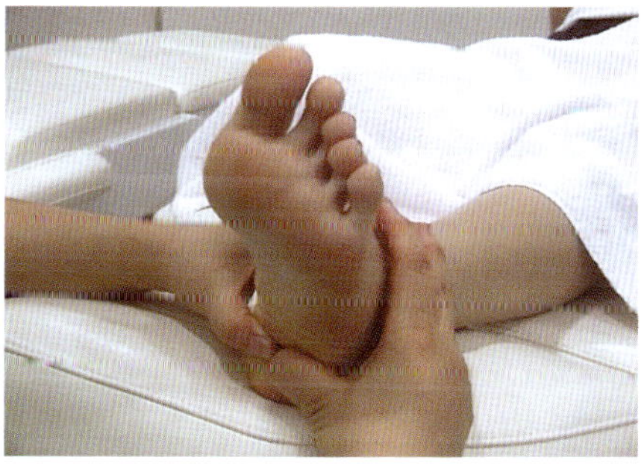

type 11 어깨관절, 생식기

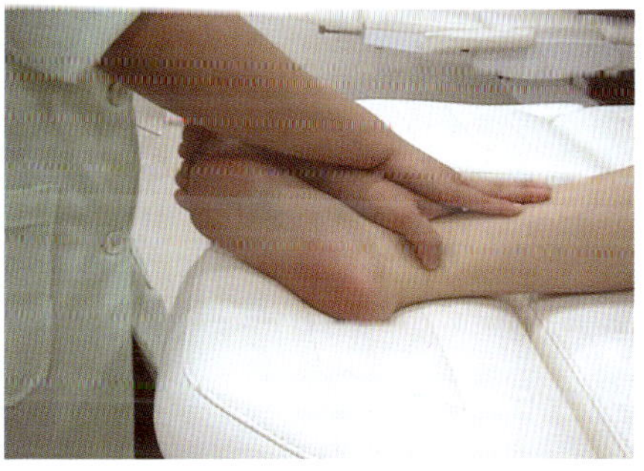

type 12 흉추, 요추, 선골과 미골, 좌골신경

4-4. 장기에 따른 발 반사구

1) 부신

① 반사구 위치 : 용천혈 부위

② 기능 : 좌우 신장의 위쪽에 고깔모자 모양으로 얹혀 있는 10g 정도의 기관이며 부신피질에서 염류피질 호르몬과 당류피질 호르몬, 남성의 제2차 성징을 발현하는 남성호르몬인 안드로겐과 부신수질에서는 에피네프린과 노르에피네프린을 분비한다.

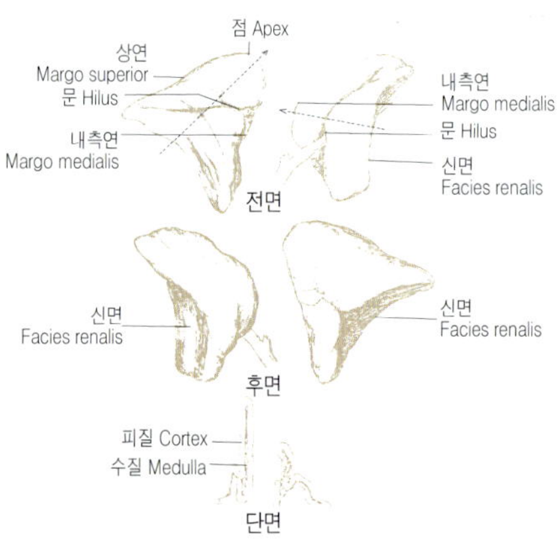

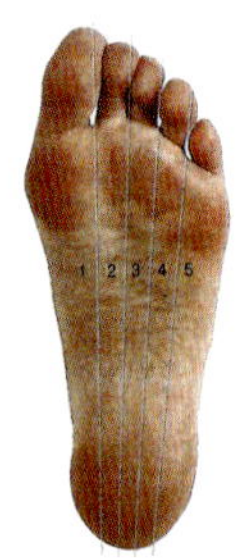

→ 마사지 방향

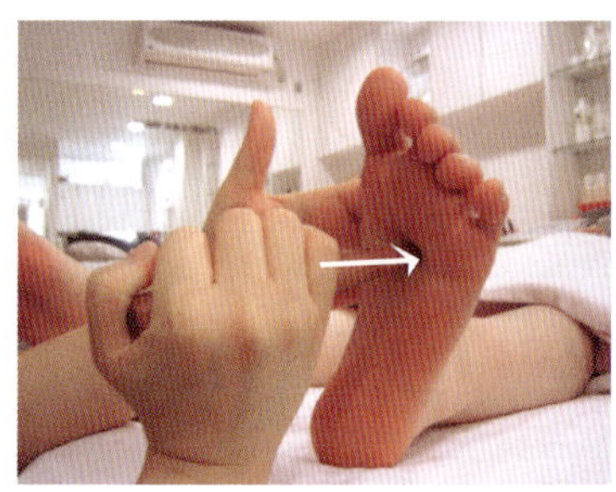

* 반사구 도해표를 참고하여 직접 반사구를 표시해 봅시다.

2) 신장

① 반사구 위치

② 기능 : 오줌을 몸밖으로 배설하여 생명 보존에 관여하여 항상성을 유지하고 몸속에 들어온 물질과 몸속에서 생성된 물질의 양을 평등하게 하여 체액과 전해질, 산, 염기의 평형을 유지한다. 또한 비티민 D를 활성화시켜 칼슘의 흡수를 조절하는데 도움을 주고 Na+, Cl-, 요소와 같은 물질의 여과 흡수, 분비의 중요한 기능을 맡고 있다.

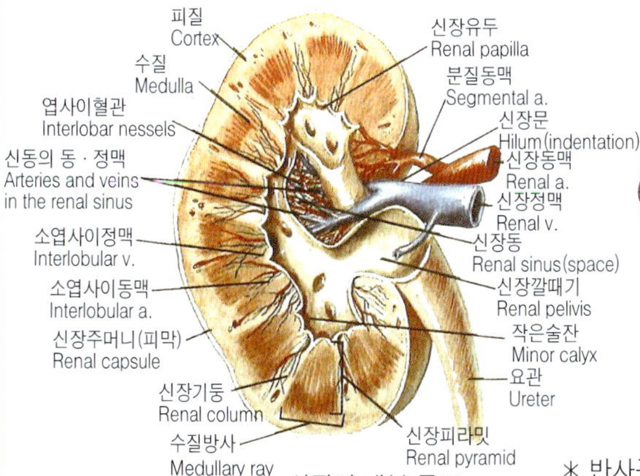

신장의 내부 구조

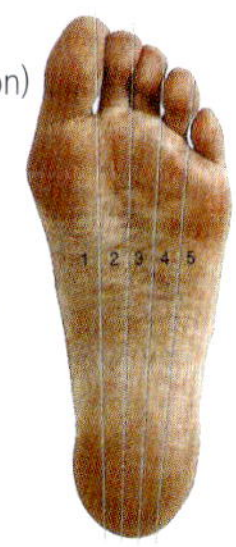

→ 마사지 방향

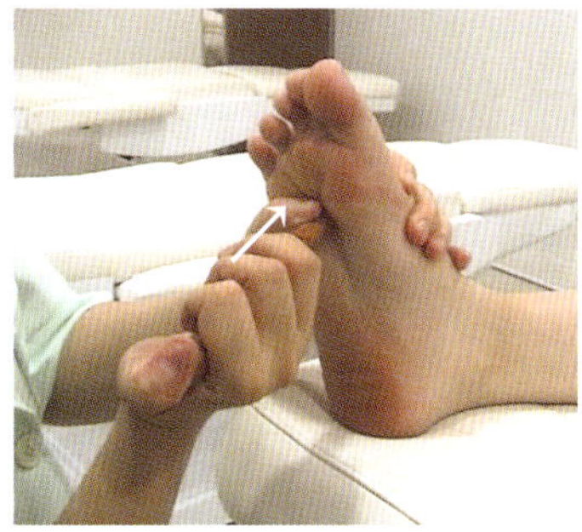

* 반사구 도해표를 참고하여 직접 반사구를 표시해 봅시다.

3) 수뇨관 (세뇨관)

① 반사구 위치 : 신장에서 방광으로 이어지는 지점

② 기능 : 이 기관에서는 막대한 양의 재흡수가 일어난다. 사구체에 들어온 혈장 성분 중 분자량이 작은 물질은 어느 것이나 무분별하게 여과되어지므로 여과되는 물질은 노폐물뿐만 아니라 포도당이나 아미노산 등의 영양물질과 Na+, K+, Cl-, HCO_3 등 전해질 및 수분이 그대로 들어온다. 이 기관에서는 재흡수 기전은 능동적 재흡수와 수동적 재흡수에 의해 이루어진다.

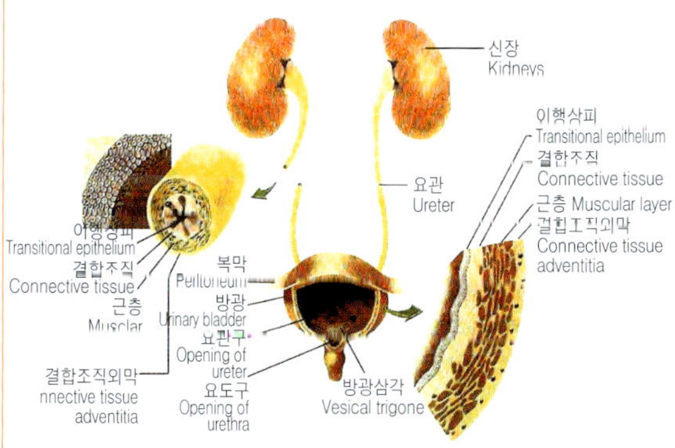

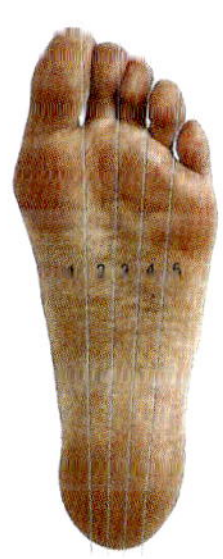

→ 마사지 방향

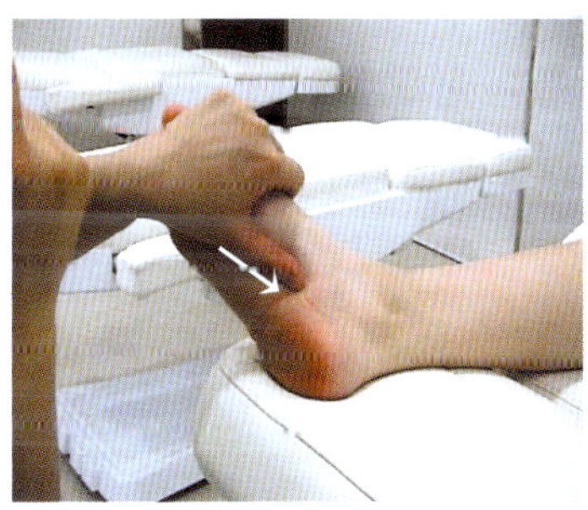

* 반사구 도해표를 참고하여 직접 반사구를 표시해 봅시다.

4) 방광

① 반사구 위치 : 발안쪽 복사뼈 아래로 연장된 발바닥 안쪽 지점

② 기능 : 방과은 텅빈 상태의 평활근으로 구성되며 신정성이 풍부한 주머니 모양의 기관이다. 요관에서 흘러들어온 오줌을 한동안 저장하였다가 요도로 배출하는 장기이다. 남성은 치골결합과 직장 사이, 여성은 치골결합과 자궁 사이에 위치한다. 남성은 뒤쪽에 있는 직장이 여성은 자궁과 질이 접해 있다. 방광의 용량은 개인차가 있지만 평균 500ml 정도이다.

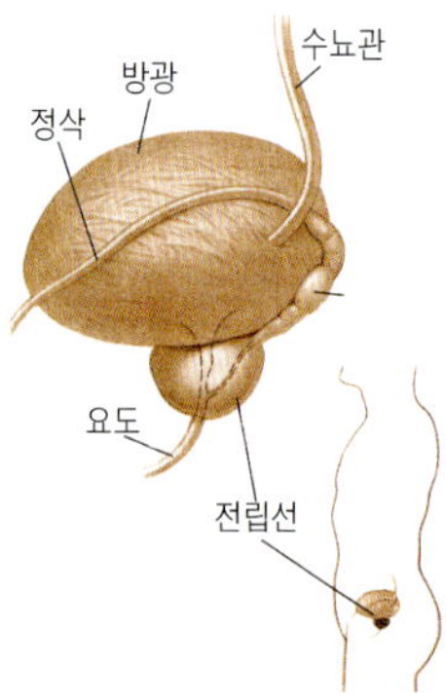

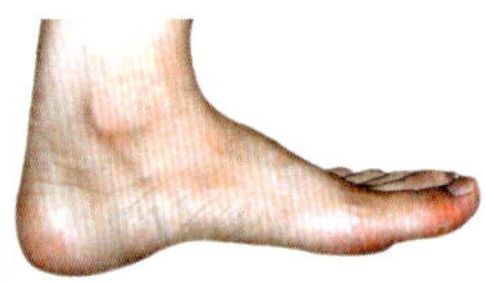

→ 마사지 방향

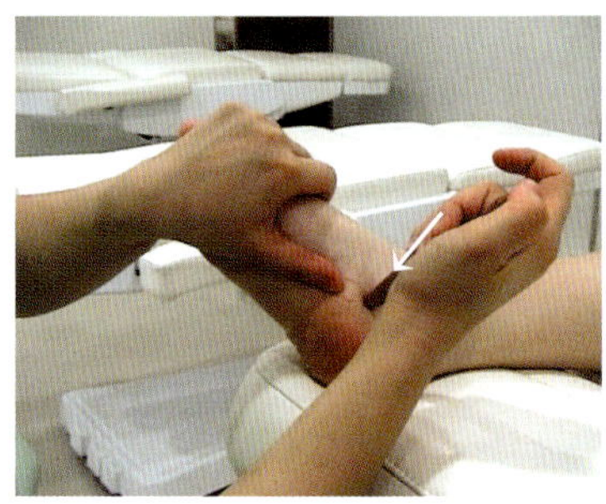

* 반사구 도해표를 참고하여 직접 반사구를 표시해 봅시다.

5) 요도

① 반사구 위치 : 방광의 반사구에서 복사뼈 바깥쪽 위로 연결된 지점

② 기능 : 남성의 요도는 음경 내에 달려 있기 때문에 길어서 15~20cm에 이르지만 여성은 방광에서 직접 질전정으로 개구하기 때문에 3~4cm로 짧다. 여성 요도는 짧고 오줌의 배출로에 지니지 않으나 남성 요도는 전립선 샘 속의 사정관과 합쳐져 정액의 통로로도 이용된다.

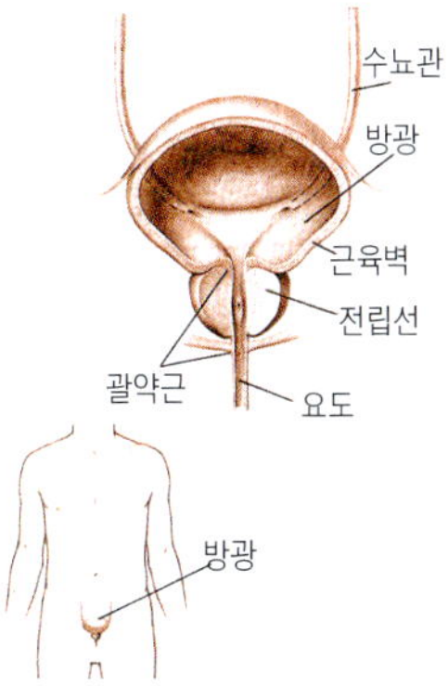

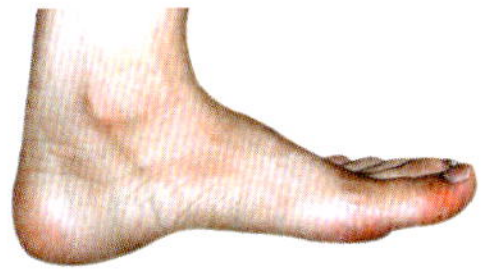

→ 마사지 방향

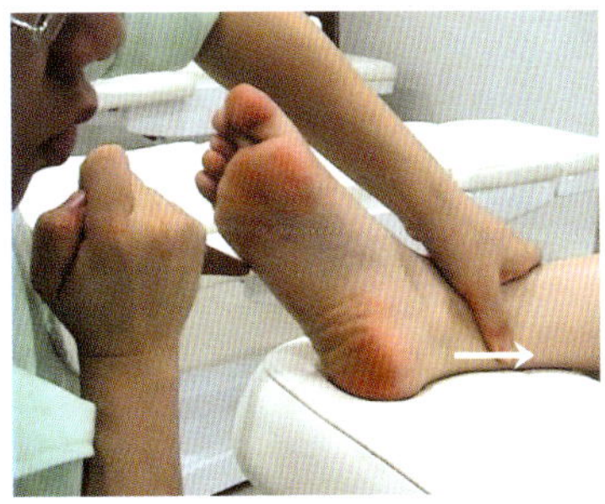

* 반사구 도해표를 참고하여 직접 반사구를 표시해 봅시다.

6) 전두동

① 반사구 위치 : 다섯째 발가락의 윗부분

② 기능 : 비강의 한 구조로로 비강은 코 중격에 의해 왼, 오른 비강으로 나뉘어지고 앞쪽은 콧구멍으로 시작하며 뒤쪽은 뒷콧구멍으로서 인두에 개구한다. 코 주변에 있는 공기뼈는 상악골, 전두골, 사골 및 접형골이며 이들 뼈가 가진 함기강을 부비동이라고 한다. 모두 일정한 위치에서 비강과 교통하고 그 내강은 비강의 점막에 연속된 점막으로 덮혀 있다. 따라서 비강과 부비동 사이에는 염증이 파급되기 쉽다. 흔히 축농증이라는 것은 만성화된 부비동염이다. 비강은 호흡계에서 공기가 처음으로 접촉하는 곳이며 공기의 가온, 가습, 공기 중의 먼지를 제거하는 등 1차적인 세균감염의 예방에 그 기능이 있다.

③ 전두동 : 전두골 중간부에 있는 한쌍의 공동이며 그 범위가 다양하며 코 뿌리 부위에서 눈오목위벽 내까지 차지하고 있는 경우도 있다. 중간 비도의 상악동구 앞쪽에 개구되어 있다.

④ 사골동 : 사골벌집이라고도 한다.

⑤ 상악동 : 상악골 체내에 있는 최대의 부비동이며 중간 비도로 개구한다.

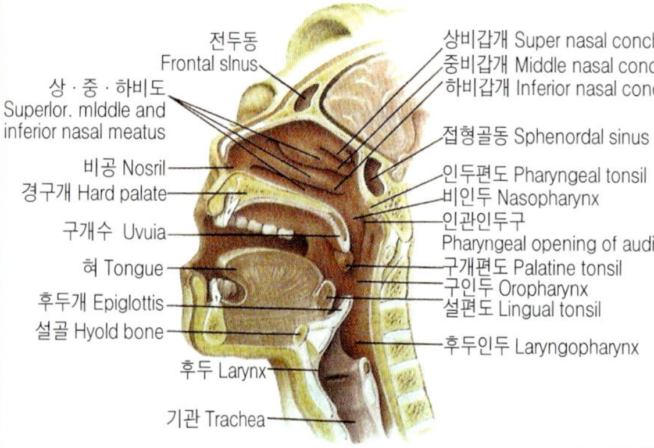

비강, 후두와 인두

→ 마사지 방향

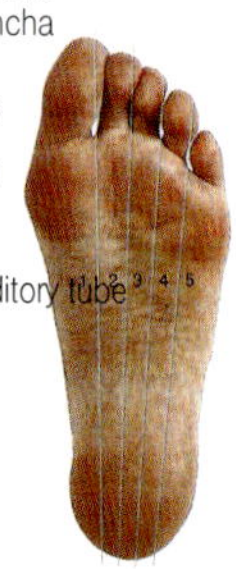

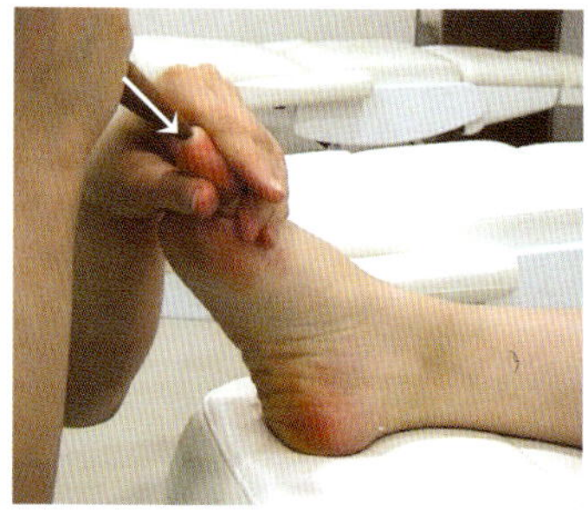

* 반사구 도해표를 참고하여 직접 반사구를 표시해 봅시다.

7) 뇌하수체샘

① 반사구 위치 : 엄지 발가락 중간 부분

② 기능 : 뇌하수체는 접혈골의 중앙에 들어 있는 0.5~0.6g 정도의 작은 샘이다. 뇌하수체는 대표적인 호르몬 분비기관이다. 성장 호르몬, 갑상선자극 호르몬, 부신피질자극 호르몬, 난포자극 호르몬, 황체형성 호르몬, 항이뇨 호르몬, 분만촉진 호르몬 등이 분비된다. 이 기관의 이상으로 소인증, 거인증, 발단 비대증 등이 생길 수 있다.

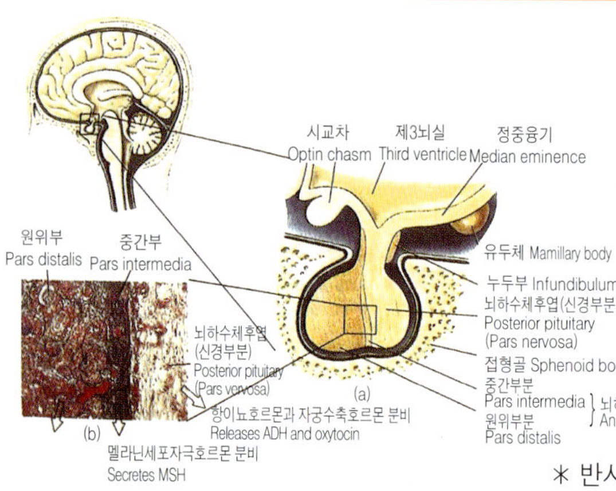

→ 마사지 방향

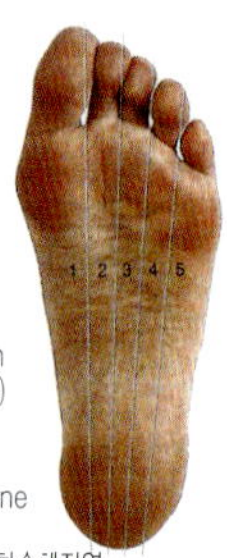

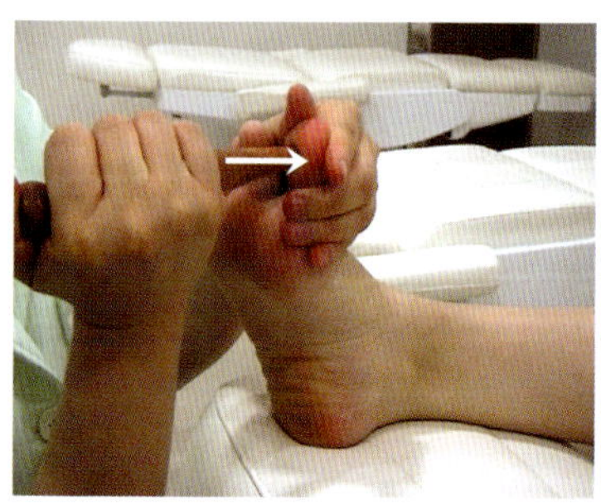

* 반사구 도해표를 참고하여 직접 반사구를 표시해 봅시다.

8) 대뇌

① 반사구의 위치 : 엄지발가락 전체 부분

② 기능 : 대뇌는 뇌신경 중 가장 고위의 중추로 뇌 전체 중량의 80%를 차지한다. 대뇌는 고도의 뇌기능을 갖춘 중추이다. 즉 수의적 근육운동과 다양한 감각기관으로부터 받아들여지는 감각을 판독하며 기억의 정보를 저장하고 필요에 따라 적응시킨다. 또한 사람의 지능과 개성을 결정하는 기능도 수행한다. 대뇌반구 수질 내부에 있는 백색질에 신경핵들이 집단을 이루고 있는 회백질의 덩어리를 기저핵이라고 하는데, 이 기저핵이 손상을 받으면 운동기능의 통합이 불완전해지고 자발적 이상운동이 일어난다. 이런 증상을 파킨스씨 병이라고 한다.

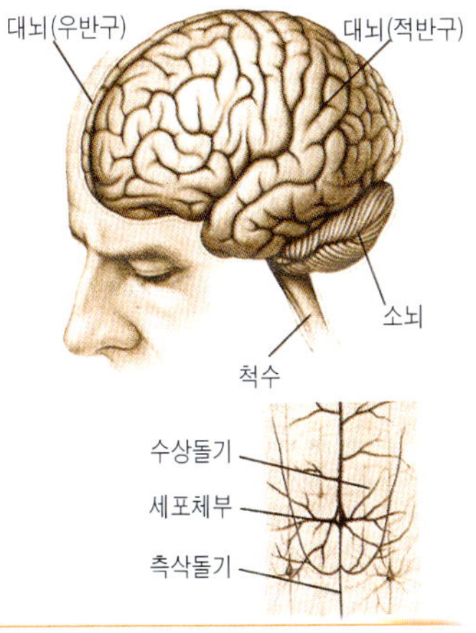

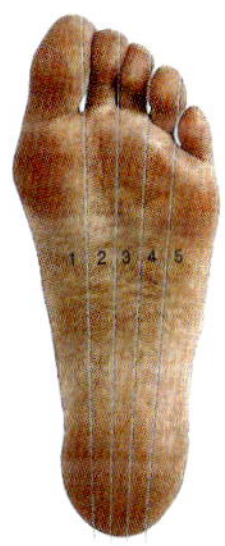

→ 마사지 방향

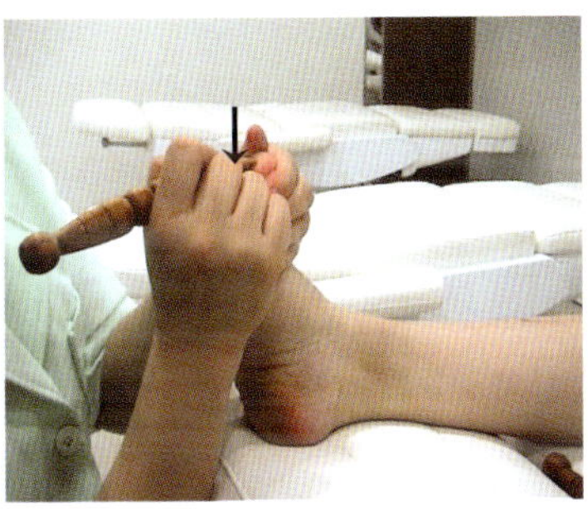

* 반사구 도해표를 참고하여 직접 반사구를 표시해 봅시다.

9) 소뇌

① 반사구 위치 : 엄지발가락의 안쪽 끝에 위치

② 기능 : 소뇌는 대뇌의 후두엽 아래쪽, 교뇌와 연수의 등쪽에 위치하며 대뇌와 척수 사이에 있으면서 피라밋회로계 중추로 신체활동의 협조와 평행 및 자세 조정, 그리고 근육의 긴장에 의한 운동의 조정에 관여하고 있

다. 소뇌는 속귀의 전정기관, 시상, 대뇌기저핵, 대뇌피질의 운동 구역과 직접 혹은 간접적으로 연관을 맺으면서 신체의 자세와 근육 긴장도를 정밀하게 교정한다든지 골격근의 조절과 협조로 이루어내는 자세 유지 중추로서 역할을 담당하고 있다. 한편 소뇌에 이상이 있으면 근육의 긴장이 떨어져 근력이 약해지고 쉽게 피로현상이 일어나고, 정지 떨림과 동작 떨림이 나타난다. 또한 겨냥 이상이 나타나 발을 디딜 때 필요 이상으로 내딛어 앞으로 간다든지 혹은 손을 펴서 물건을 잡으려 할 때 목적지까지 닿기 전에 멈추는 현상이 일어난다.

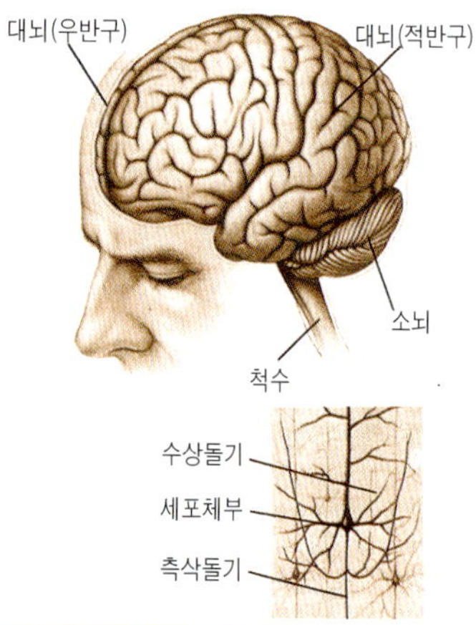

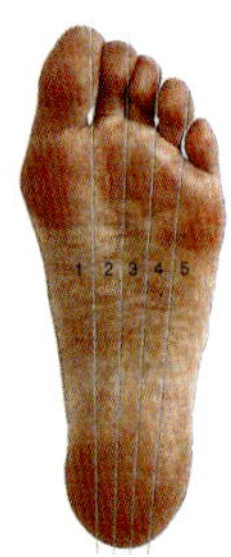

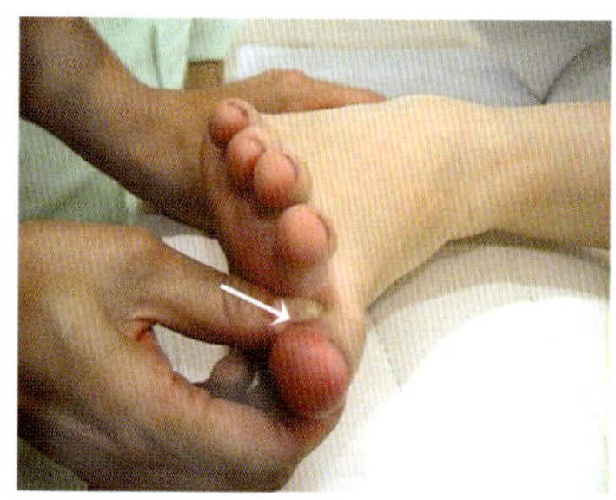

* 반사구 도해표를 참고하여 직접 반사구를 표시해 봅시다.

10) 삼차신경

① 반사구 위치 : 엄지발가락의 옆면에서 발끝 중앙까지

② 기능 : 12가지 뇌신경 중의 하나로 교뇌에서 나와 두부 앞면의 감각신경과 저작을 지배하는 운동신경이 혼합된 혼합신경이다. 뇌신경 중에서 가장 크며 교뇌의 외측에서 뇌 밖으로 나온 후 삼차신경절을 만든다. 눈신경, 상악신경, 하악신경으로 나뉜다.

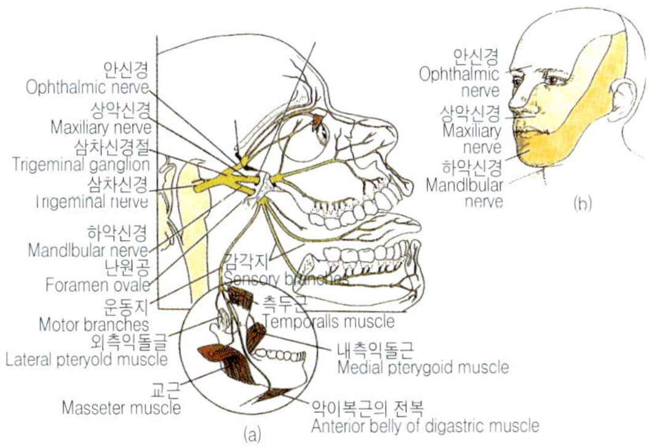

삼차신경(제 V 뇌신경) (a) 삼차신경 가지인 안신경지, 상악신경지, 하악지. (b) 피부지배 영역

→ 마사지 방향

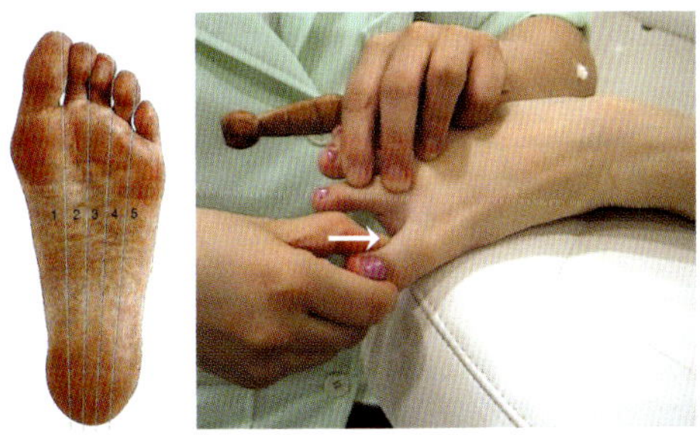

* 반사구 도해표를 참고하여 직접 반사구를 표시해 봅시다.

11) 후각기관

① 반사구 위치 : 엄지 발가락 바깥쪽 옆면에서 발톱끝 중앙에까지 이어지는 부위

② 기능 : 냄새를 감지하는 곳은 비강 위쪽에 있는 후각 부분이다. 후각에 관여하는 기관으로 사람의 감각계 중에서 가장 쉽게 피로를 느낀다. 후각 세포에 후각 물질을 작용시키면 자극 후 1초를 전후하여 후각 감수체의 50%가 순응한다. 한편 어떤 냄새를 없애기 위해 제2의 냄새를 혼합하였을 때 제3의 냄새를 느끼게 된다. 따라서 불쾌한 냄새에 다른 냄새를 가하면 불쾌감을 없앨 수 있다. 사람은 약 2000~4000종의 냄새를 식별할 수 있다고 알려져 있다. 사람에게 있어 후각의 느낌은 남자보다 여자가 예민하고 배란 시기의 여성은 더 정확하다. 사람들이 나이가 들어감에 따라 후각이 점점 감소해 가는 것은 후각 수용기 뉴론이 외부 환경과 직접 접촉하기 때문에 노출된 상태에서 이들 뉴론이 손상을 받거나 손상된 뉴런이 복구되지 않았기 때문이다. 관련 질환으로는 코막힘, 콧물, 코피, 과민성 비염, 축농증, 각종 코 질환들이 있다.

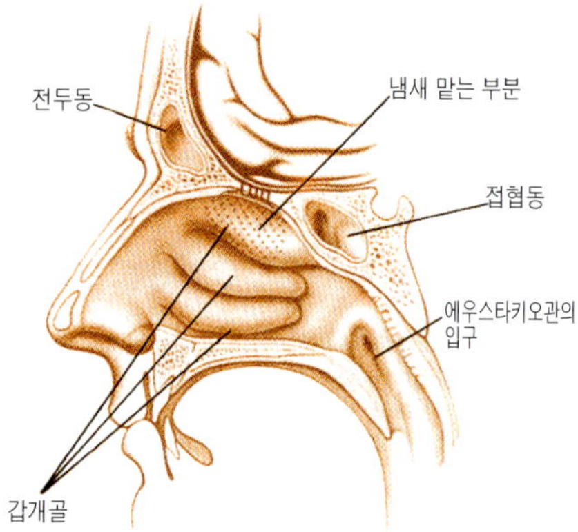

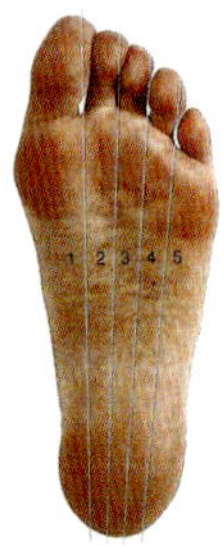

→ 마사지 방향

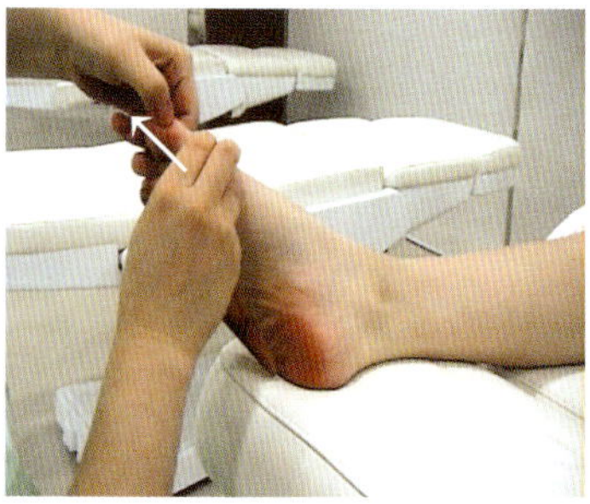

＊ 반사구 도해표를 참고하여 직접 반사구를 표시해 봅시다.

12) 목

① 반사구 위치 : 엄지발가락 뿌리 전체 부분

② 기능 : 이 곳에 문제가 생기면 어깨결림과 두통이 생긴다.

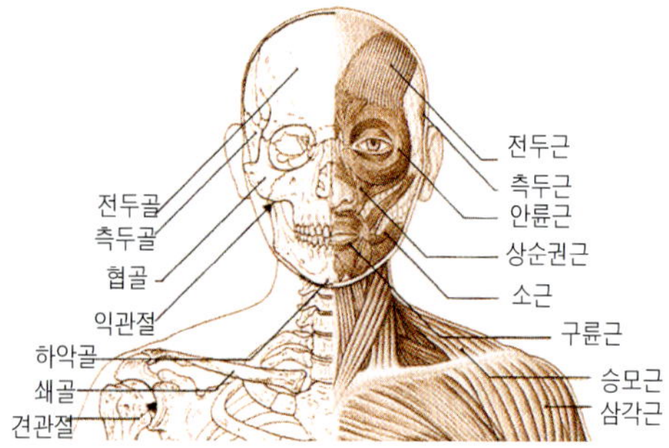

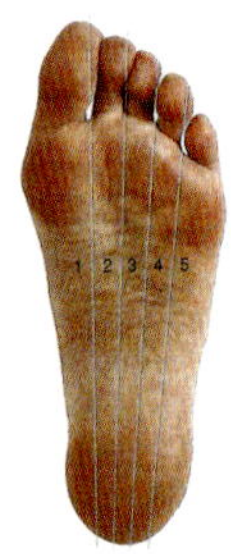

→ 마사지 방향

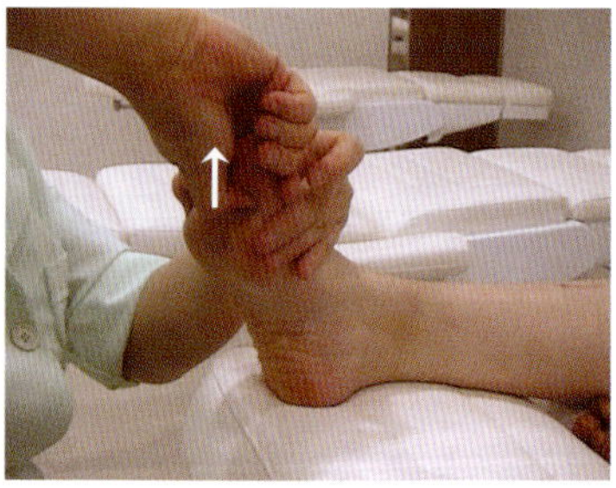

＊ 반사구 도해표를 참고하여 직접 반사구를 표시해 봅시다.

13) 경추

① 반사구의 위치 : 엄지발가락 바깥쪽의 제1관절 부위
② 기능 : 척추 중에서 어미쪽 7개의 뼈로 뇌관과 연결되어 있고 머리를 움직일 수 있게 한다.

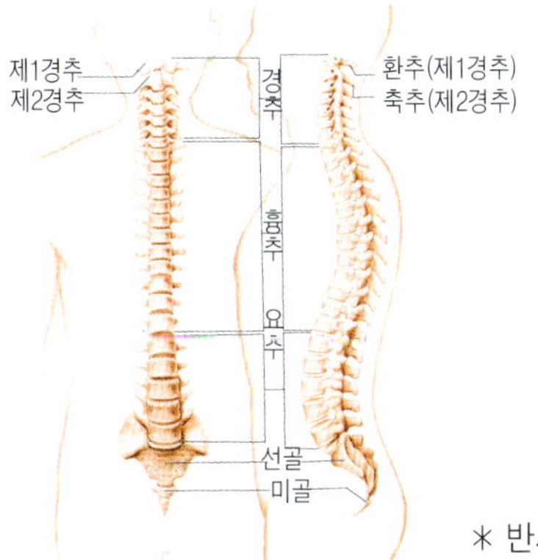

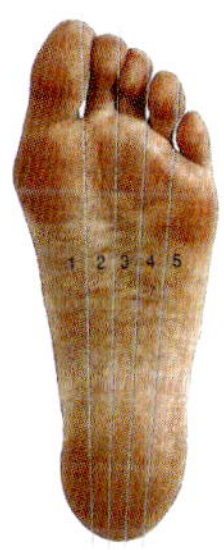

→ 마사지 방향

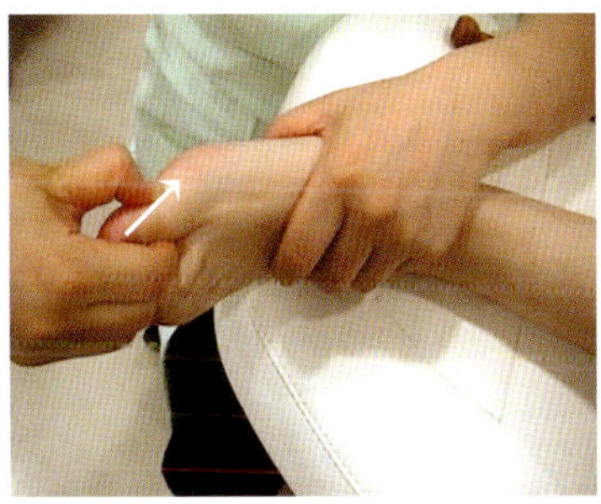

* 반사구 도해표를 참고하여 직접 반사구를 표시해 봅시다.

14) 갑상선

① 반사구의 위치 : 엄지발가락 불룩한 곳에서 첫째와 둘째 발가락 사이 연결된 지점
② 기능 : 갑상샘은 목 안쪽에 있는 갑상연골 부위의 기관지를 앞쪽으로 싸고 있는 나비 모양의 내분비샘으로 분비되는 호르몬 중에 가장 중요한 것이 타이록신이다. 전신의 신진대사를 항진시키고 뼈나 생식샘의 발육 및 성숙을 촉진한다. 이러한 갑상선 이상으로는 기능저하와 항진 두 가지 경우가 있는데 갑상샘 기능저하가 일생을 통하여 가장 심각하게 느껴지는 시기는 발육과 성장이 활발하게 이루어져야 할 소아기이다. 기능 저하가 나타나면 정상적인 얼굴의 형태를 이루지 못하고 중추신경계의 발달 지연으로 인하여 백치가 되는 등의 크레틴병 증상이 나타난다. 또한 피부가

건조하고 탈모현상이 일어나며, 피하에 점액성 물질이 괴어서 전신적인 부종이 일어난다. 치료 시기를 놓치지 않는 것이 무엇보다 중요하다. 반대로 기능이 항진되면 점액수종과는 반대 현상으로 환자의 피부가 달아오르고, 땀이 많이 나며 더위를 참지 못하고, 피부가 축축해지며, 정신적으로 흥분하는 상태가 자주 일어난다. 특징적으로 안구가 돌출하고 갑상샘종이 나타나는데, 이를 바세도우씨병이라고 한다. 남성보다 여성에게 많이 일어나고 또한 기초대사가 증가하고 식욕이 증가하여 많이 먹지만 체중은 오히려 감소하는 경향이 있다. 갑상샘을 제거하거나 방사선 동위원소인 요오드를 사용하여 갑상샘 세포를 파괴함으로써 치료가 가능하다.

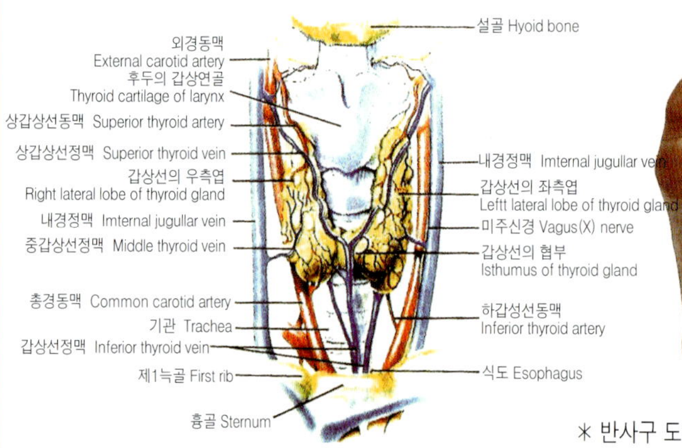

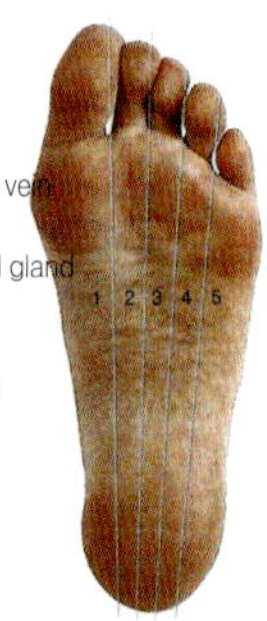

→ 마사지 방향

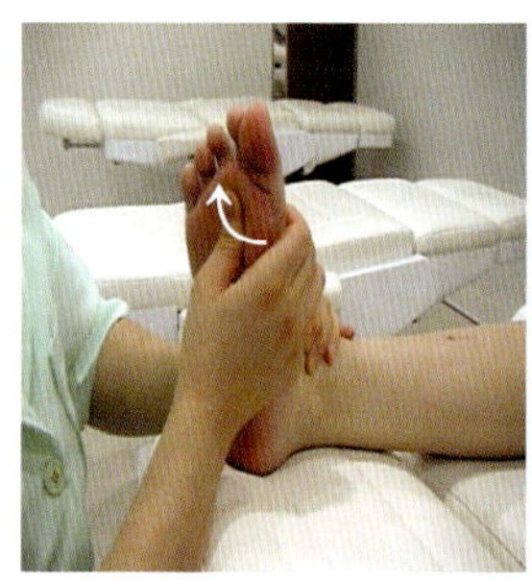

* 반사구 도해표를 참고하여 직접 반사구를 표시해 봅시다.

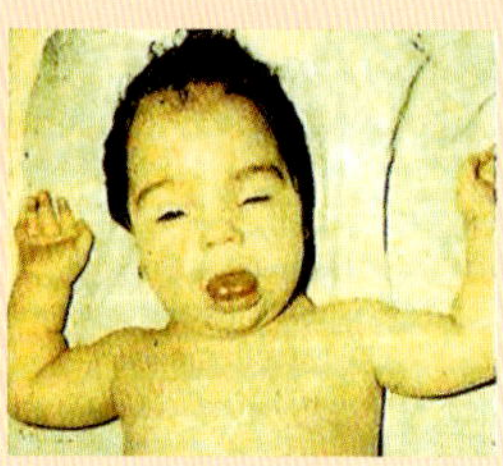

(a) Cretin병
Cretinism

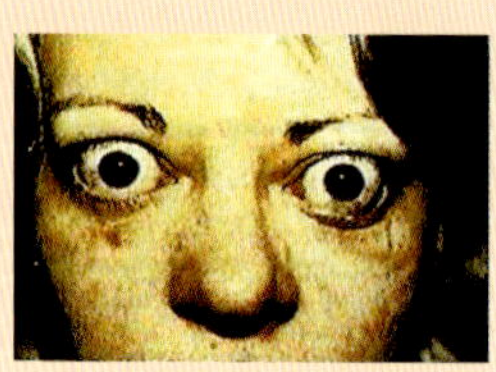

(b) 안구돌출
Exophthalmos

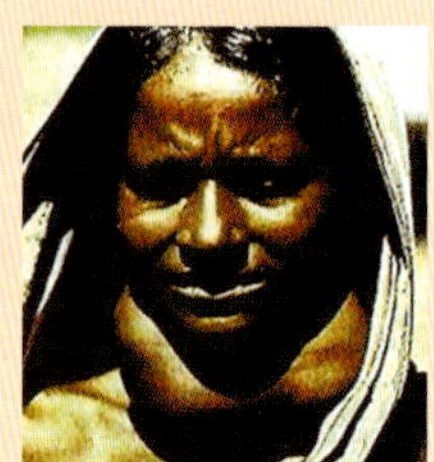

(c) 갑상선종
Colter

갑상선과 관련된 이상 증상

15) 부갑상선

① 반사구 위치: 엄지발가락 바깥쪽의 두 번째 마디

② 기능 : 부갑상선은 갑상샘 뒤쪽 상하 좌우에 4개가 있다. 분비되는 호르몬은 파라트로몬으로 기능은 뼈속에 들어있는 칼슘을 유리시켜 혈액 중의 칼슘 농도를 높이는 작용을 한다. 부갑상샘 호르몬 분비의 촉진과 억제는 혈중 칼슘 농도가 높아지면 분비가 억제되고 칼슘의 농도가 낮아지면 촉진시키는 되먹이기 기전으로 분비가 조절된다. 과량 분비되면 뼈가 골조직으로부터 칼슘이 빠져나와 골다공증이 나타나고, 오줌으로 칼슘의 배설이 많이 나타나면 신석이 생기기도 한다. 분비가 저하되면 근육의 경련과 경축을 동반하는 강직증이 나타나는데, 이런 증상을 테타니 병이라고 한다. 특히 임신 후반기나 수유기에는 생리적으로 파라트로몬의 분비가 촉진된다. 그러므로 칼슘이 부족하지 않게 많이 섭취해야 한다.

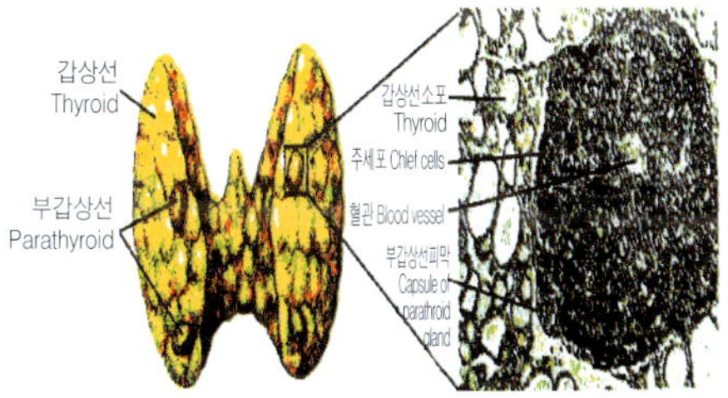

갑상선 후면에 위치하는 부갑상선

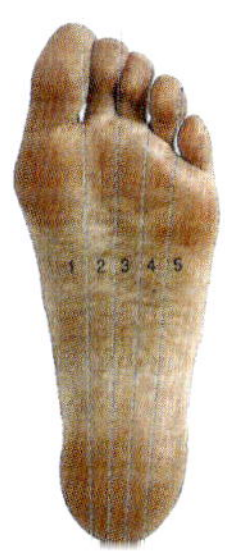

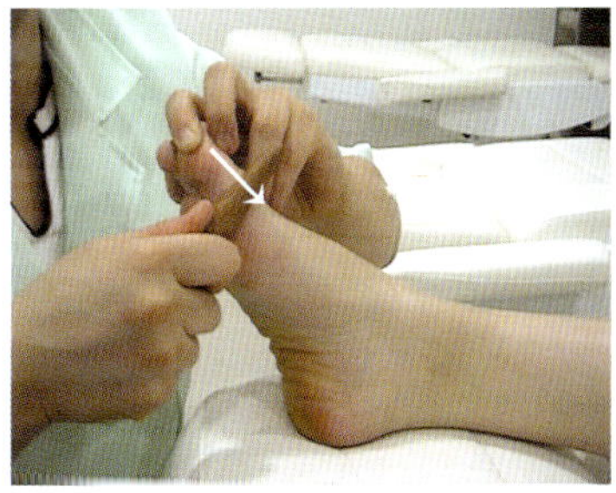

＊ 반사구 도해표를 참고하여 직접 반사구를 표시해 봅시다.

16) 눈

① 반사구 위치 : 제2, 3번째 발가락 사이

② 우리가 물체를 선명하게 보기 위해서는 눈에 들어오는 빛을 각막과 수정

체 렌즈가 적절히 굴절시켜 망막에 초점을 맺어야 한다. 이때 각막의 형태, 수정체의 굴절력, 그리고 안구의 길이가 중요한 역할을 하게 된다.

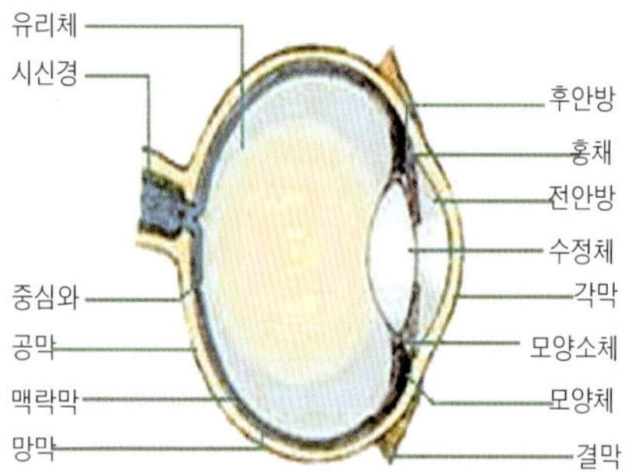

안구의 수평 단면

→ 마사지 방향

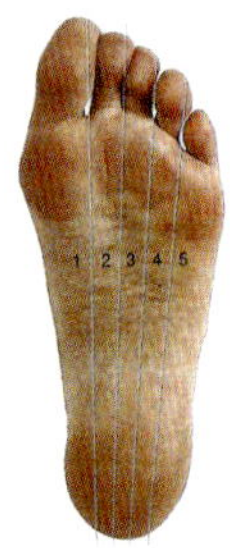

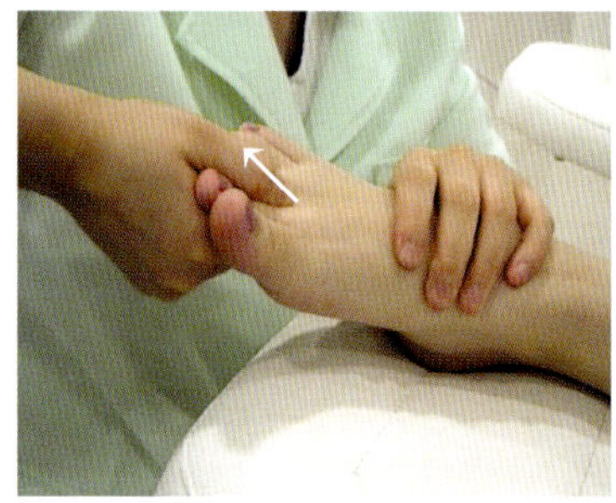

* 반사구 도해표를 참고하여 직접 반사구를 표시해 봅시다.

17)귀

① 반사구 위치 : 넷째 발가락과 다섯째 발가락 사이

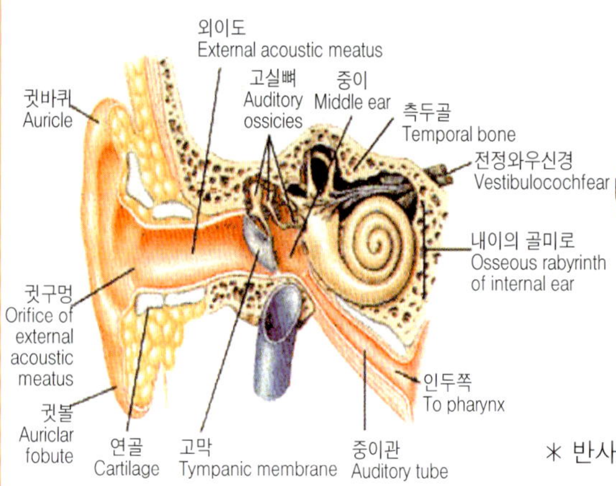

→ 마사지 방향

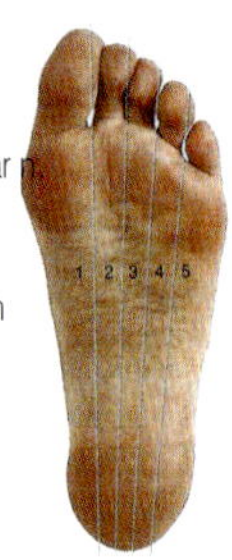

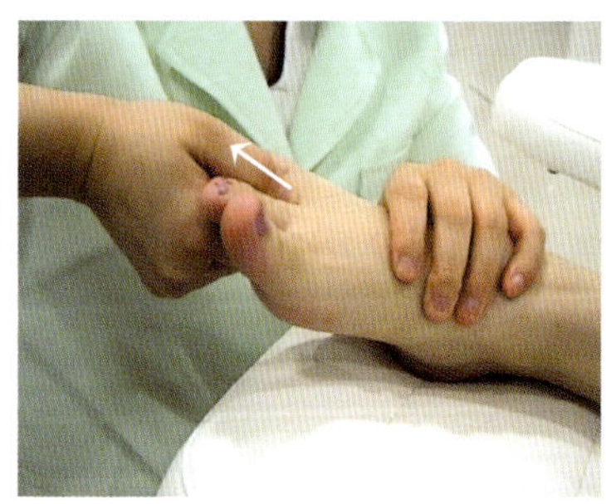

* 반사구 도해표를 참고하여 직접 반사구를 표시해 봅시다.

음파를 모아서 고막의 진동으로 → 기계적인 진동으로 : 22배 증폭 → 임파액 진동 ➜ 기저막 진동 ➜ 청진경 전달 ➜ 뇌에 전달

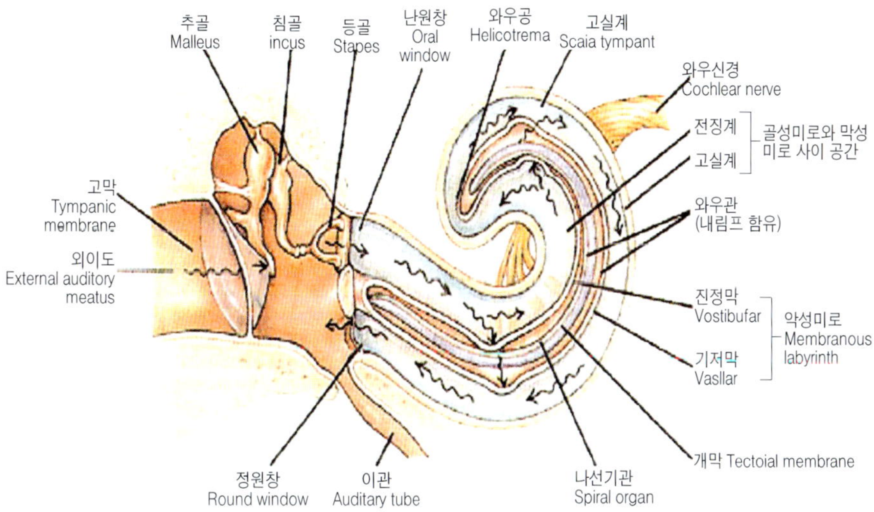

18) 승모근

견갑골을 위, 아래로 당기고 머리를 뒤나 옆으로 굽히는 작용을 한다.

① 반사구의 위치 : 둘째 발가락 아래 뿌리에서 새끼발가락 아랫부분까지 이어지는 면

② 관련 질환 : 어깨결림, 목결림, 손저림이나 목의 경직

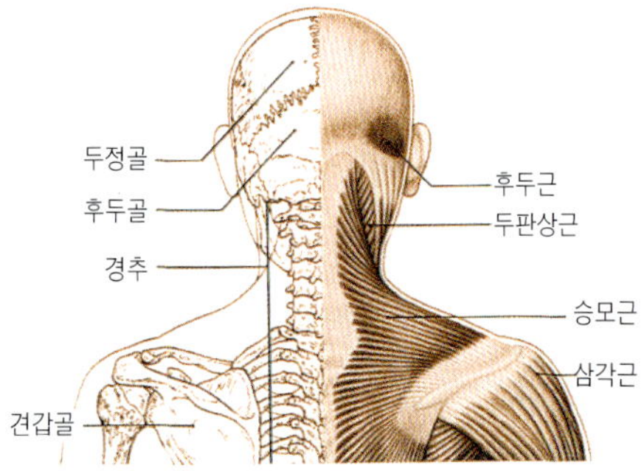

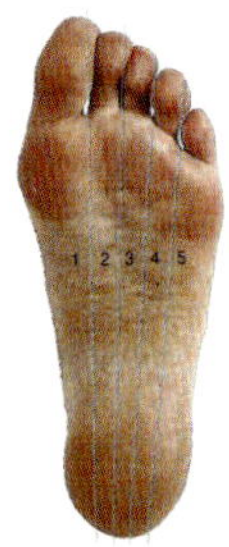

→ 마사지 방향

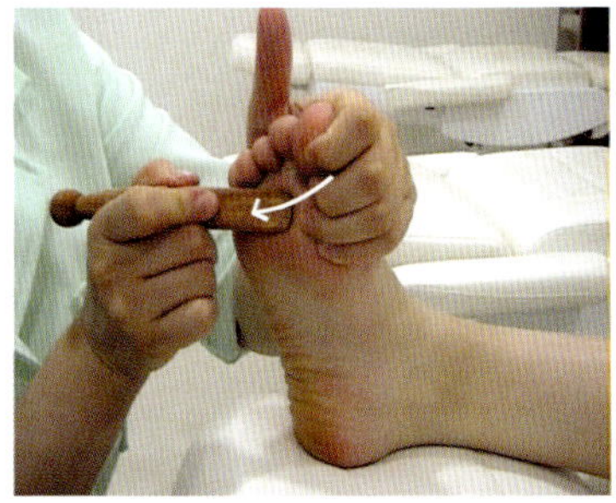

* 반사구 도해표를 참고하여 직접 반사구를 표시해 봅시다.

19) 폐/기관지 : 호흡 순환계의 주 장기

① 폐반사구 위치 : 둘째 발가락에서 새끼발가락 아래의 볼록한 부위

② 기관지 반사구 : 셋째 발가락 아래 오목한 곳에서 중간 발가락의 발끝쪽으로 올리는 부위

③ 관련질환 : 폐렴 감기, 가슴이 답답할 때, 기관지염

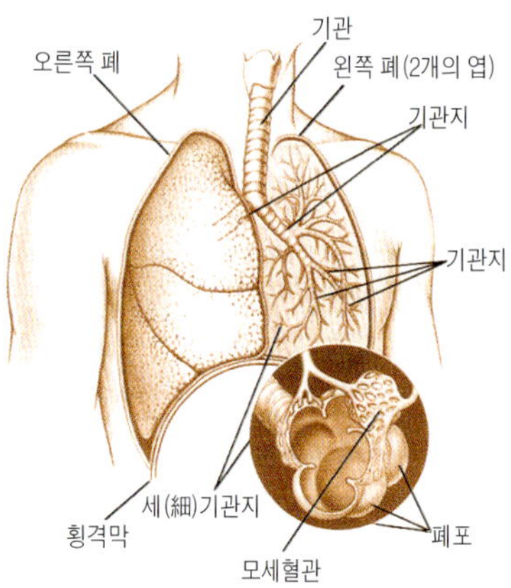

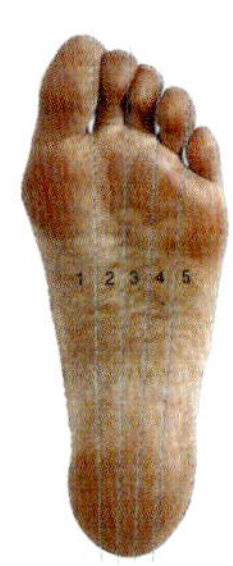

→ 마사지 방향

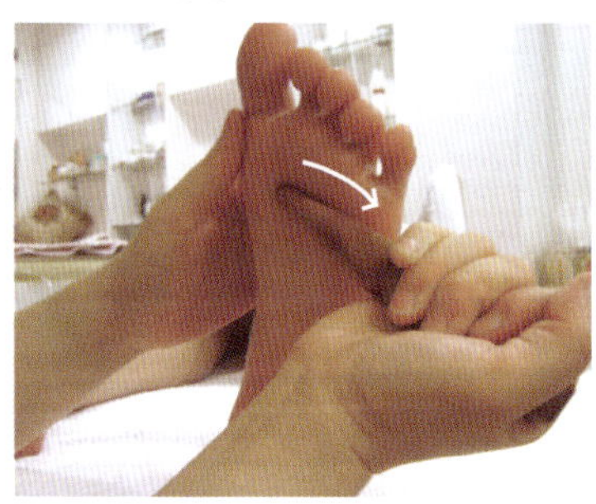

* 반사구 도해표를 참고하여 직접 반사구를 표시해 봅시다.

20) 심장 : 왼발에만 있음

① 반사구의 위치 : 왼발의 4, 5번째 발가락 볼록한 살의 아래

② 관련 질환 : 심장 질환, 심근경색, 심장쇠약, 심부전증, 순환기계 질환

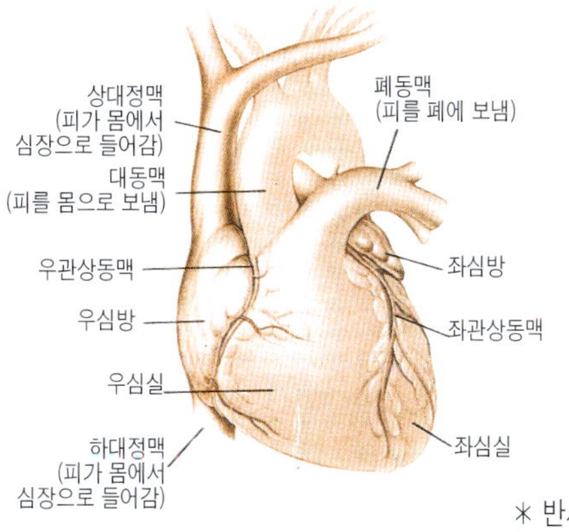

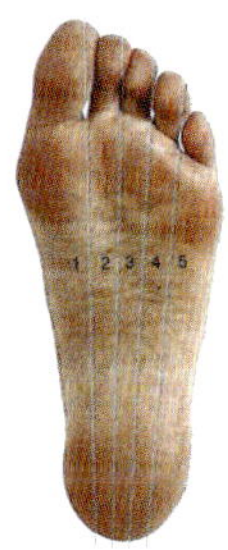

→ 마사지 방향

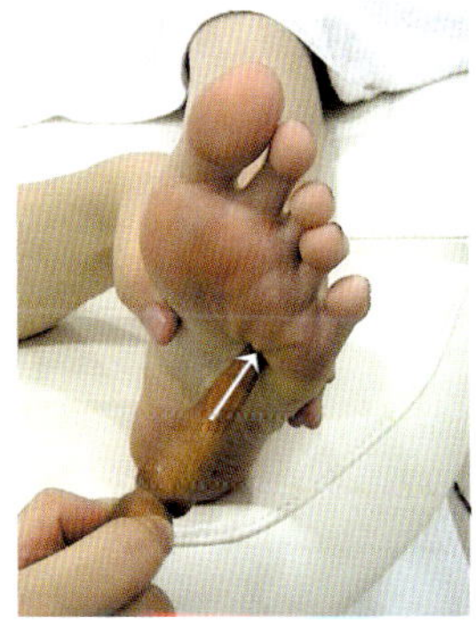

* 반사구 도해표를 참고하여 직접 반사구를 표시해 봅시다.

21) 비장 : 왼발에만 있음

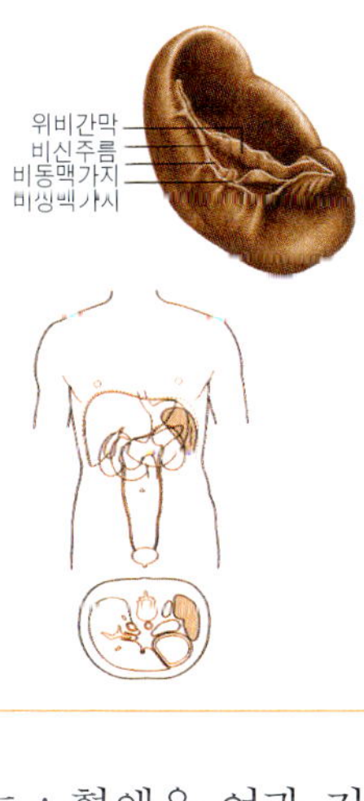

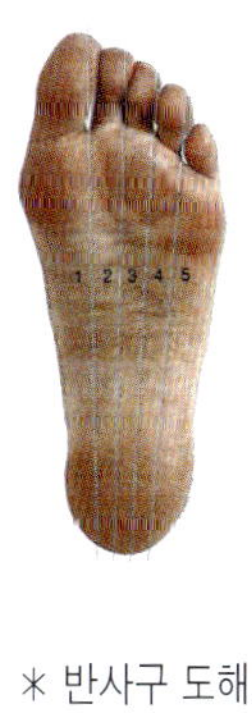

→ 마사지 방향

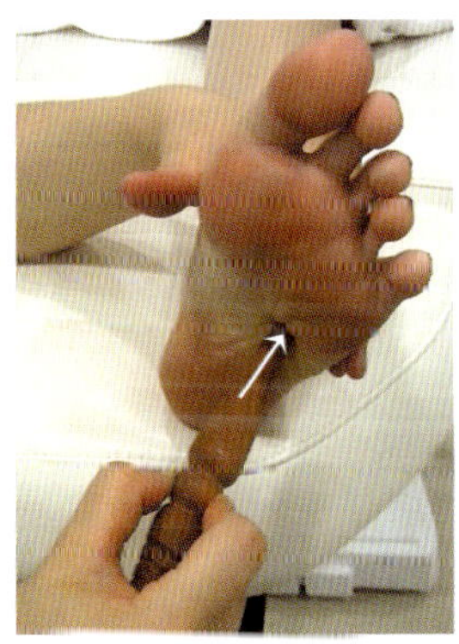

* 반사구 도해표를 참고하여 직접 반사구를 표시해 봅시다.

① 기능 : 혈액을 여과 저장하는 기관, 적혈구를 분해시키고, 소화기관으로

서의 기능, 임파구를 생성하여 외부로 부터 신체를 보호하는 기능

② 반사구의 위치 : 왼발의 심장 반사구 약간 오른쪽 아래

③ 관련 질환 : 빈혈, 식욕부진, 소화불량, 발염 등

22) 위장

① 반사구의 위치 : 갑상선 반사구 바로 아래

② 관련 질환 : 위경련, 위궤양, 위염, 위산과다, 위통, 구토 등

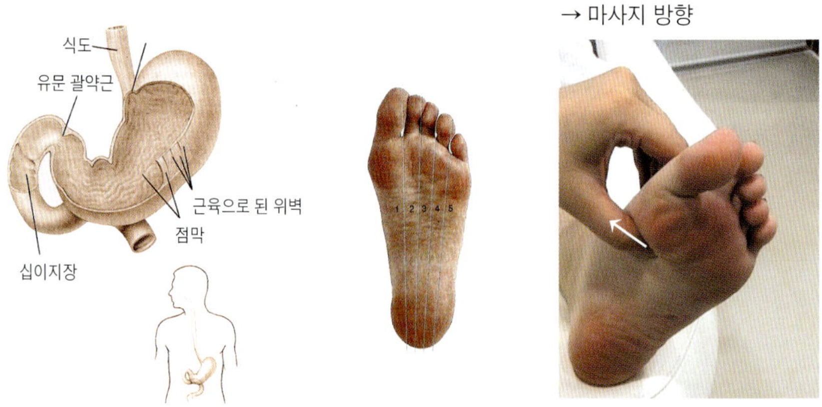

* 반사구 도해표를 참고하여 직접 반사구를 표시해 봅시다.

23) 췌장

① 반사구의 위치 : 위장 반사구 바로 아래

② 관련 질환 : 소화기 계통의 기능 장애, 급 만성 췌장염, 당뇨병

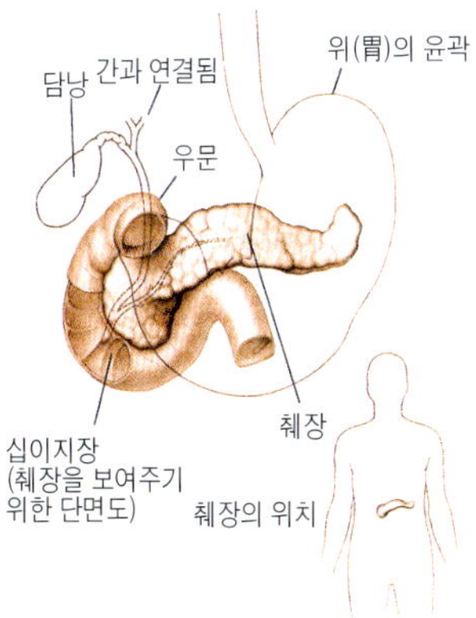

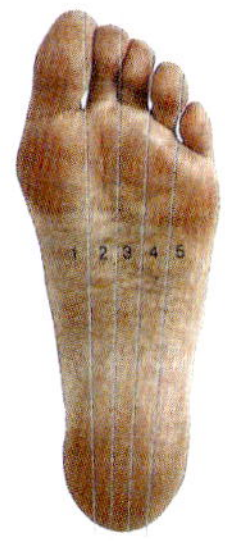

→ 마사지 방향

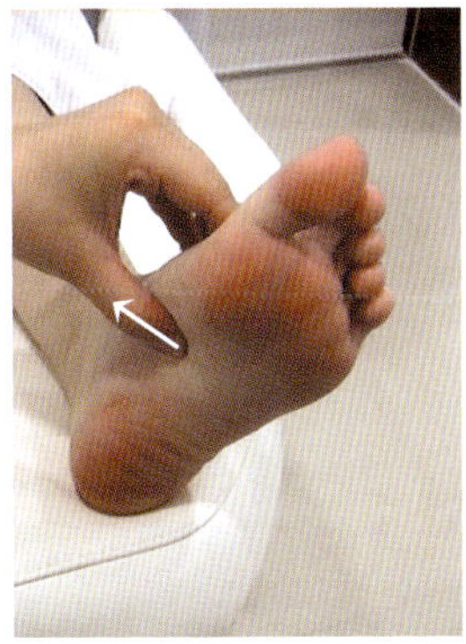

* 반사구 도해표를 참고하여 직접 반사구를 표시해 봅시다.

24) 십이지장

① 반사구의 위치 : 췌장 반사구 바로 아래

② 관련 질환 : 소화불량, 십이지장궤양, 복부팽만, 십이지장 관련 질환, 소화기 계통의 질환, 설사, 복통, 급 만성 질환

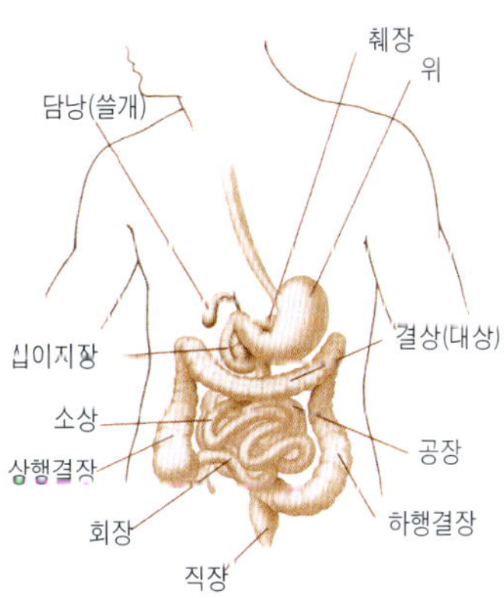

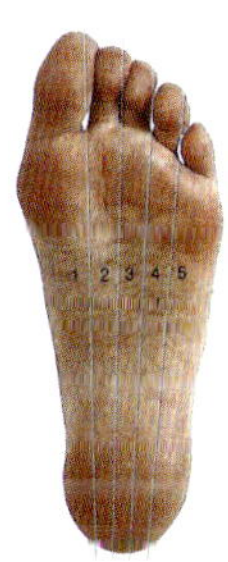

→ 마사지 방향

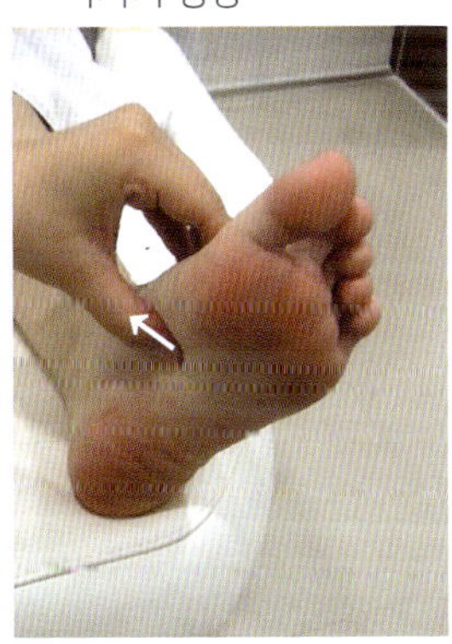

* 반사구 도해표를 참고하여 직접 반사구를 표시해 봅시나.

25) 횡행결장

① 반사구의 위치 : 췌장 반사구 바로 아래서 4번 라인까지 길게 이어지는 지점

② 기능 : 가장 긴 결장, 수분을 흡수하고 무기질을 소화하며 복통에 효과적인 반사구이다.

③ 관련 질환 : 소화기 계통의 질환, 복통, 장염, 설사, 변비 등

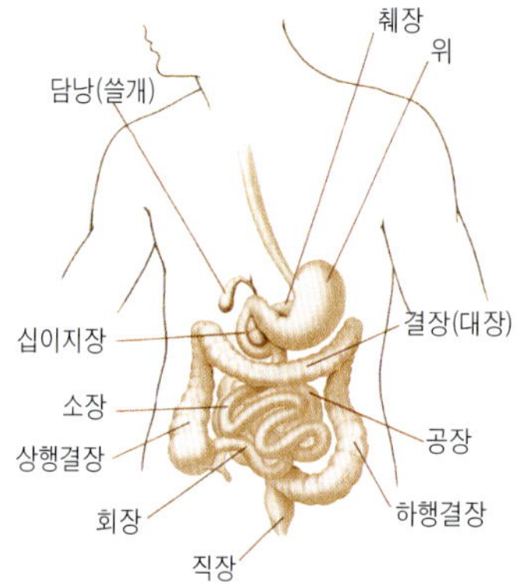

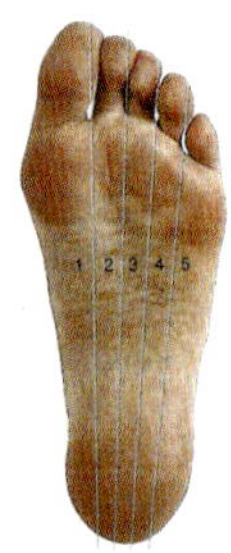

→ 마사지 방향

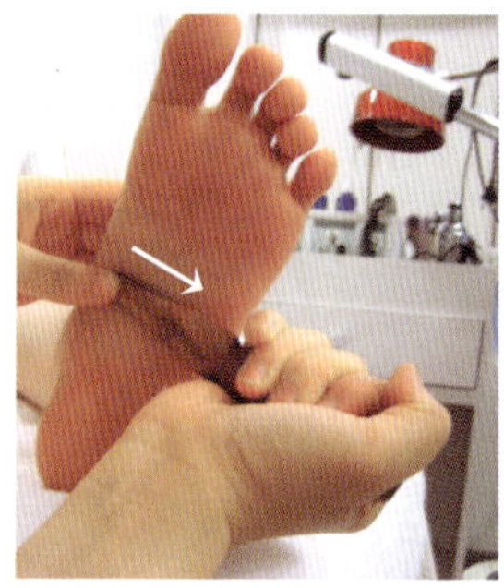

* 반사구 도해표를 참고하여 직접 반사구를 표시해 봅시다.

26) 하행결장 : 왼발에만 있음

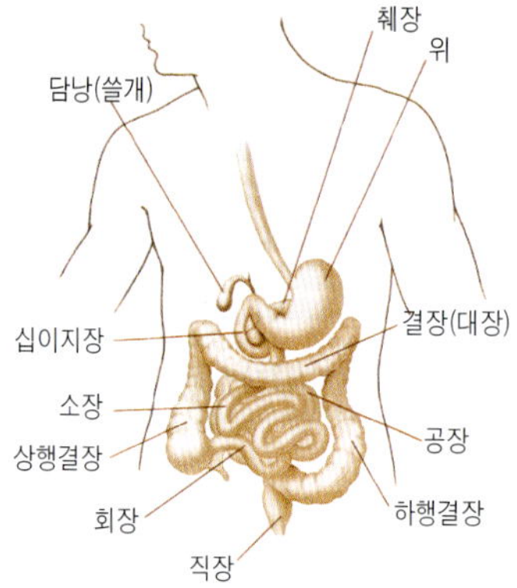

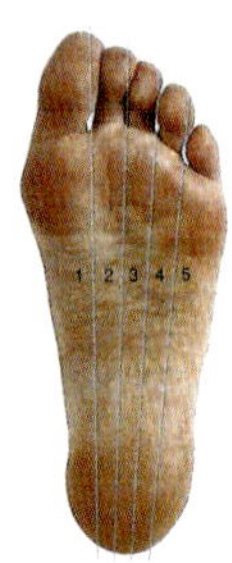

→ 마사지 방향

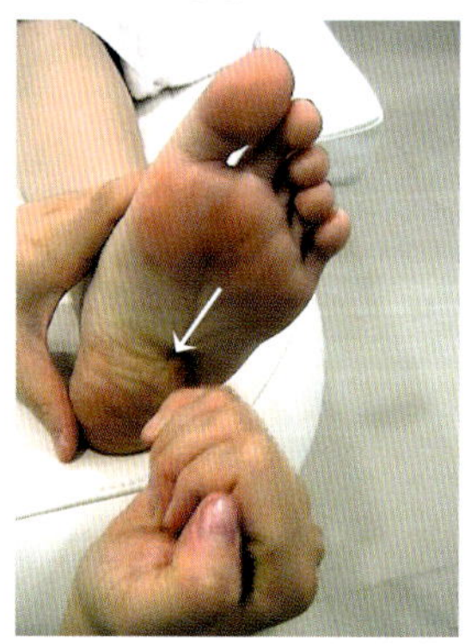

* 반사구 도해표를 참고하여 직접 반사구를 표시해 봅시다.

① 반사구의 위치 : 횡행결장 끝에서 종골 바로 위까지 아래로 길게 이어지는 지점

② 기능 : 소화 후 남은 찌꺼기를 직장으로 내보내며 몸안에 필요한 수분과 무기질을 흡수한다.

③ 관련 질환 : 소화기 계통의 질환, 설사, 복통, 장염 등

27) 직장 : 왼발에만 있음

① 반사구 위치 : 하행결장 반사구에서 왼쪽으로 길게 이어지는 지점

② 기능 : 직장 질환, 직장염증, 직장의 기능 마비, 변비

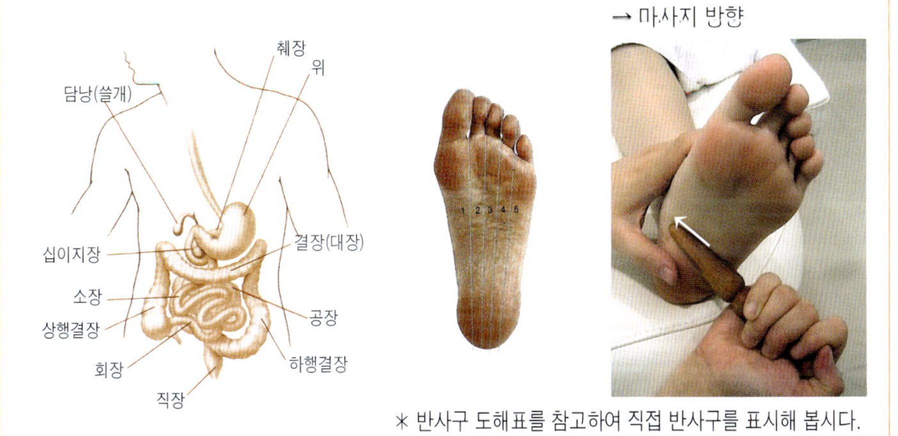

* 반사구 도해표를 참고하여 직접 반사구를 표시해 봅시다.

28) 항문 : 왼발에만 있음

① 반사구 위치 : 직장 반사구 바로 옆

② 관련 질환 : 변비, 치질 등

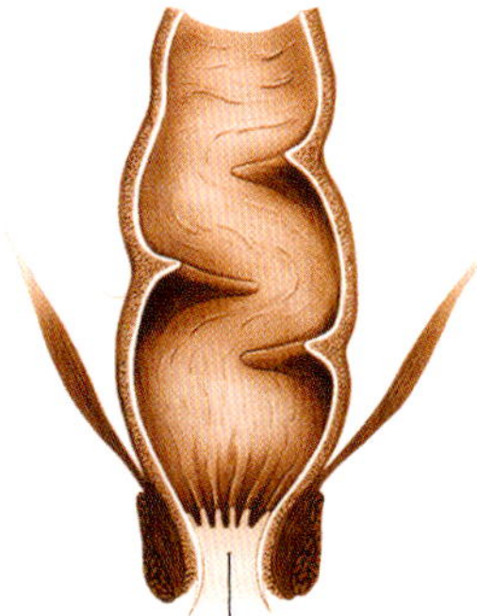

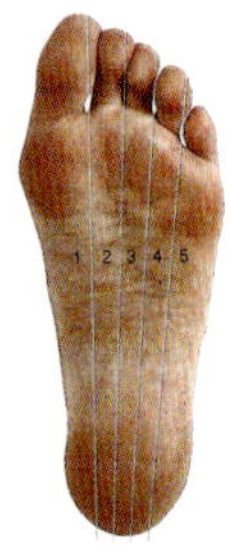

→ 마사지 방향

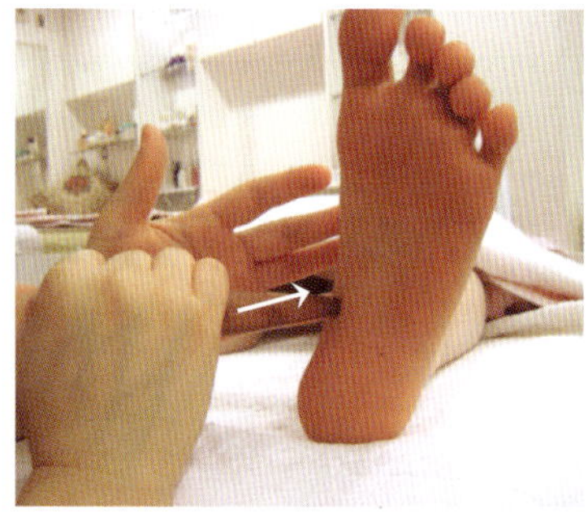

* 반사구 도해표를 참고하여 직접 반사구를 표시해 봅시다.

29) 간장 : 오른발에만 있음

① 반사구 위치 : 갑상선 하단부와 4번 라인이 만나는 선 약간 아래

② 관련 질환 : 간장 질환, 간염, 담결석, 간 기능 장애 등

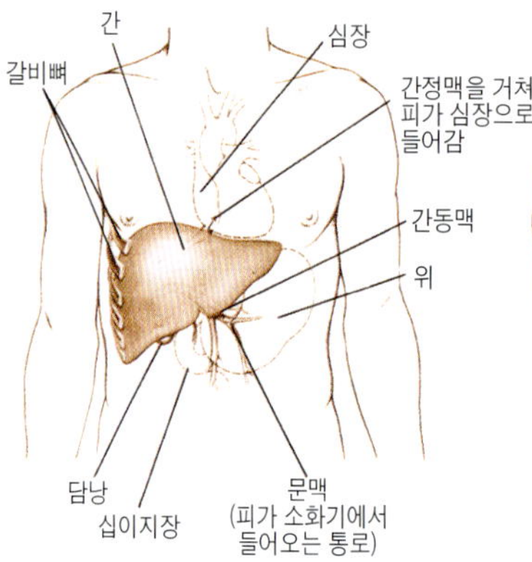

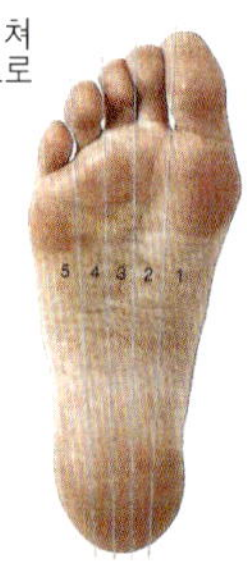

→ 마사지 방향

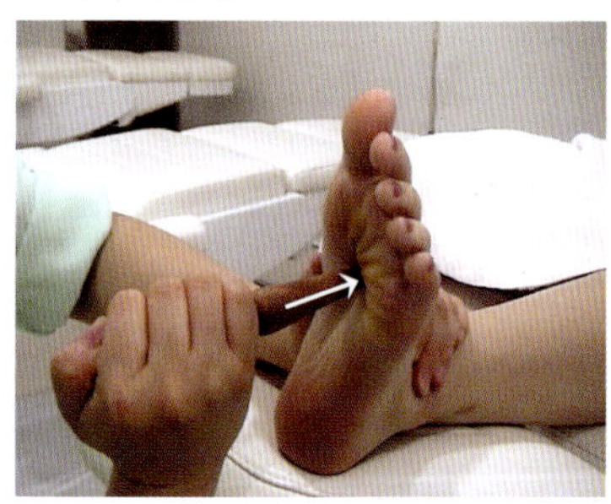

* 반사구 도해표를 참고하여 직접 반사구를 표시해 봅시다.

30) 담낭 : 오른발에만 있음

① 반사구 위치 : 간 반사구에서 4번째 발가락 방향의 지점

② 기능 : 소화효소 담즙을 저장 방출하는 기능을 한다

③ 관련 질환 : 황달, 담낭염증, 소화불량 등

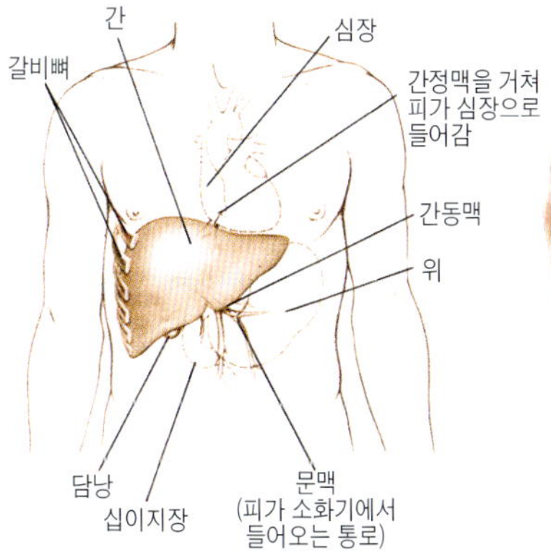

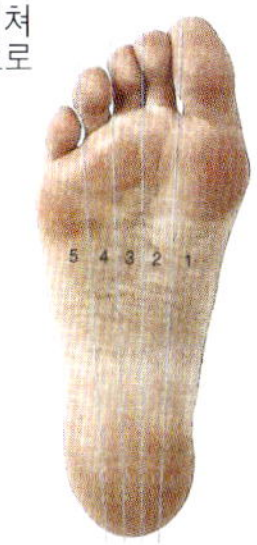

→ 마사지 방향

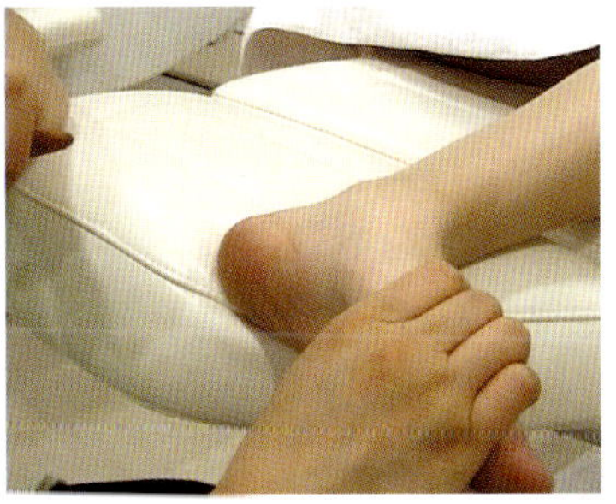

＊ 반사구 도해표를 참고하여 직접 반사구를 표시해 봅시다.

31) 맹장 : 오른발에만 있음

① 반사구 위치 : 종골 상단 외측면 부위

② 기능 : 대장의 시작 부위이며 충수는 림프형성에 중요한 역할을 한다.

③ 관련 질환 : 맹장염, 헛배가 부를 때

32) 회맹판 : 오른발에만 있음

① 반사구 위치 : 골반 저부의 바로 위쪽

② 기능 : 소장이 끝나는 대장 입구로 대장의 유독성 노폐물이 역류하는 것을 막아준다.

③ 관련 질환 : 복부팽만, 복통, 소화불량

33) 상행결장 : 오른발에만 있음

① 반사구 위치 : 회맹판 반사구 바로 아래에서 시작하여 위쪽으로 이어지는 지점.

② 관련 질환 : 결장 중 가장 짧으며 이상시 복통과 설사 변비 증상이 나타난다.
소화기 계통의 질환, 설사, 복통, 장염, 변비

34) 복강신경총

① 반사구 위치 : 신장 반사구 외부 1.5cm

② 기능 : 명치라고 하며 복부의 모든 장기에 정보 전달

③ 관련 질환 : 소화기 계통, 신경성 질병, 설사, 위경련, 딸국질, 가슴이 답답할 때

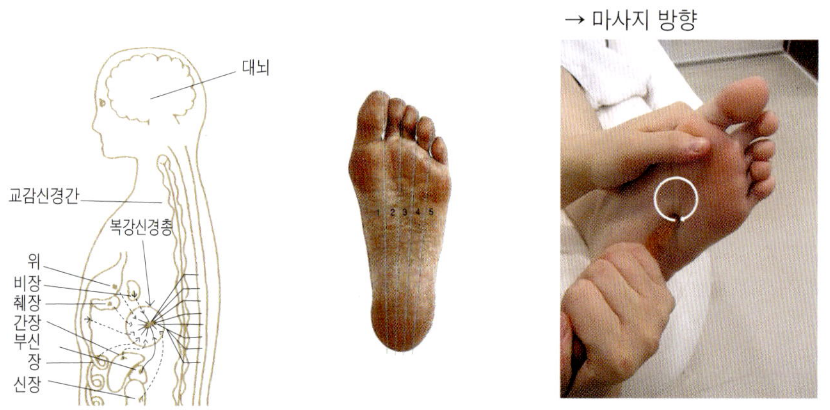

＊ 반사구 도해표를 참고하여 직접 반사구를 표시해 봅시다.

35) 생식선

① 반사구 위치 : 발뒤꿈치 부분

② 관련 질환 : 정력감퇴, 불면증, 월경불순, 생리통, 갱년기 장애

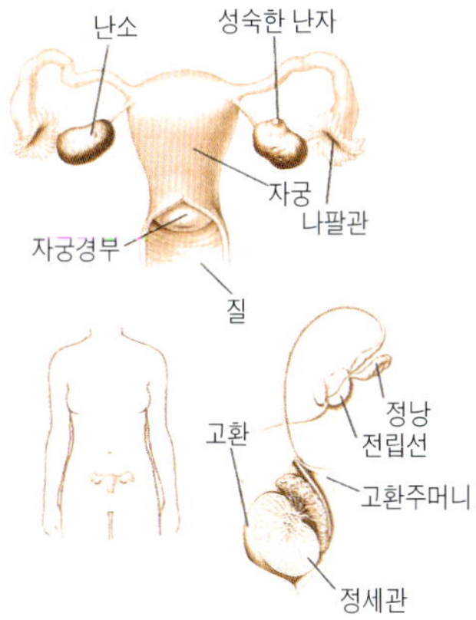

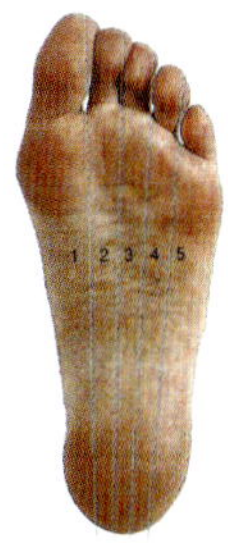

→ 마사지 방향

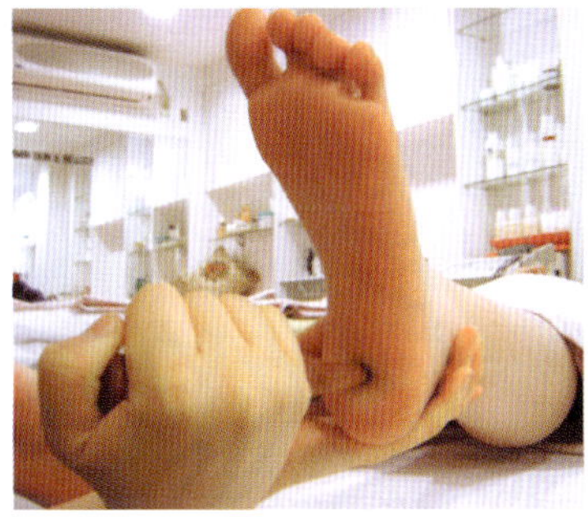

* 반사구 도해표를 참고하여 직접 반사구를 표시해 봅시다.

36) 흉추

각 발의 안쪽은 척추와 유사하여 자연스럽게 굽어져 있다. 등뼈 또는 척추로 또한 알려진 척추는 몸의 중심적 지지를 한다. 척추는 위에서 아래까지 5부분으로 나뉜다. 7개의 경추, 12개의 흉추, 5개의 요추, 5개의 선골, 4개의 미골로 구성되어 있다.

① 반사구 위치 : 양쪽 발 안쪽을 따라 분포하며 엄지발가락 아래의 반구를 따라 위치

② 관련 질환 : 추간연골 돌출, 흉추염증, 등통 등

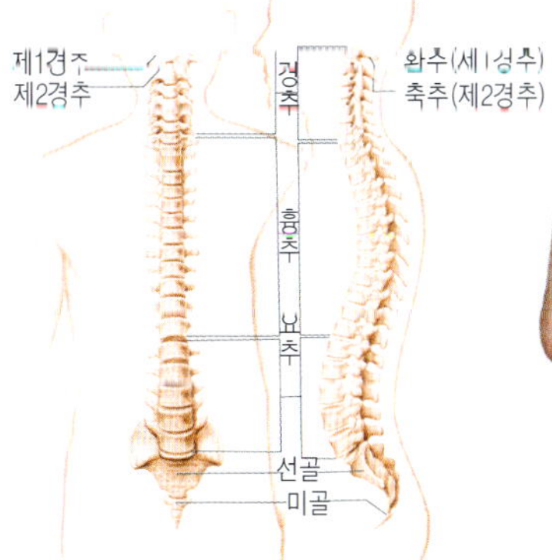

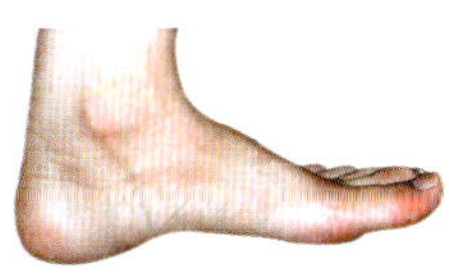

→ 마사지 방향

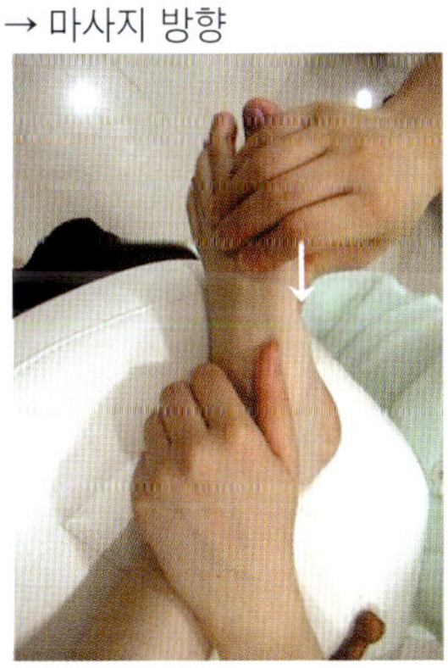

* 반사구 도해표를 참고하여 직접 반사구를 표시해 봅시다.

37) 요추

① 반사구 위치 : 허리선에서 골반선까지의 족궁 부분

② 관련 질환 : 허리뼈, 요추돌출, 요추질환

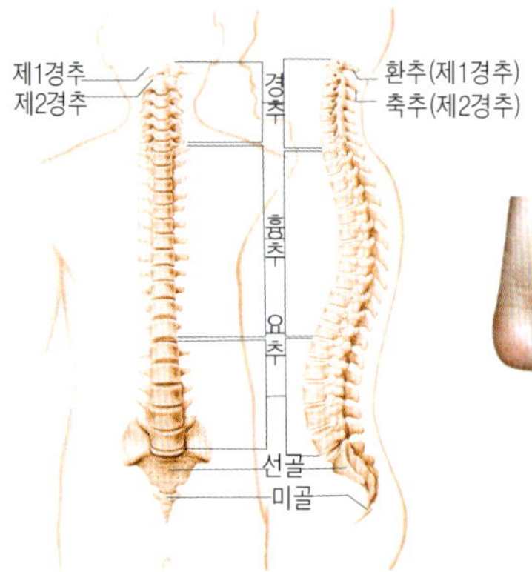

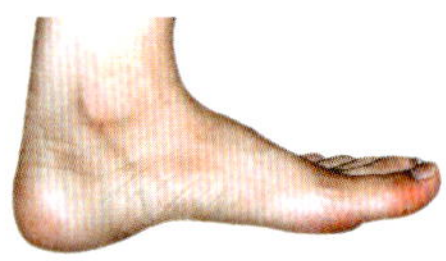

→ 마사지 방향

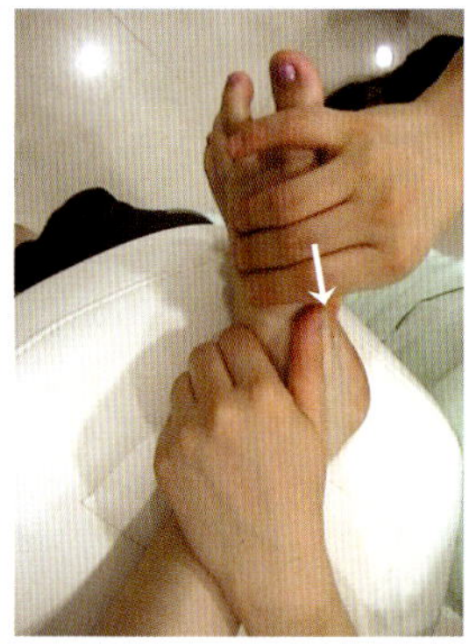

* 반사구 도해표를 참고하여 직접 반사구를 표시해 봅시다.

38) 선골, 미골

① 반사구 위치 : 발뒤꿈치 경계선에서 발뒤꿈치 근처까지

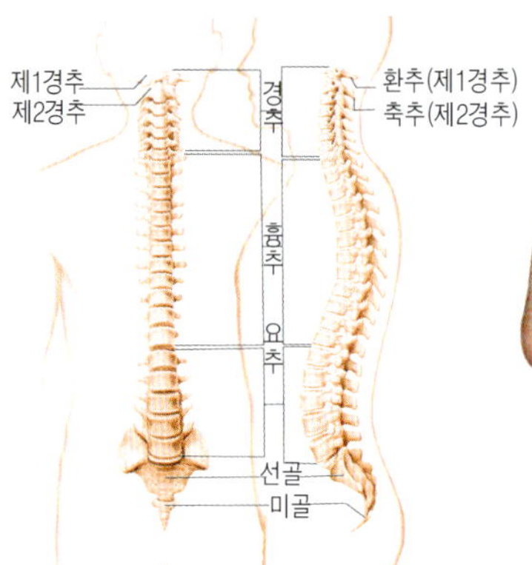

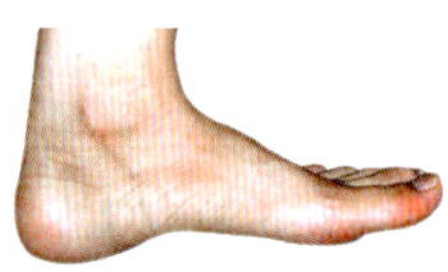

→ 마사지 방향

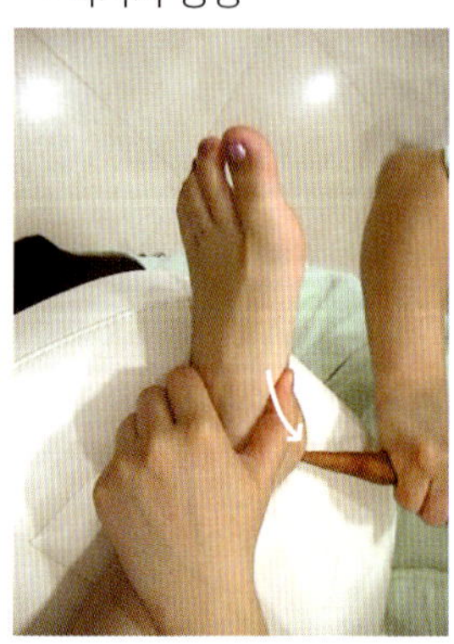

* 반사구 도해표를 참고하여 직접 반사구를 표시해 봅시다.

39) 내미골

① 반사구 위치 : 발 안쪽에 위치

② 관련 질환 : 좌골 신경통, 미골의 손상 후유증

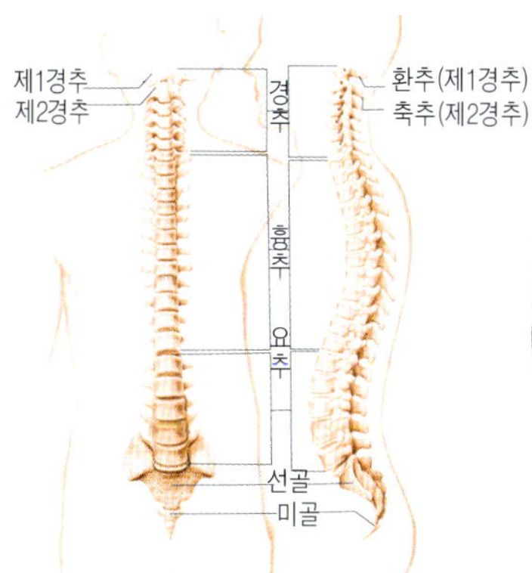

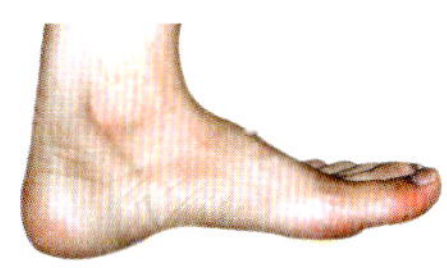

→ 마사지 방향

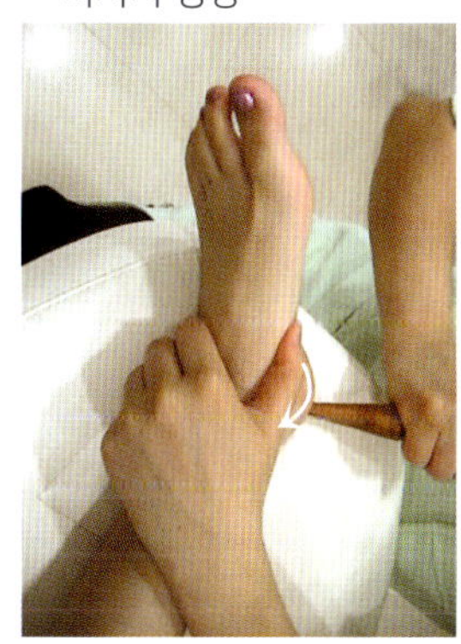

* 반사구 도해표를 참고하여 직접 반사구를 표시해 봅시다.

40) 생식기

① 반사구 위치 : 안쪽 복사뼈에서 발끝을 지나 바깥쪽 복사뼈 아래로 지나가는 좁은 부분

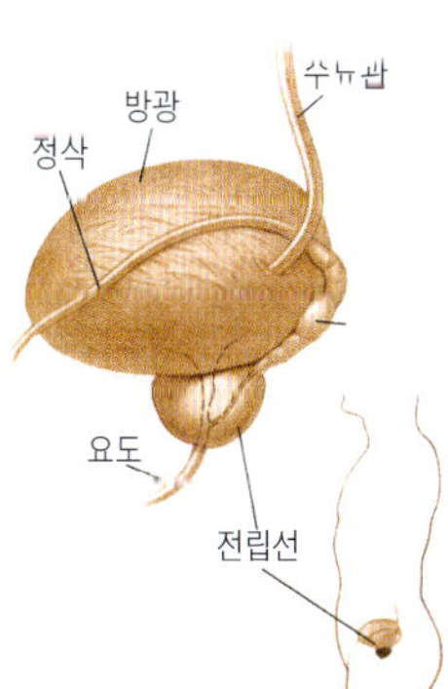

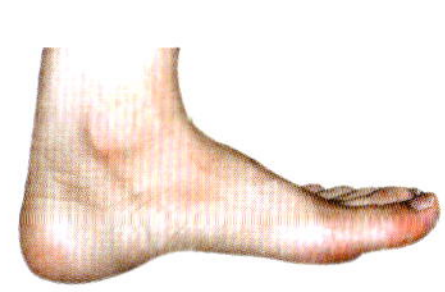

→ 마사지 방향

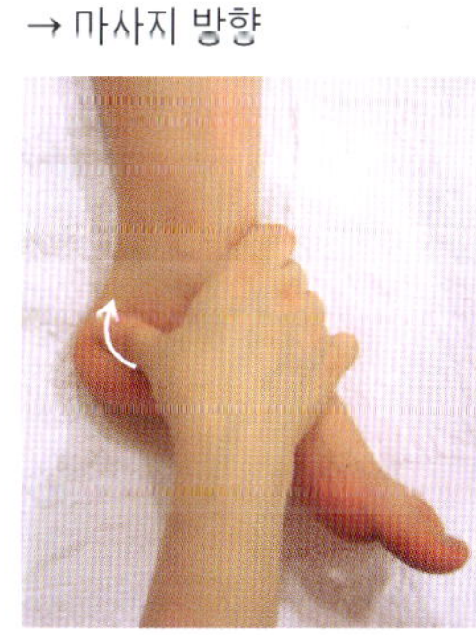

* 반사구 도해표를 참고하여 직접 반사구를 표시해 봅시다.

② 관련 질환 : 남 - 전립선 비대, 배뇨장애, 혈뇨, 요도통증
여 - 자궁 종야, 생리통, 자궁의 처짐, 자궁질환

확인

왼발에만 있는 반사구 : 심장, 비장, 하행결장, 직장, 항문

오른발에만 있는 반사구 : 간장, 담낭, 회맹판, 맹장, 상행결장

41) 요도, 음도

① 반사구 위치 : 방광 반사구에서 복사뼈 뒤편으로 이어지는 부분

② 관련 질환 : 요도발열, 요도염증, 여성냉증, 배뇨곤란, 요실금, 부종, 류마티스 관절염

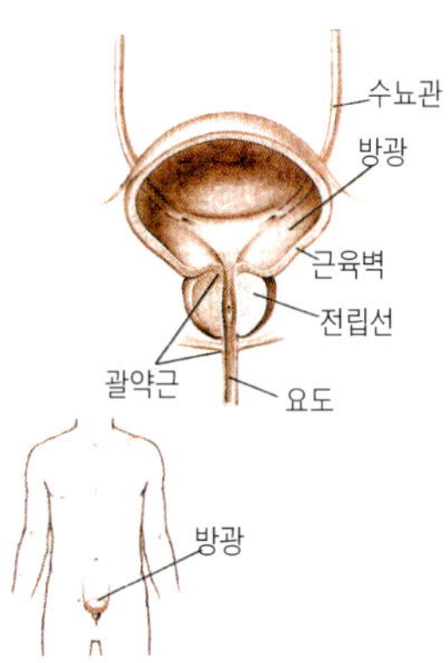

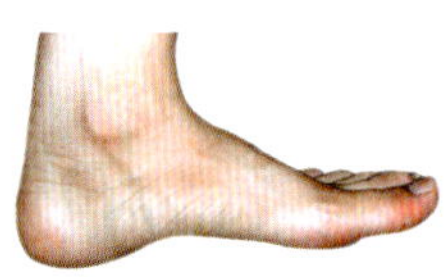

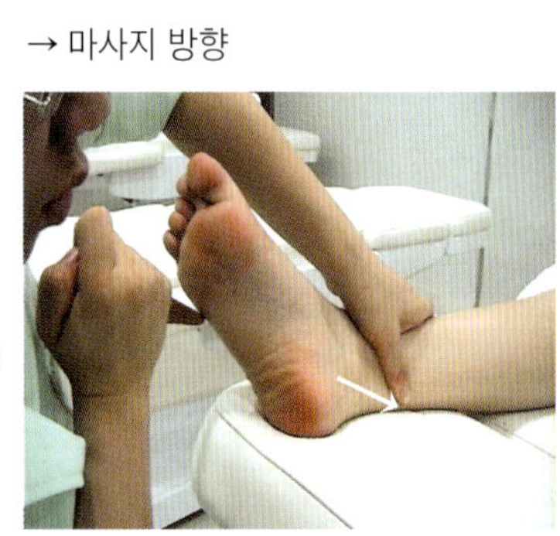

* 반사구 도해표를 참고하여 직접 반사구를 표시해 봅시다.

42) 고관절

골반과 대퇴부를 연결하는 관절

① 반사구 위치 : 발 내측과 바깥쪽의 복사뼈 아래 움푹 패인 부분

② 관련 질환 : 고관절염, 미골통증, 좌골신경통, 요통, 등의 통증

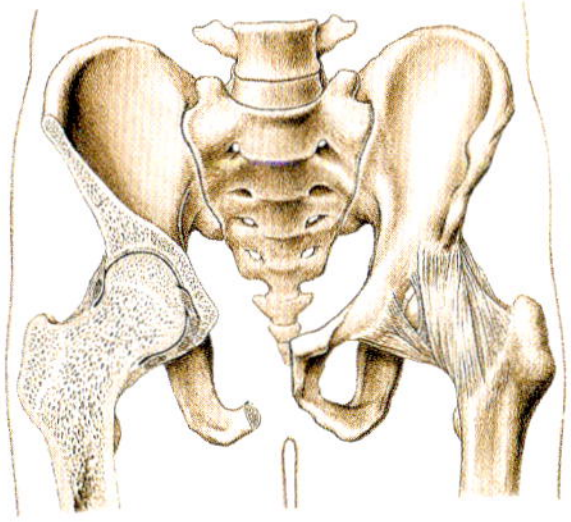

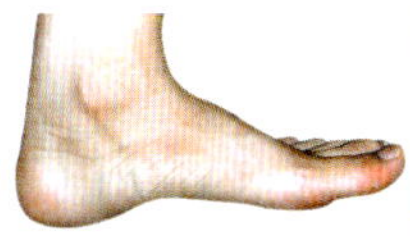

→ 마사지 방향

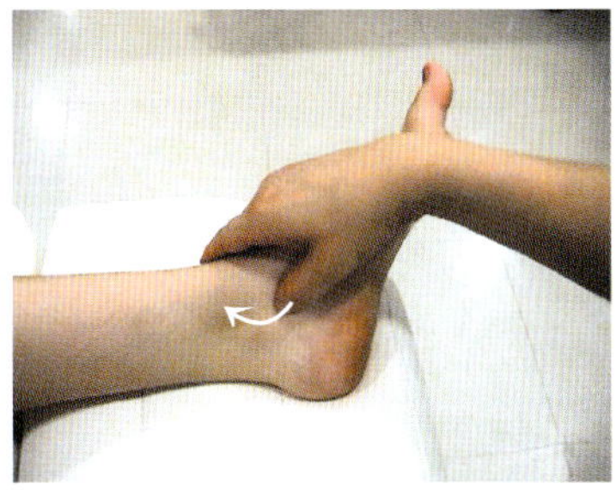

* 반사구 도해표를 참고하여 직접 반사구를 표시해 봅시다.

43) 대퇴신경

① 반사구 위치 : 발 내측 복사뼈 윗부분

② 기능 : 요추 1, 2, 3, 4번에서 나온 신경과 연결되어 있고 직장을 비롯한 방광과 생식기까지 지배한다.

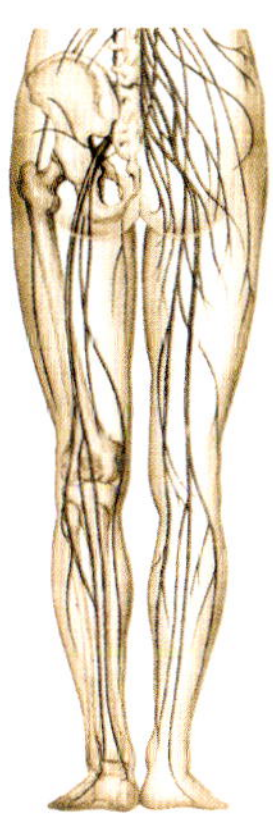

→ 마사지 방향

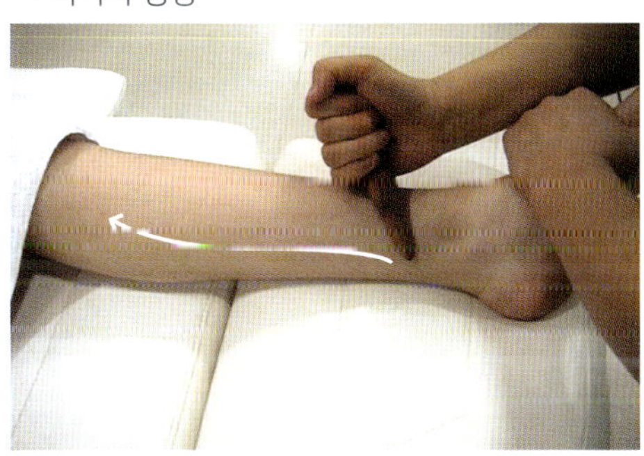

* 반사구 도해표를 참고하여 직접 반사구를 표시해 봅시다.

44) 서혜부

① 반사구 위치 : 안쪽 복사뼈 손가락 두 마디 위 오목한 부분으로, 허리에서 다리에 이어지는 동맥, 정맥, 임파선, 신경이 모여 통과하는 곳이다.

② 관련 질환 : 하체의 저림, 생식기 질환, 성교불능, 하지냉증

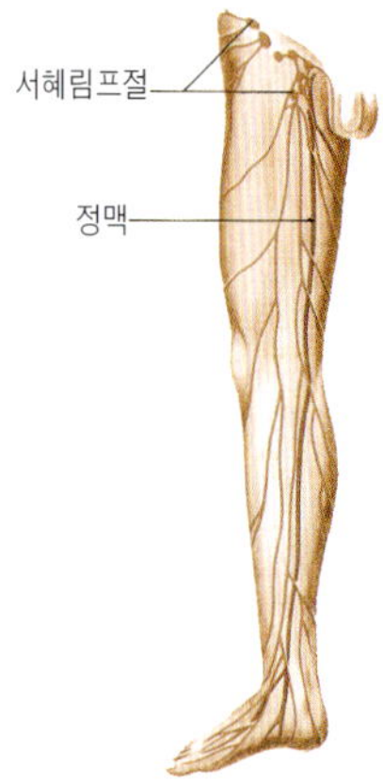

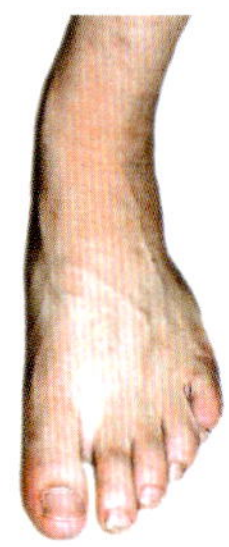

→ 마사지 방향

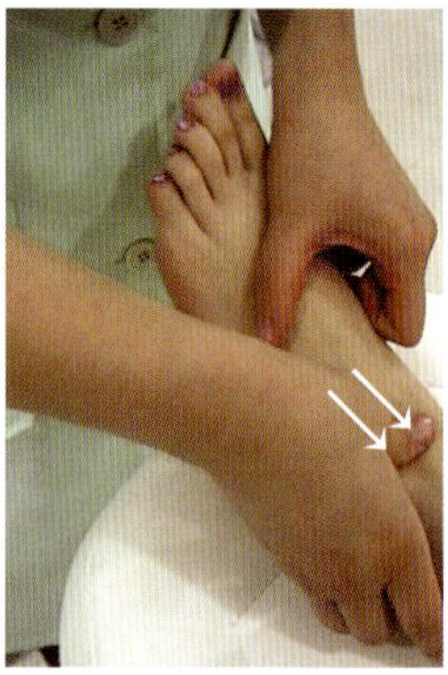

＊반사구 도해표를 참고하여 직접 반사구를 표시해 봅시다.

45) 좌골신경

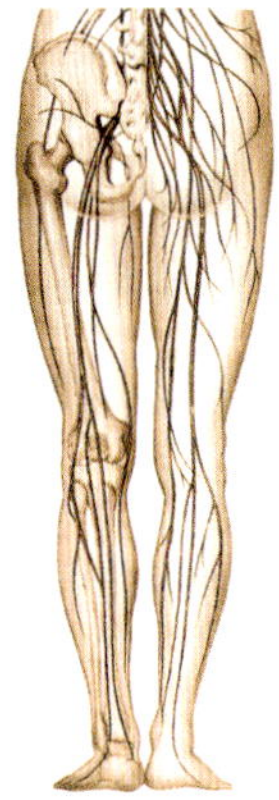

→ 마사지 방향

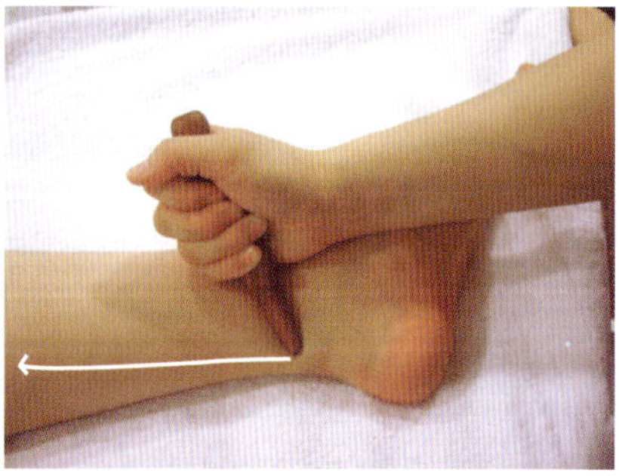

＊반사구 도해표를 참고하여 직접 반사구를 표시해 봅시다.

① 반사구 위치 : 발 안쪽에 위치하며 경골 안쪽과 복사뼈 위에서 무릎에 이르는 부위
② 관련 질환 : 좌골신경통, 좌골신경염, 무릎통증, 발의 부종, 요통

46) 외미골

① 반사구 위치 : 발 바깥쪽에 위치하며 태어날 때 3, 4개였다가 성장하면서 하나가 되는 꼬리뼈의 바깥쪽 부분이다.
② 관련 질환 : 좌골 신경통, 미골손상 후유증

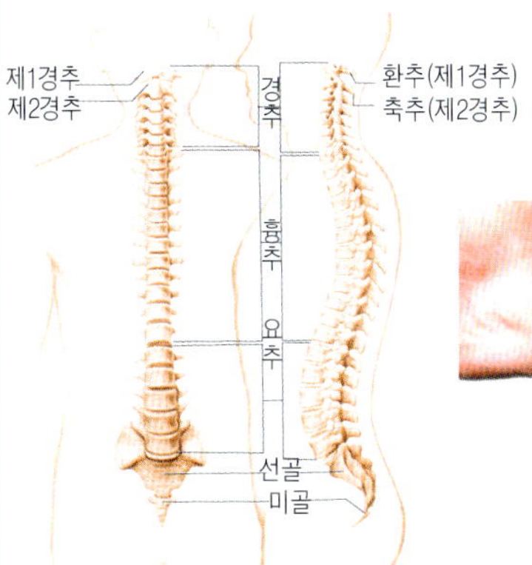

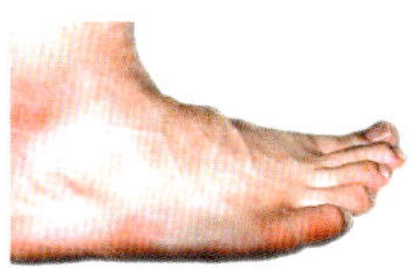

→ 마사지 방향

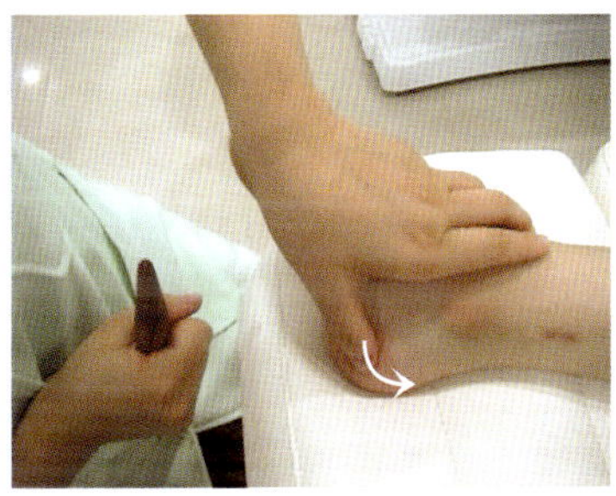

* 반사구 도해표를 참고하여 직접 반사구를 표시해 봅시다.

47) 비골신경

① 반사구 위치 : 바깥쪽 복사뼈의 뒤쪽에서 위로
② 관련 질환 : 산부인과 질병, 생리불순, 생리통, 선립선 비내, 변비

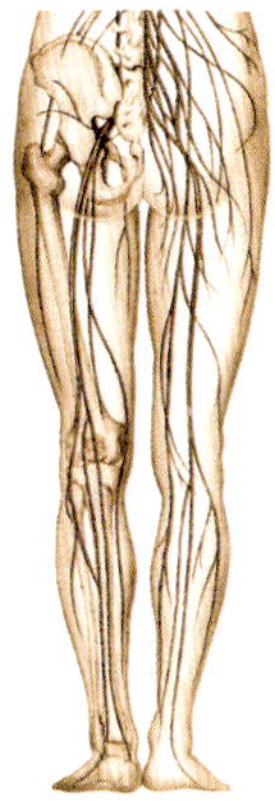

→ 마사지 방향

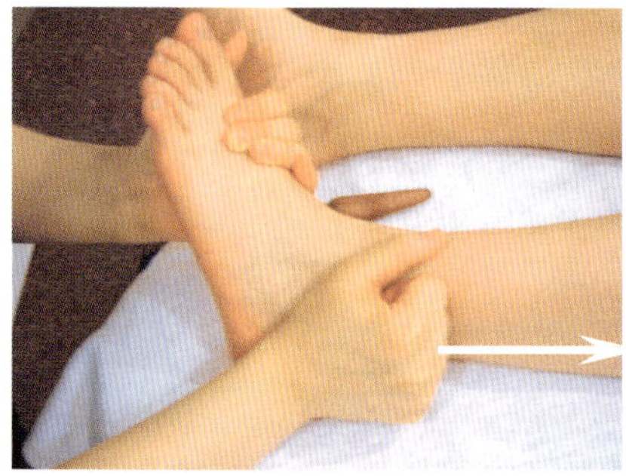

* 반사구 도해표를 참고하여 직접 반사구를 표시해 봅시다.

48) 무릎관절

① 반사구 위치 : 발 바깥쪽 복사뼈 아래

② 관련 질환 : 무릎관절염, 무릎관절의 통증

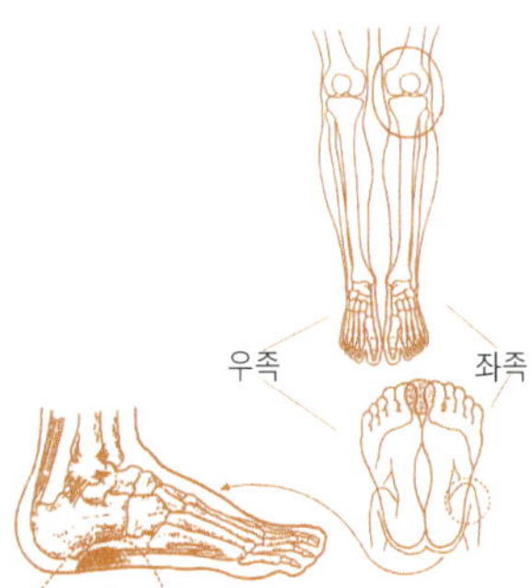

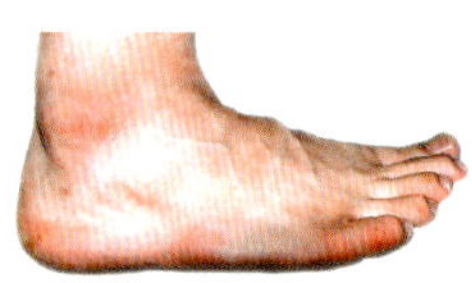

→ 마사지 방향

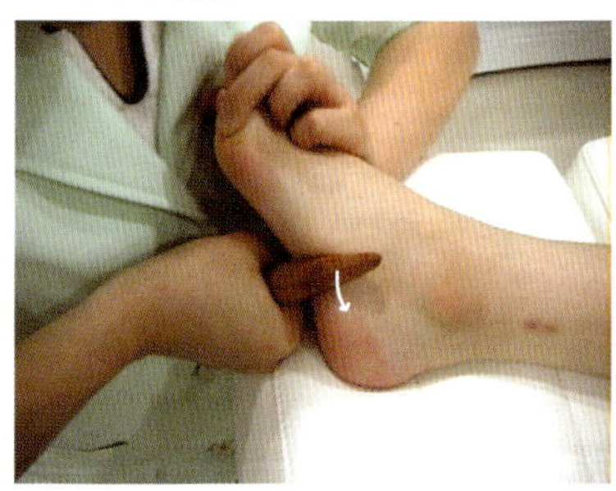

* 반사구 도해표를 참고하여 직접 반사구를 표시해 봅시다.

49) 팔꿈치관절

① 반사구 위치 : 발 바깥쪽 중앙의 튀어나온 부위

② 관련 질환 : 근육통, 팔꿈치 염증, 팔꿈치 통증

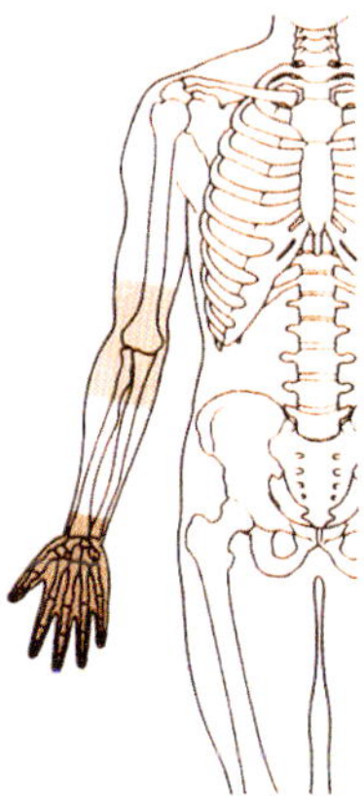

→ 마사지 방향

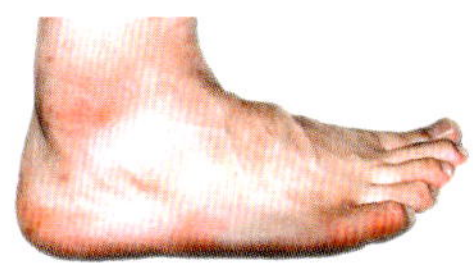

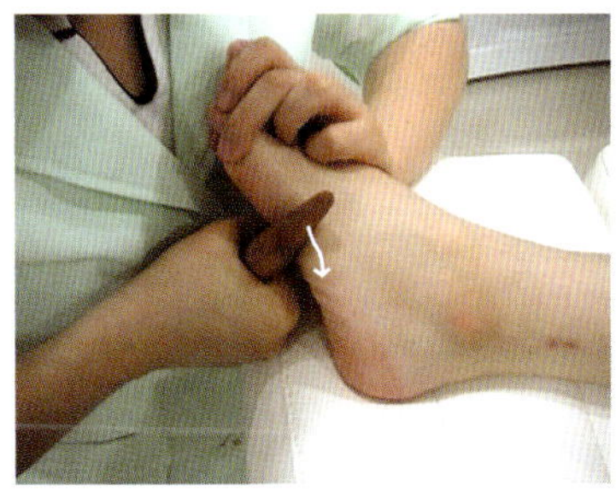

* 반사구 도해표를 참고하여 직접 반사구를 표시해 봅시다.

50) 어깨관절

① 반사구 위치 : 발 바깥쪽의 새끼발가락 아래 튀어나온 뼈 부위

② 관련 질환 : 어깨관절의 염증, 결리고 아픈 증상, 손이 저리고 마비가 올 때

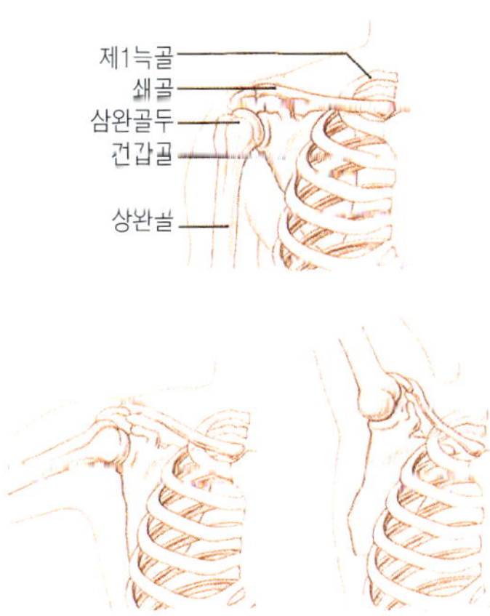

→ 마사지 방향

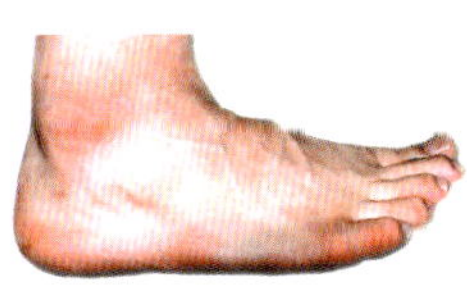

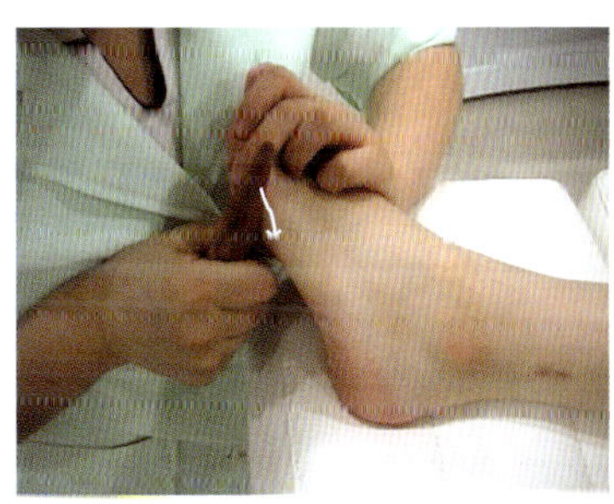

* 반사구 도해표를 참고하여 직접 반사구를 표시해 봅시다.

51) 견갑골근

① 반사구 위치 : 발등 새끼발가락과 넷째 발가락 사이에서 발등 중앙 지점이 갈라지는 곳까지

② 관련 질환 : 어깨관절통, 근육통, 견갑골통

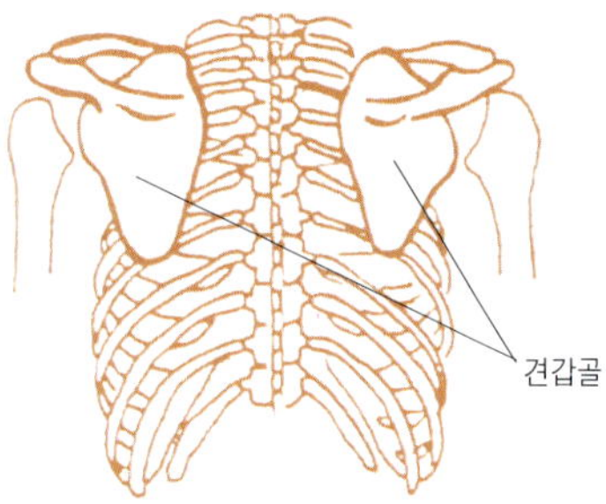

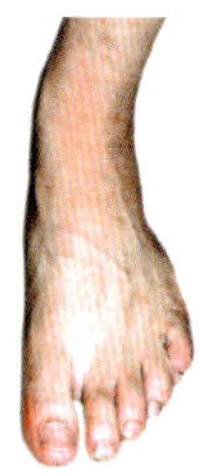

→ 마사지 방향

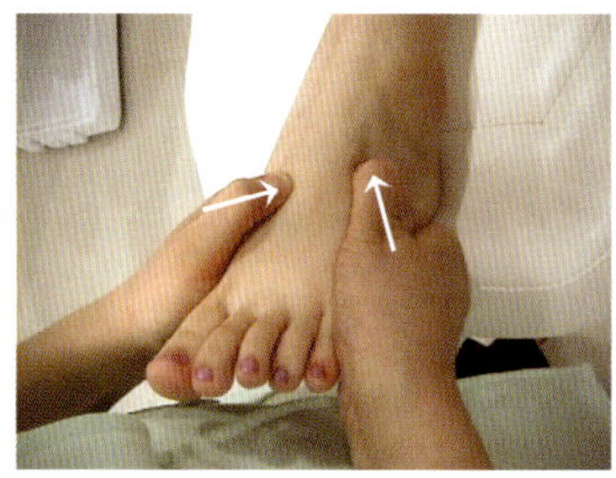

* 반사구 도해표를 참고하여 직접 반사구를 표시해 봅시다.

52) 위턱

① 반사구 위치 : 엄지발가락 발톱 바로 아래

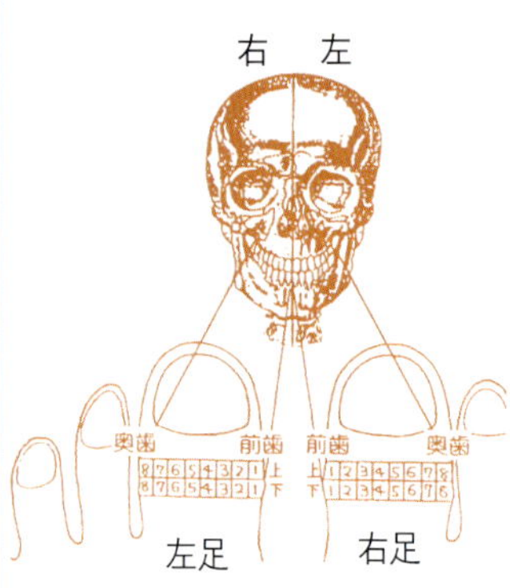

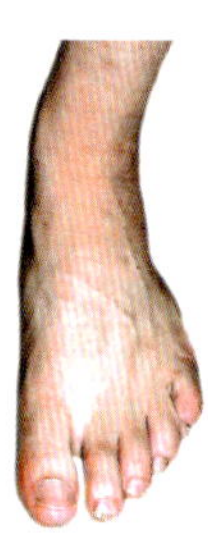

→ 마사지 방향

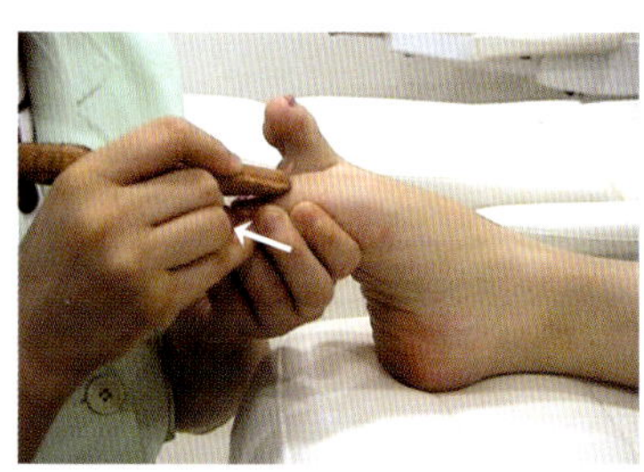

* 반사구 도해표를 참고하여 직접 반사구를 표시해 봅시다.

② 관련 질환 : 치통, 입냄새, 코를 심하게 골 때, 치주염

53) 편도선

① 반사구 위치 : 위턱 바로 아래 두 점

② 관련 질환 : 호흡기 감염, 편도선염, 편도선의 화농, 림프 세포와 항생체 증강

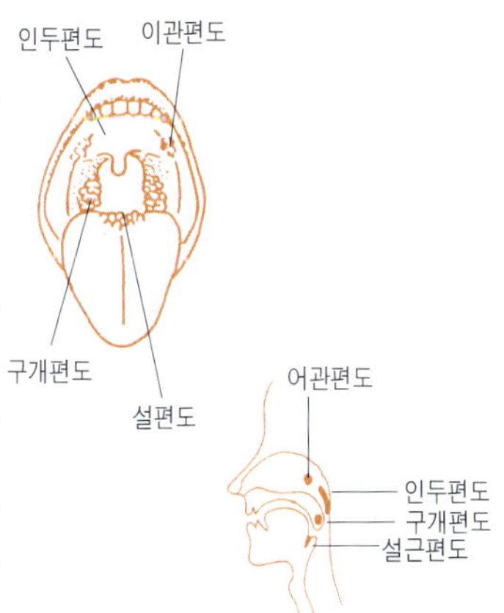

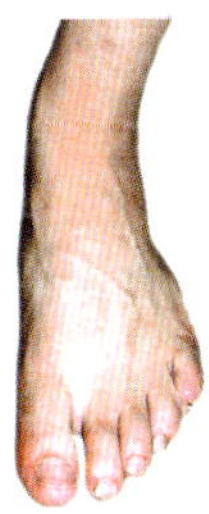

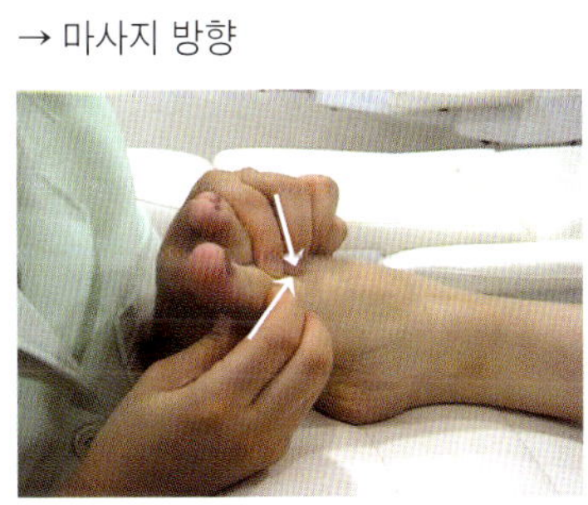

＊ 반사구 도해표를 참고하여 직접 반사구를 표시해 봅시다.

54) 성대/인후/기관

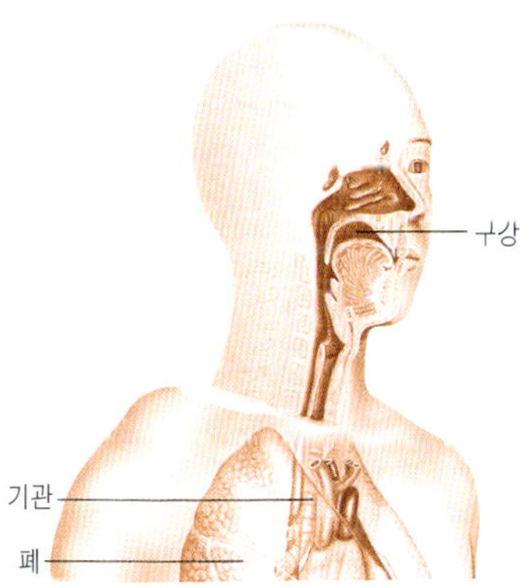

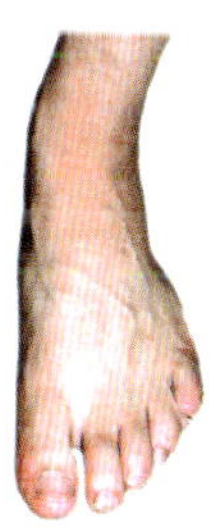

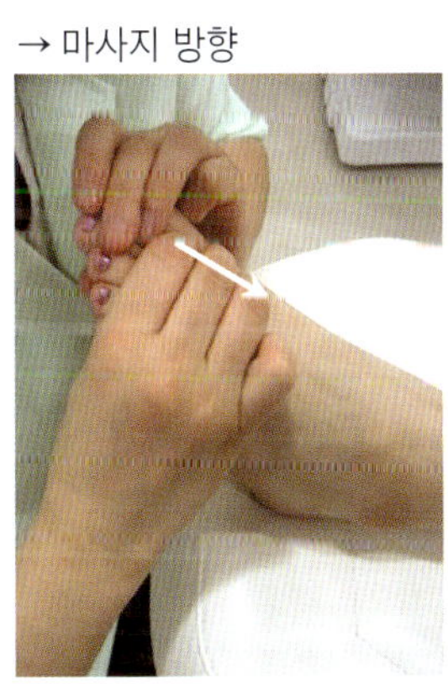

＊ 반사구 도해표를 참고하여 직접 반사구를 표시해 봅시다.

① 반사구 위치 : 발등의 엄지발가락과 검지발가락 사이

② 관련 질환 : 목구멍의 염증과 통증, 기침, 기관지염, 호흡기 감염, 음성이 약하고 쉰소리, 기관지 질환

55) 흉부임파선

② 관련 질환 : 가슴 임파선의 각종 염증, 임파선 열병, 임파선의 종양, 항암 능력의 증강

① 반사구 위치 : 발등의 엄지발가락과 검지발가락 사이

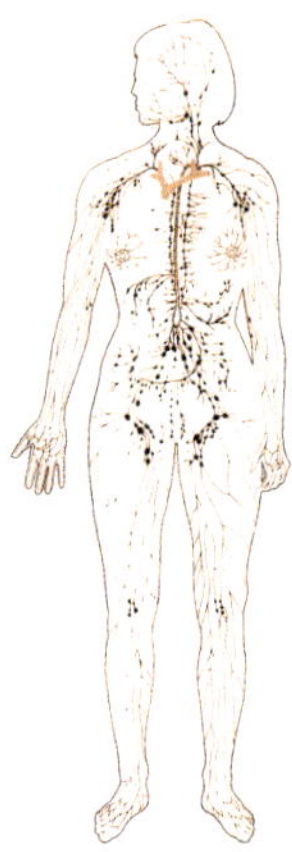

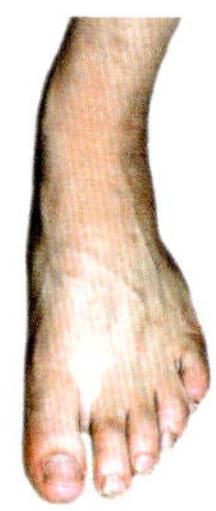

→ 마사지 방향

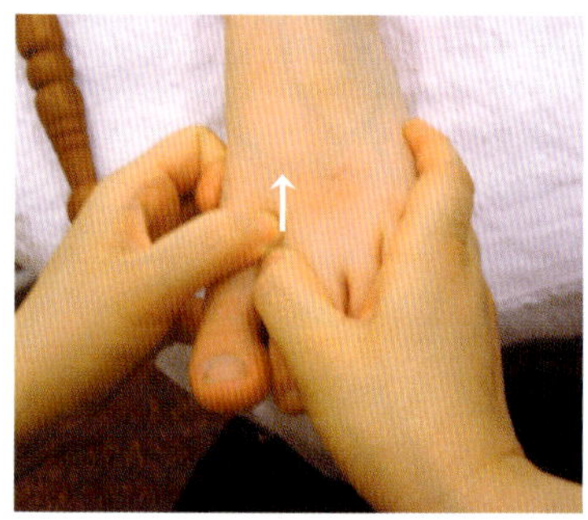

＊ 반사구 도해표를 참고하여 직접 반사구를 표시해 봅시다.

56) 평형기관

① 반사구 위치 : 발등의 넷째발가락과 새끼발가락 사이

② 관련 질환 : 눈이 침침할 때, 각종 멀미 현상, 귀울림, 고혈압, 저혈압, 갑자기 쓰러졌을 때

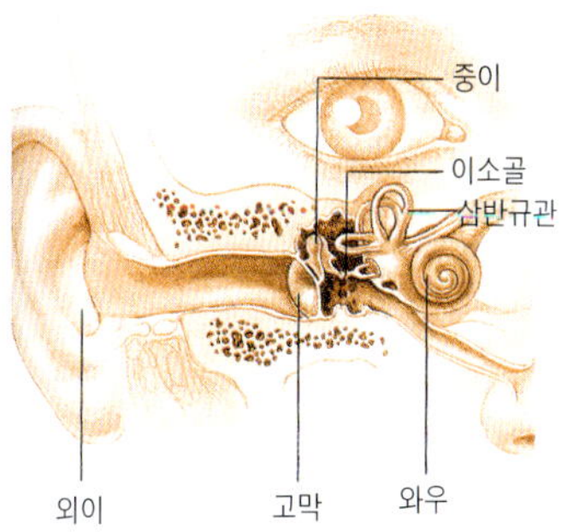

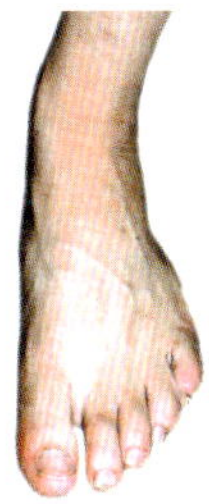

→ 마사지 방향

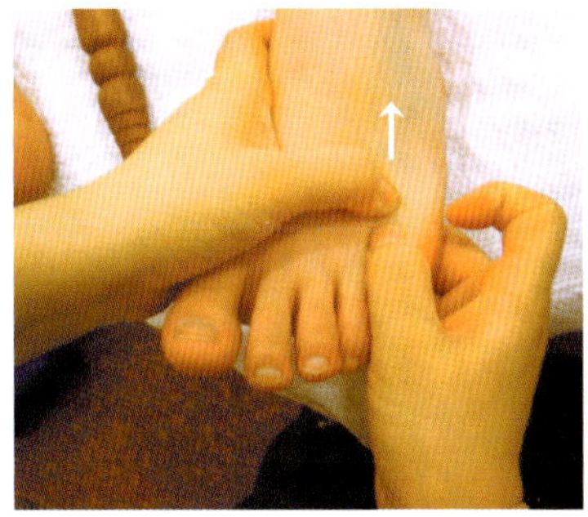

＊ 반사구 도해표를 참고하여 직접 반사구를 표시해 봅시다.

57) 흉부

① 반사구 위치 : 발등이 제 2,3,4번째 발가락 발등 부위

② 관련 질환 : 유선암, 유방암, 흉부압박감, 식도관련 질환

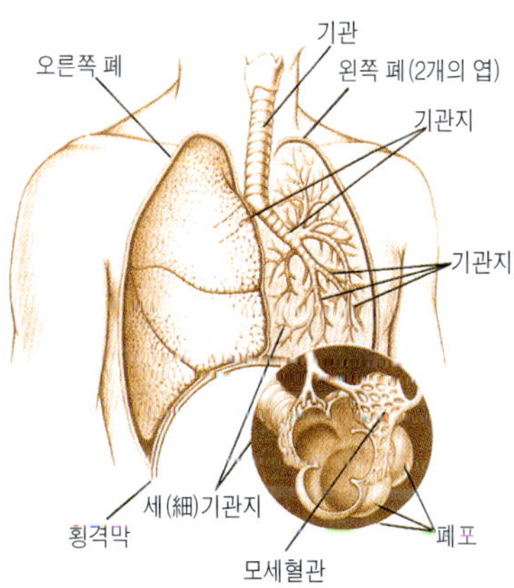

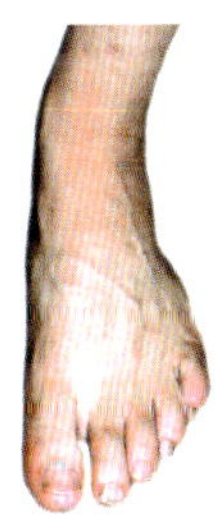

→ 마사지 방향

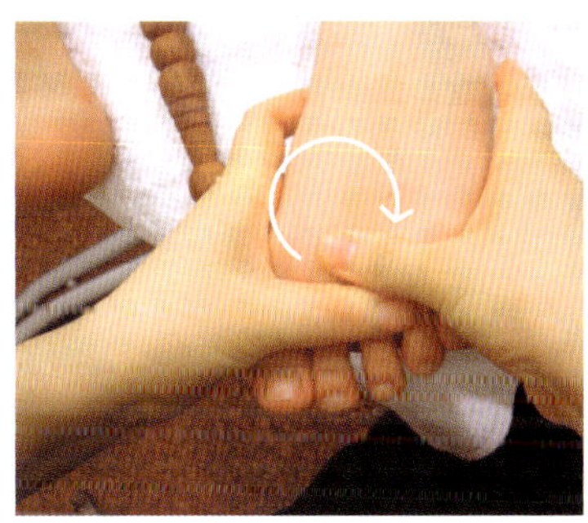

＊ 반사구 도해표를 참고하여 직접 반사구를 표시해 봅시다.

58) 횡격막

① 반사구 위치 : 발등 중앙의 가로

② 관련 질환 : 협심증, 딸국질, 헛배가 부를 때, 가슴이 답답할 때, 구토 등

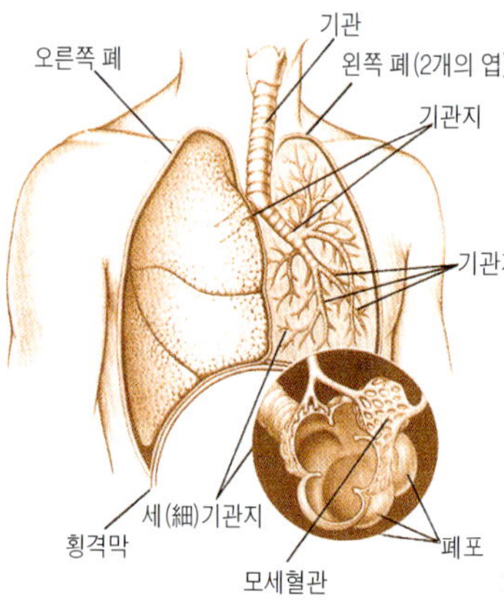

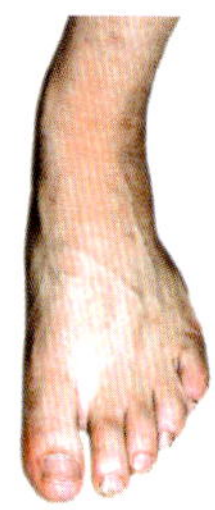

→ 마사지 방향

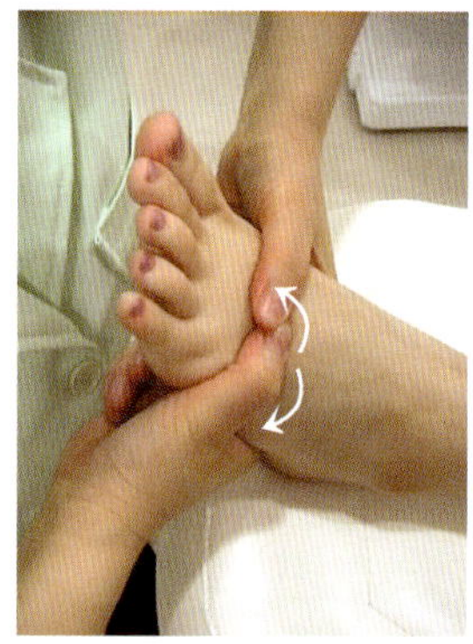

* 반사구 도해표를 참고하여 직접 반사구를 표시해 봅시다.

59) 늑골근

① 반사구 위치 : 발등 엄지발가락에서 발목 방향의 중간 지점

② 관련 질환 : 흉부압박감, 옆구리가 결릴 때, 가슴이 답답할 때, 늑막염

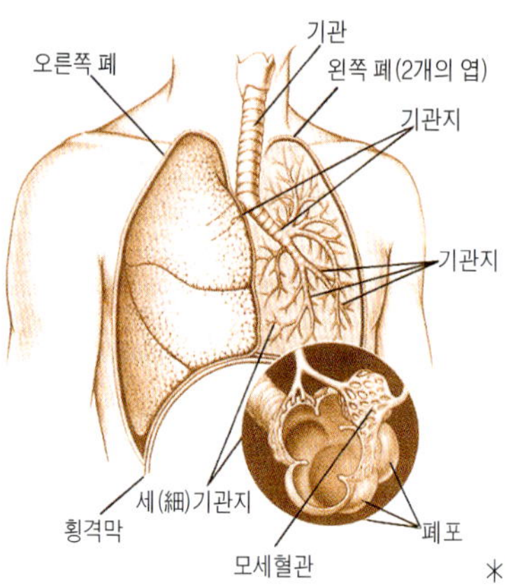

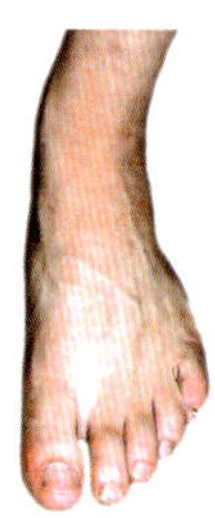

→ 마사지 방향

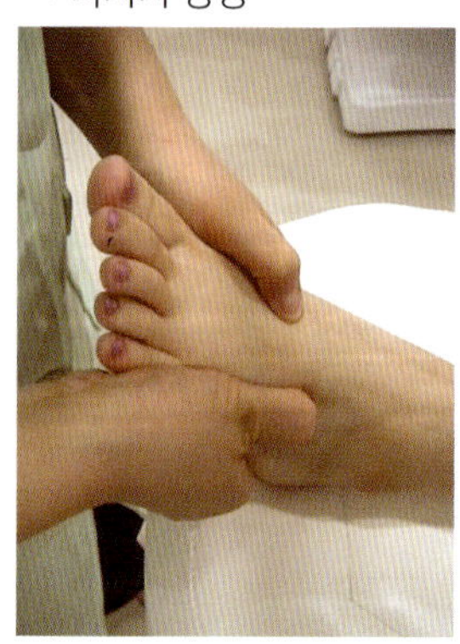

* 반사구 도해표를 참고하여 직접 반사구를 표시해 봅시다.

60) 상반신 임파선

① 반사구 위치 : 바깥 복사뼈에서 발목 위로 오목한 곳

② 관련 질환 : 상반신 임파선에 발생하는 각종 염증, 상반신 임파선의 부종, 감기

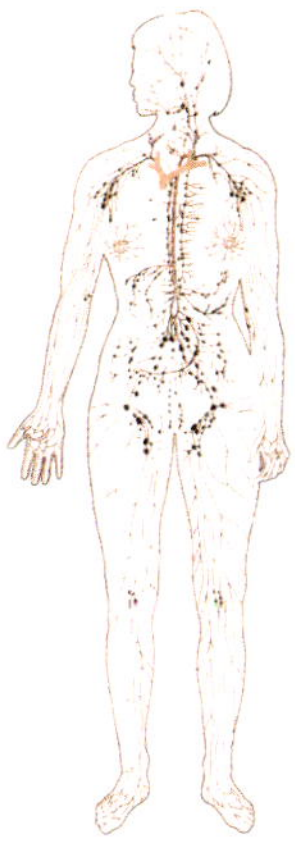

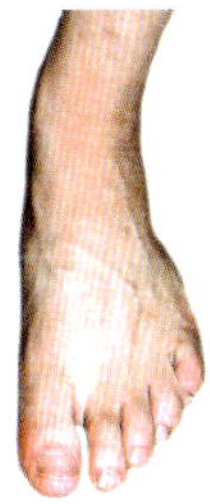

→ 마사지 방향

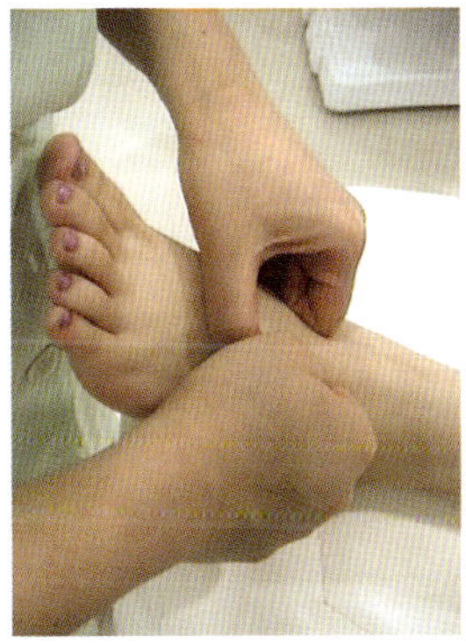

* 반사구 도해표를 참고하여 직접 반사구를 표시해 봅시다.

61) 하반신 임파선

② 관련 질환 : 하반신 임파선의 각종 염증, 발열, 감기, 저항력 저하

① 반사구 위치 : 안쪽 복사뼈에서 발목 위로 오목한 곳

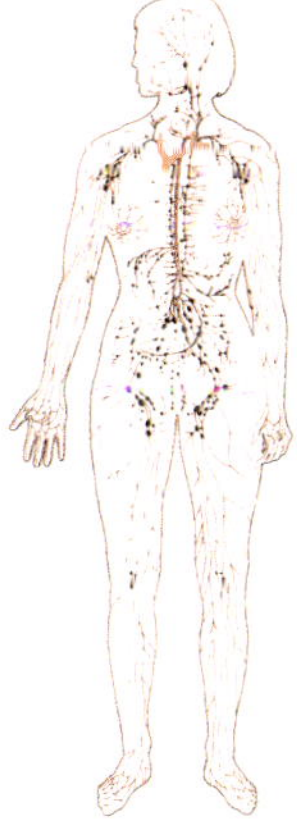

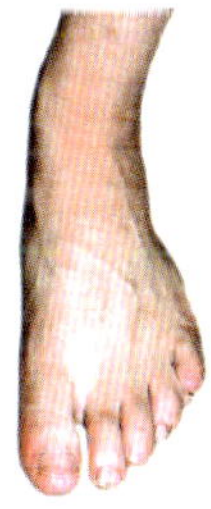

→ 마사지 방향

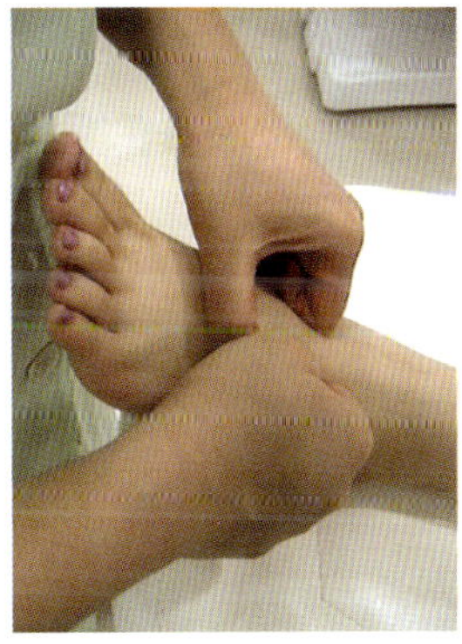

* 반사구 도해표를 참고하여 직접 반사구를 표시해 봅시다.

4-5.지압봉과 함께 발 반사구를 자극하는 방법

1) 기본 반사구로 시작(왼발)

신장 - 수뇨관 - 방광 - 요도/음도 순으로 자극한다.

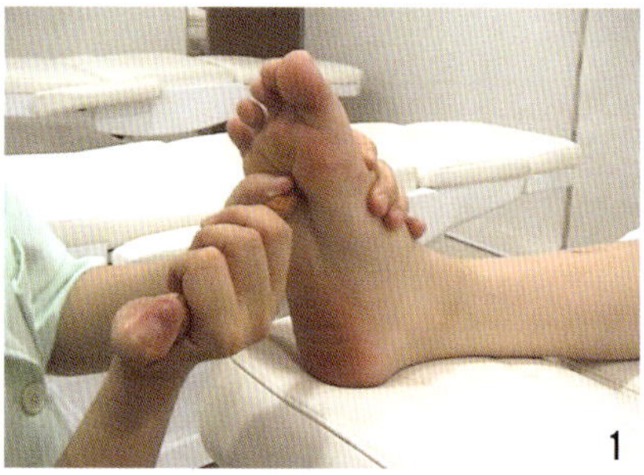
1
신장

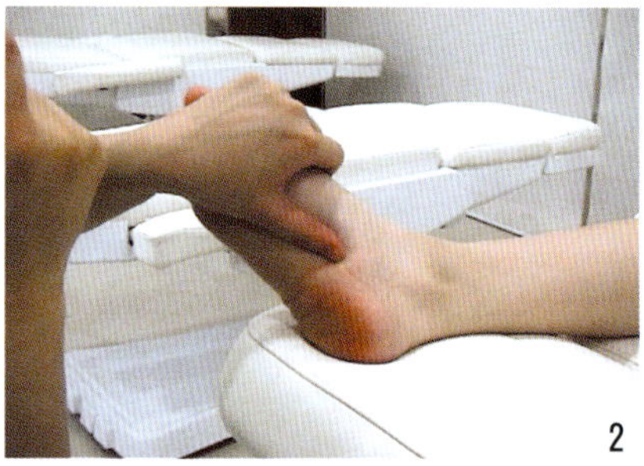
2
수뇨관

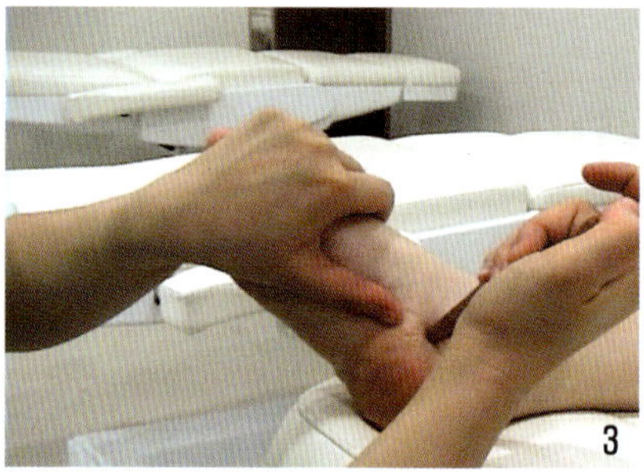
3
방광

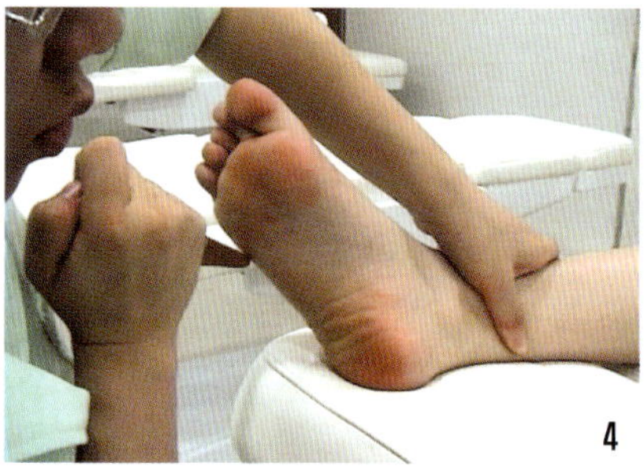
4
요도

2) 발바닥

- 코 - 삼차신경 - 전두동 - 뇌하수체 - 대뇌 - 목(손) - 소뇌 - 엄지발가락 윗면(위턱-아래턱) - 편도선 - 눈(손) - 귀(손)
- 갑상선(손) - 부갑상선(손) - 승모근 - 폐 - 심장(아래로 봉) - 비장(아래로 봉) - 위, 췌장, 십이지장(손) - 복강신경총 - 소장(손) - 횡행결장 - 하행결장 - 직장 - 항문 - 소장(봉으로 전체 아래로) - 생식선(난소, 고환, 두드리기)

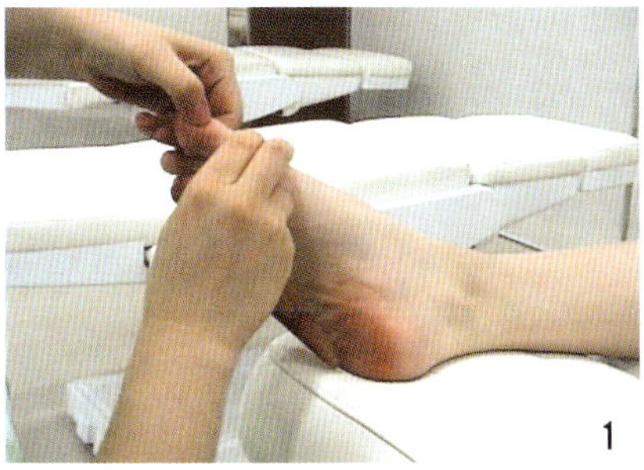

코

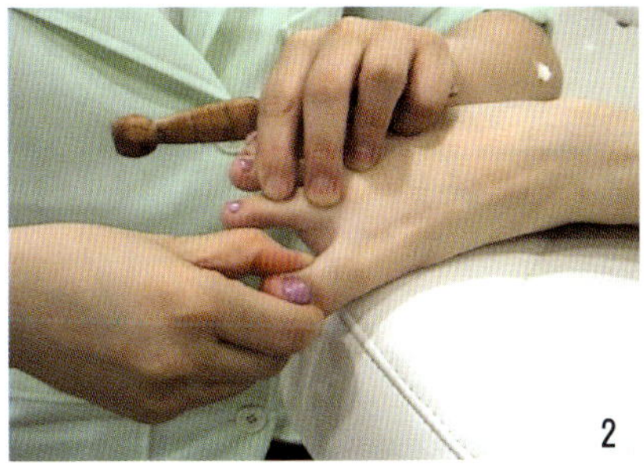

삼차신경

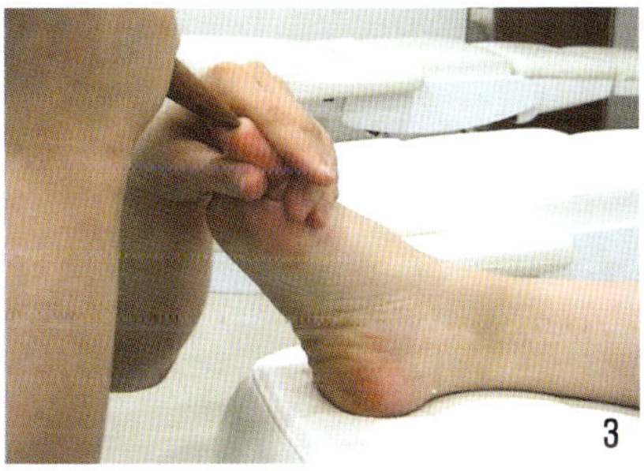

전두동

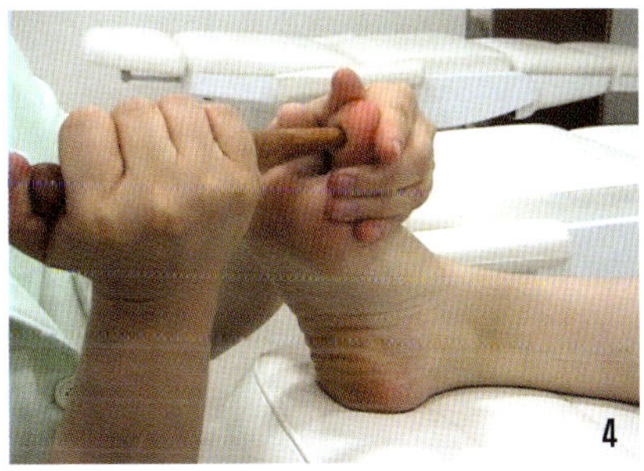

뇌하수체

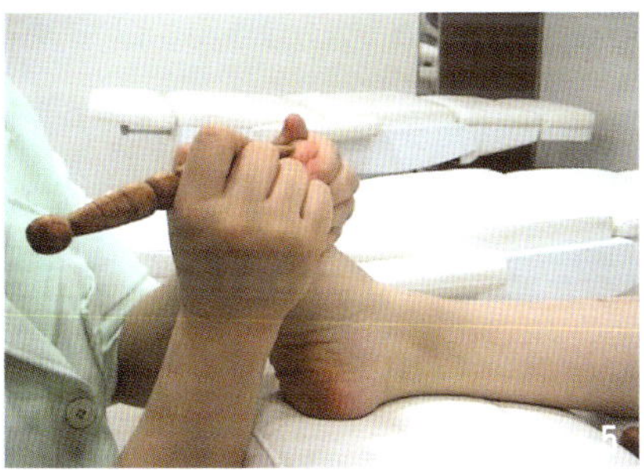

내뇌

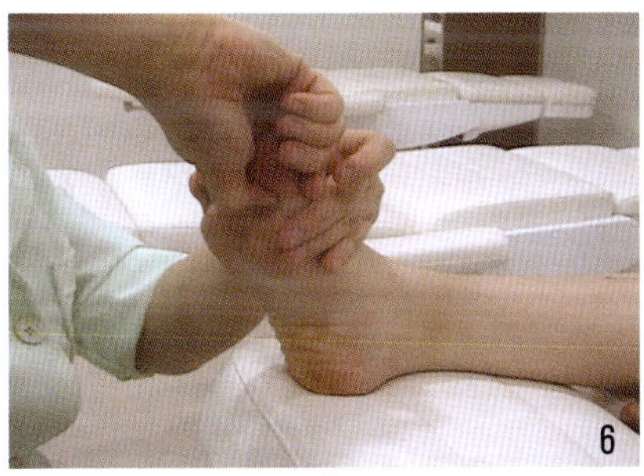

목

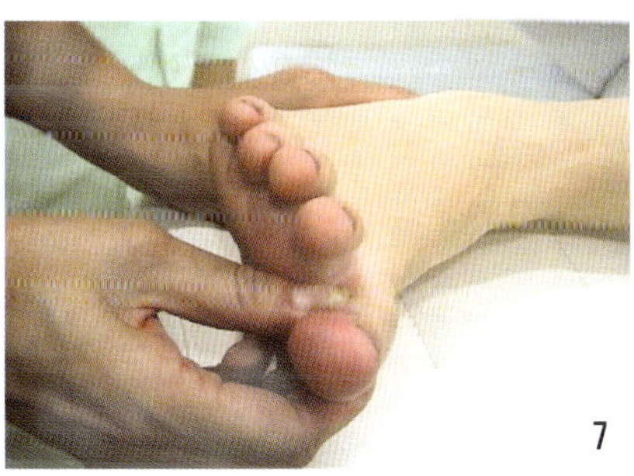

소뇌

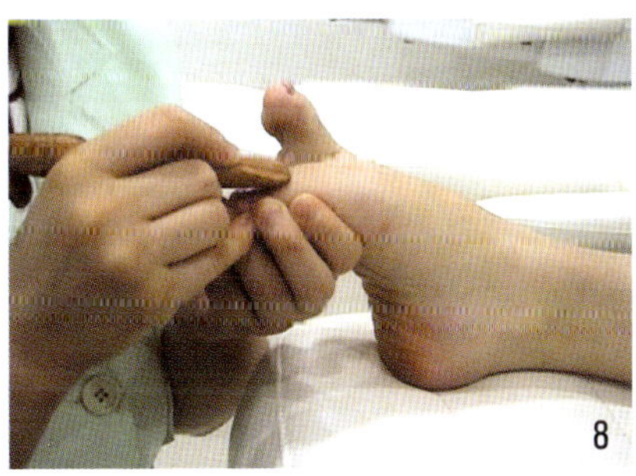

위턱

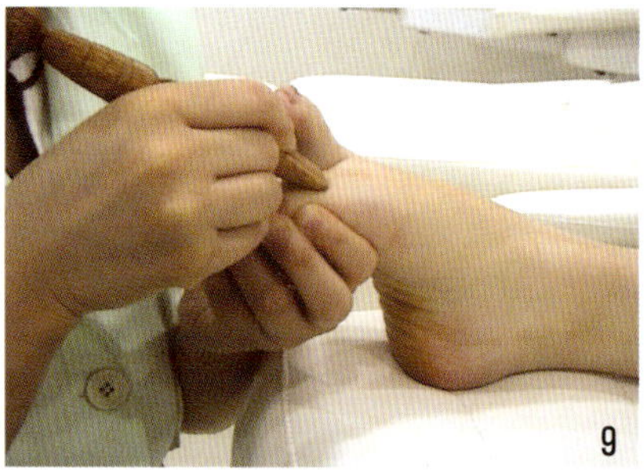

아래턱

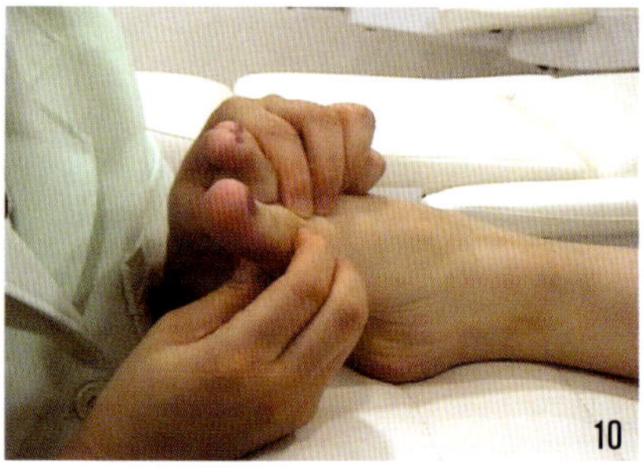

편도선

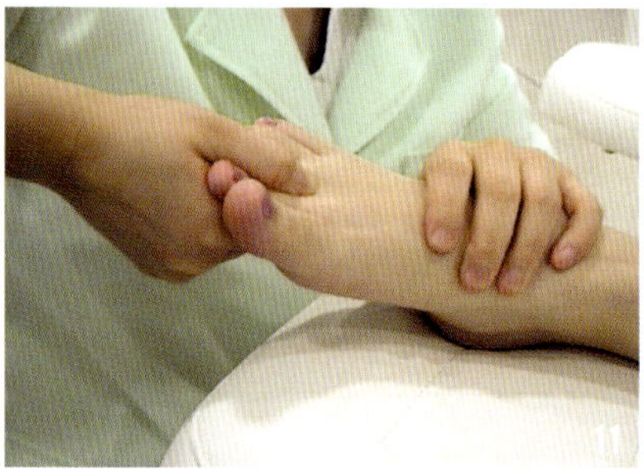
눈

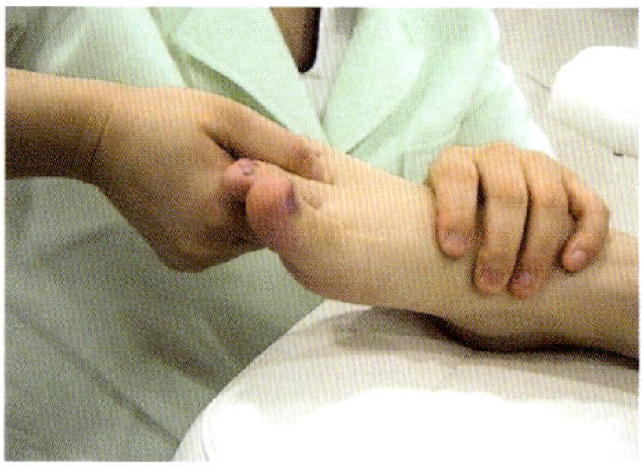
귀

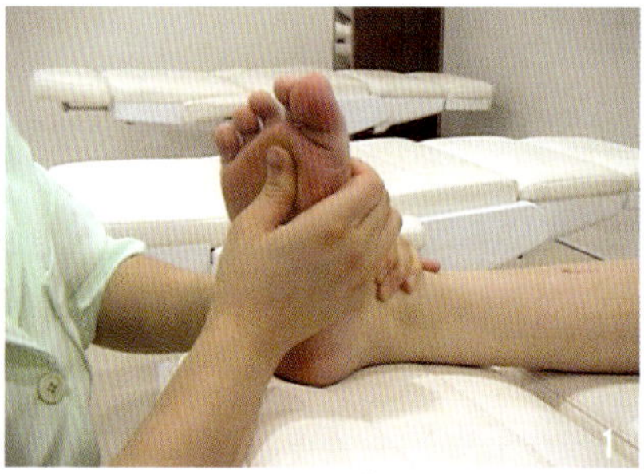

갑상선

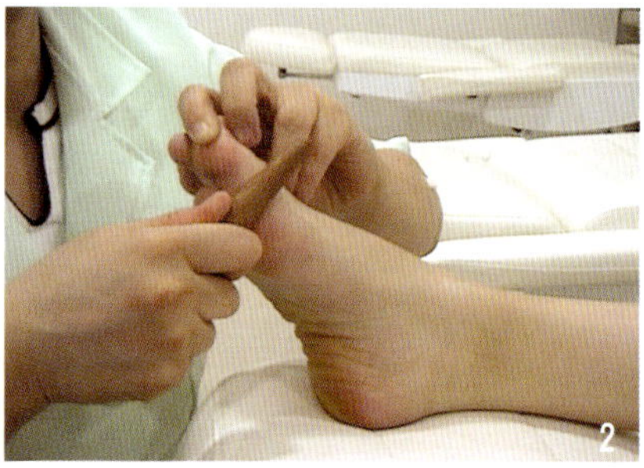

부갑상선

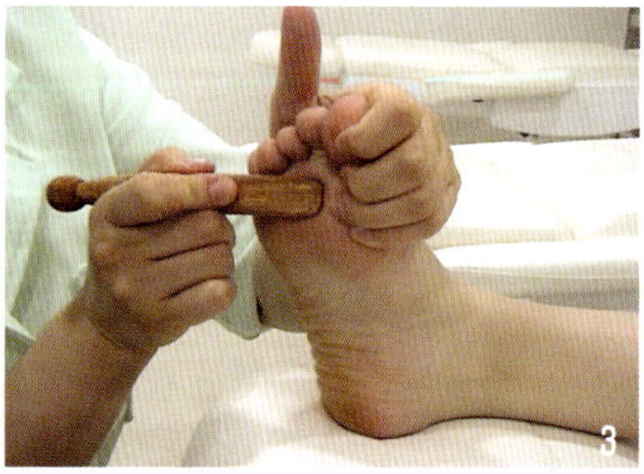

승모근

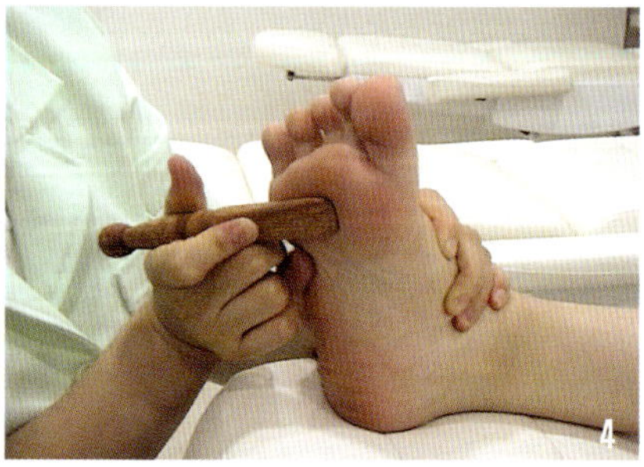

폐 / 기관지

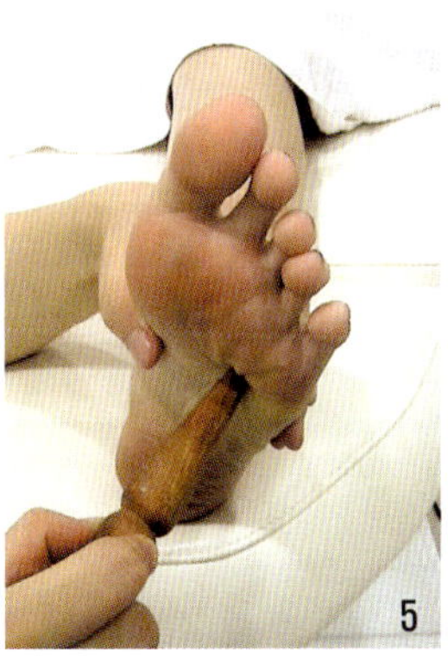

심장

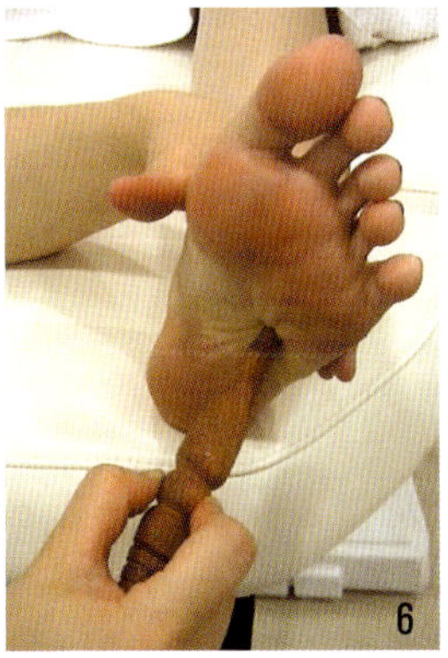

비장

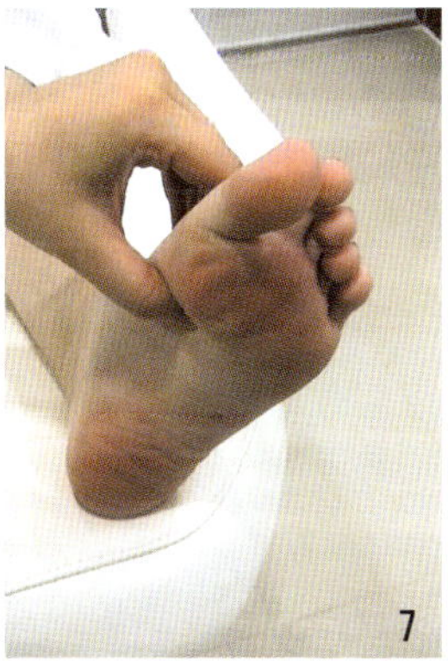

위

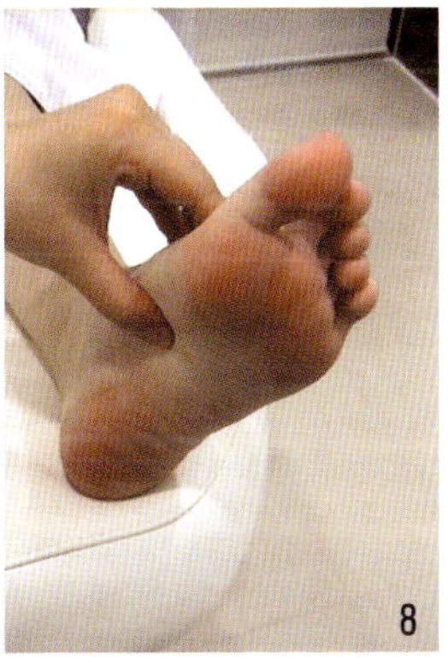

췌장

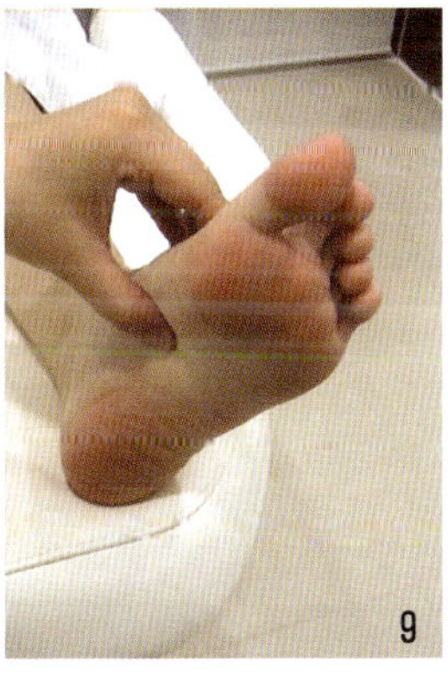

십이지장

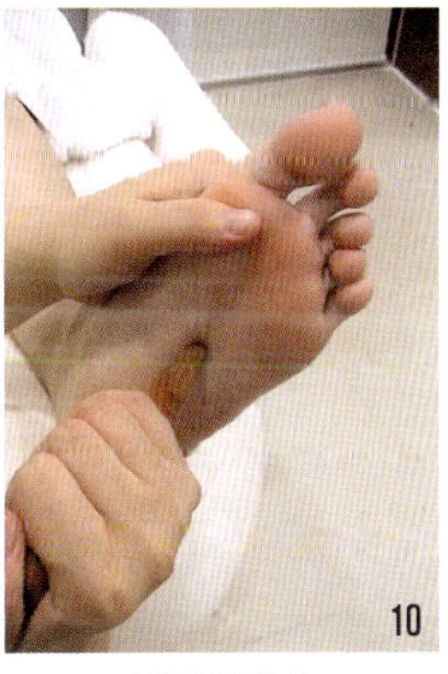

복강신경총

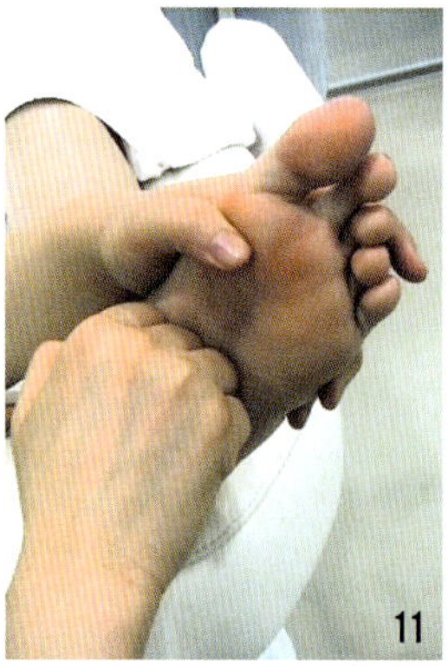

소장

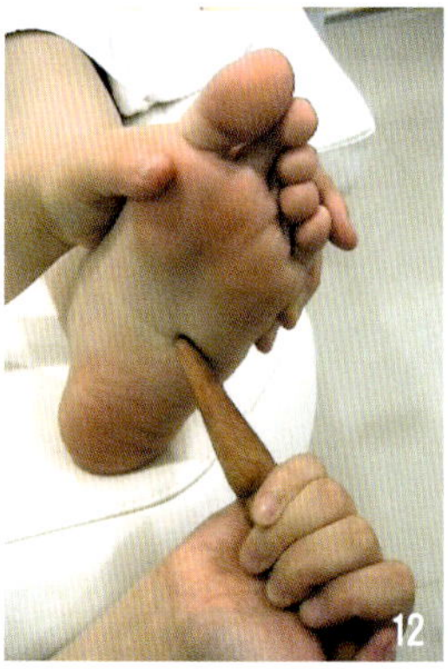

횡행결장

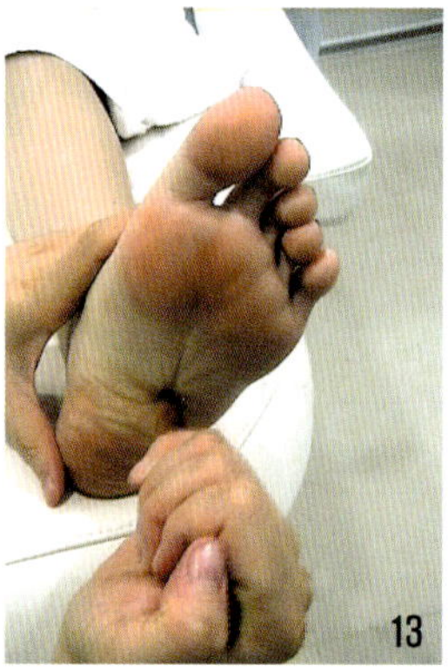

하행결장

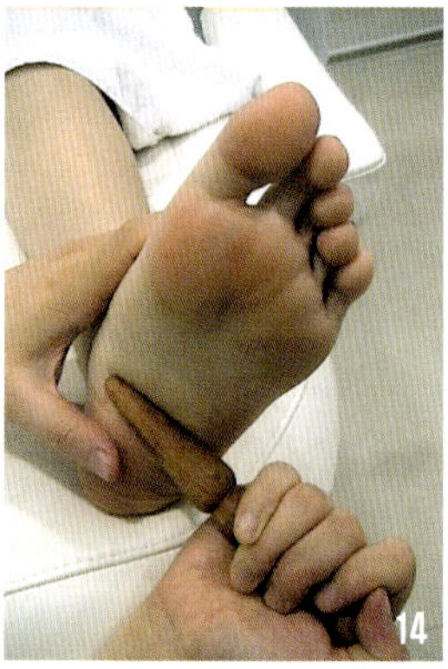

직장

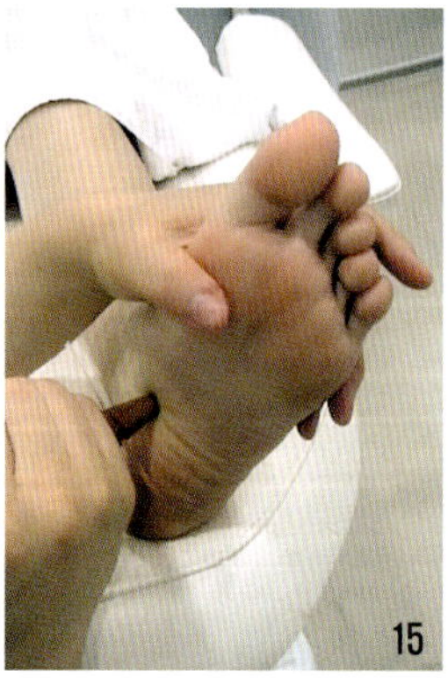

항문

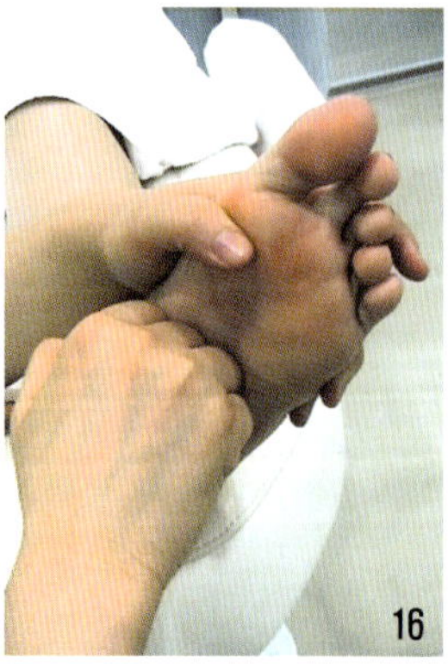

소장

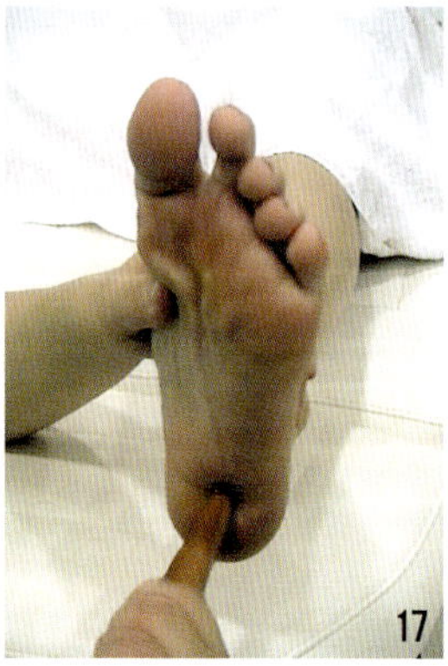

생식선

3) 측면

· 경추(손) - 흉추(손) - 요추(손) - 선골(손) - 내미골(손) - 생식기(넓게 손으로, 자궁, 전립선) * 전립선 암 - 고관절

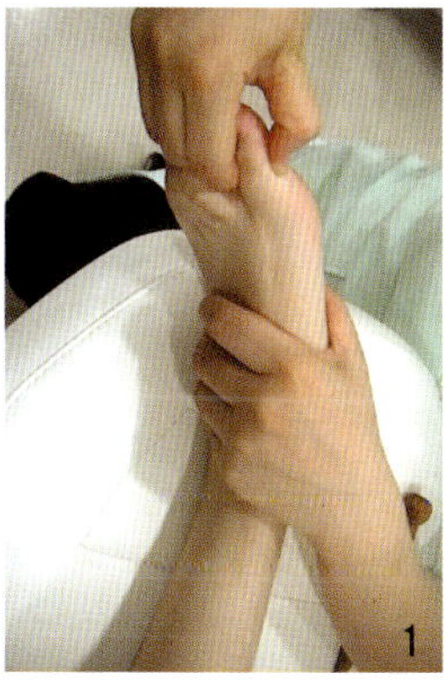

경추

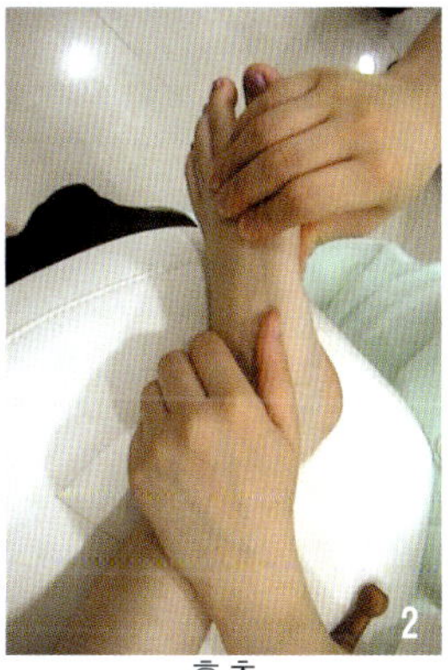

흉추

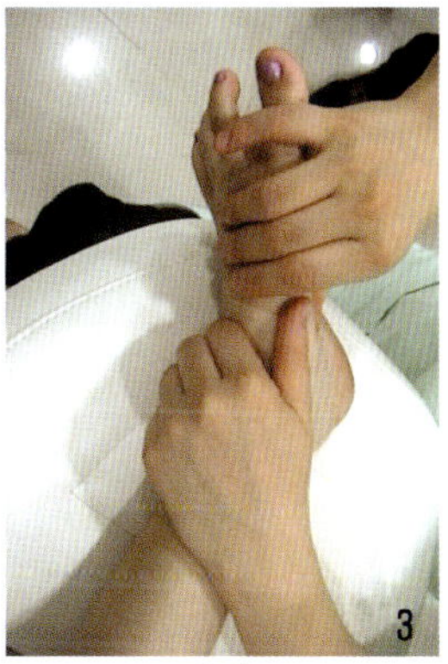

요추

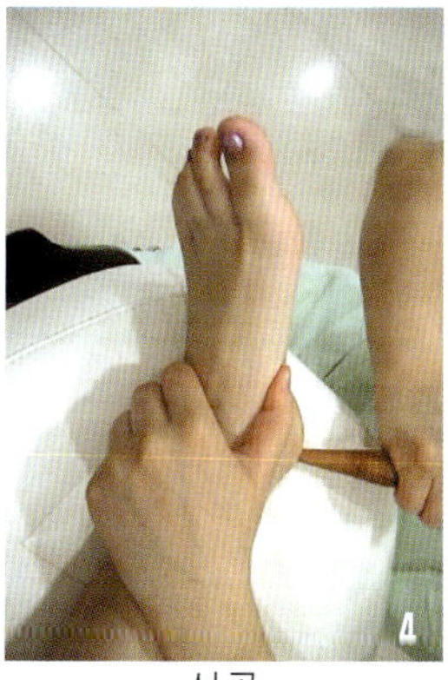

선골

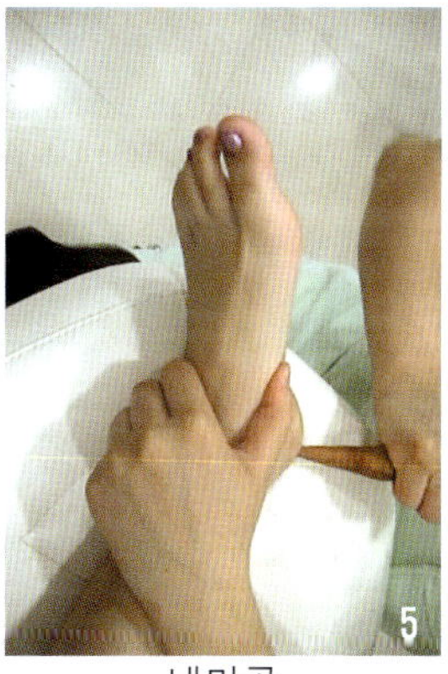

내미골

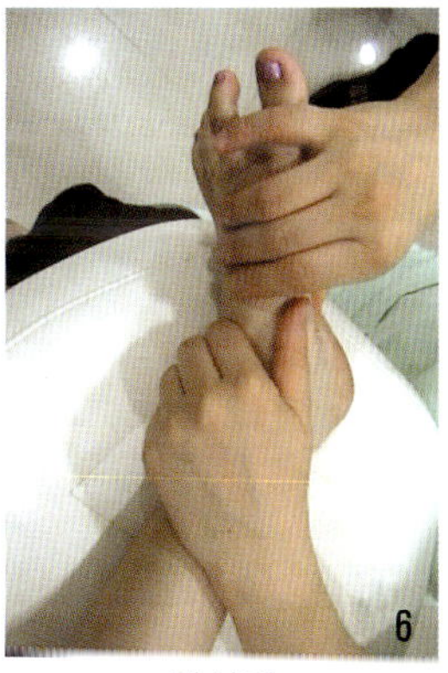

생식기

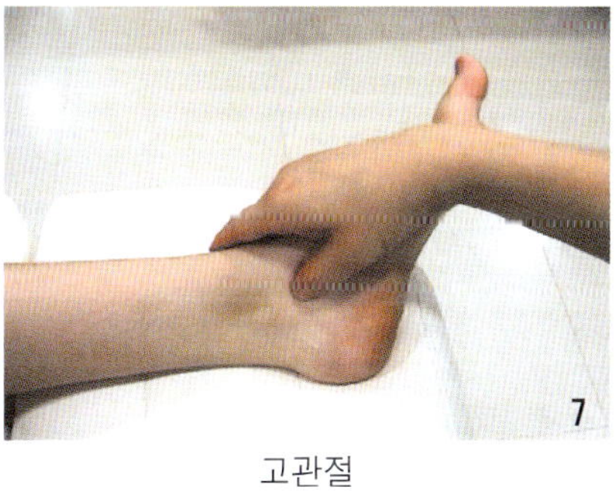

고관절

4) 발 바깥

· 어깨 - 팔꿈치(손) - 무릎관절 - 외미골(손) - 생식기(손) - 고관절

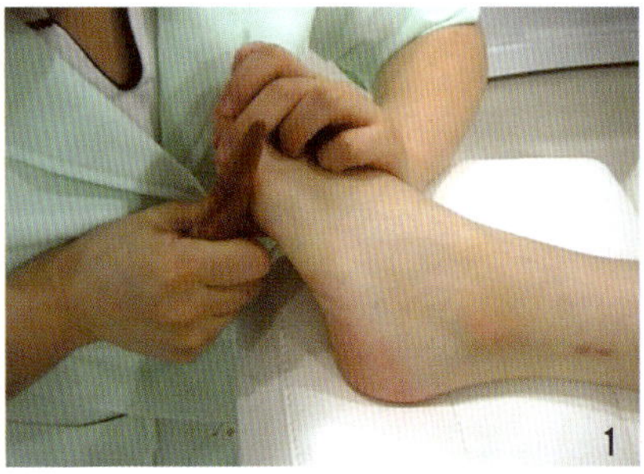

어깨관절

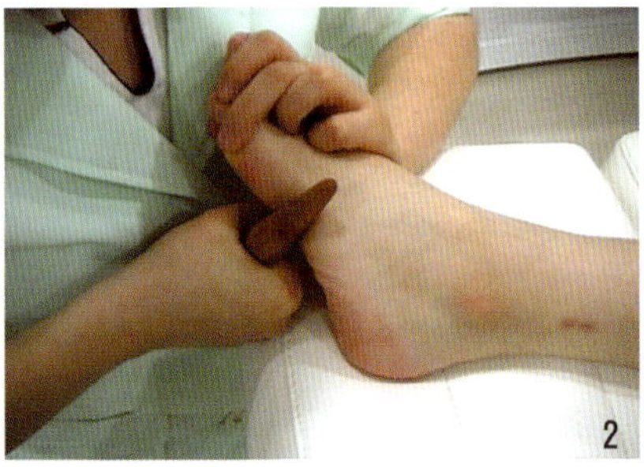

팔꿈치관절

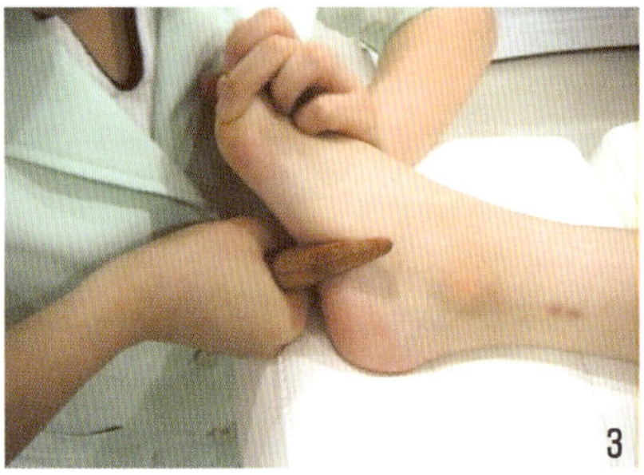

무릎관절

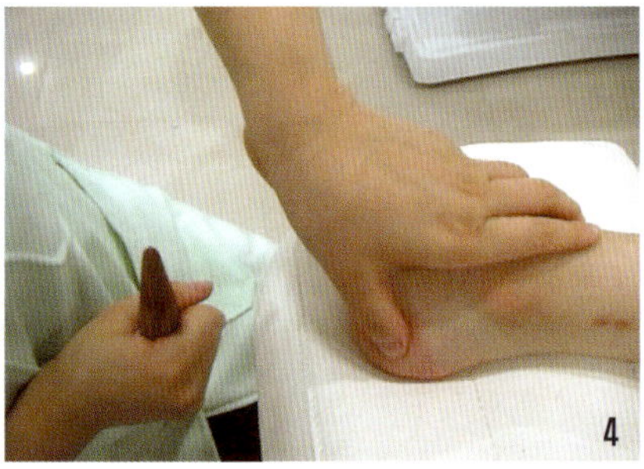

외미골

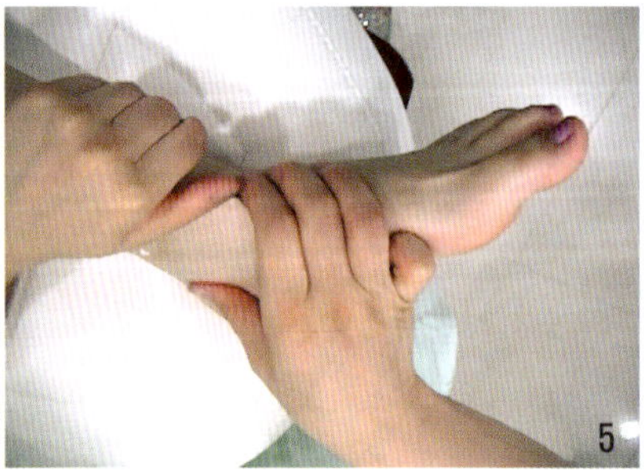

생식기

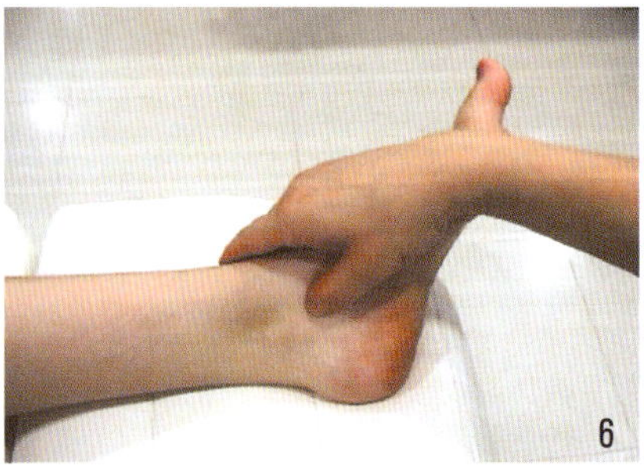

고관절

5) 발등

평형 감각기관 - 흉부 - 목성대 - 횡경막(두 엄지) - 견갑골근 - 늑골근 - 상반신, 하반신 림프구 - 서혜부 - 비골신경(왼쪽 바깥) - 좌골신경(중간) - 대퇴신경(왼쪽 안쪽)

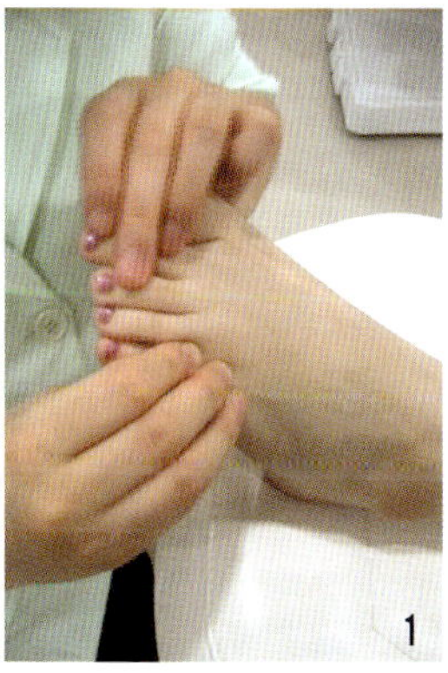

평형감각기관

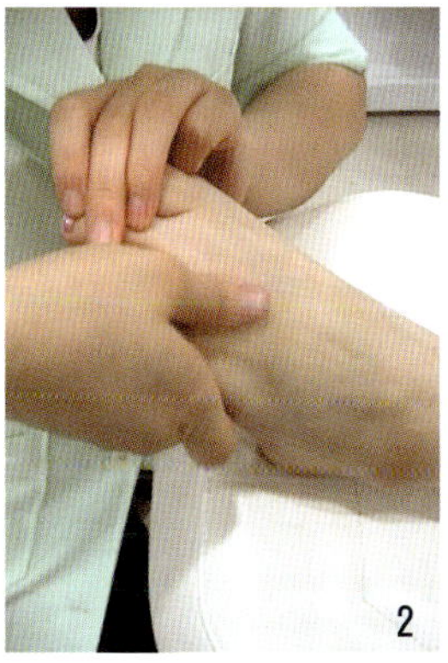

흉부

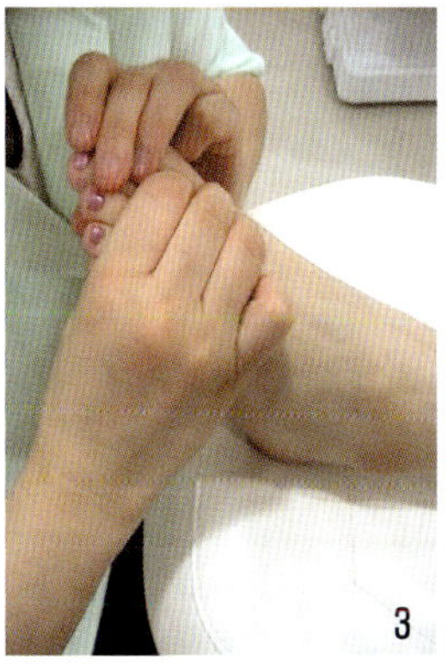

목성대

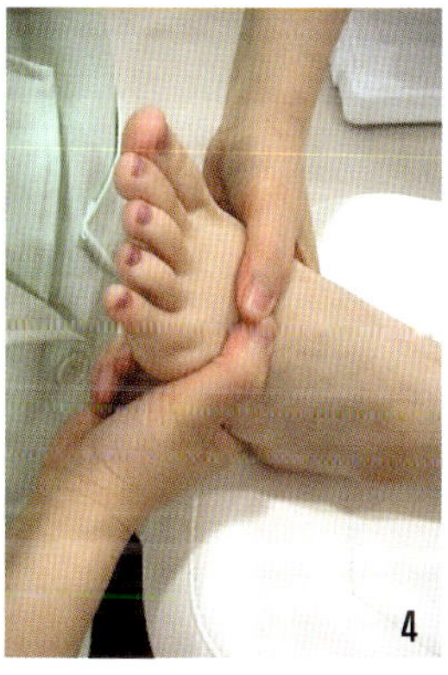

횡경막

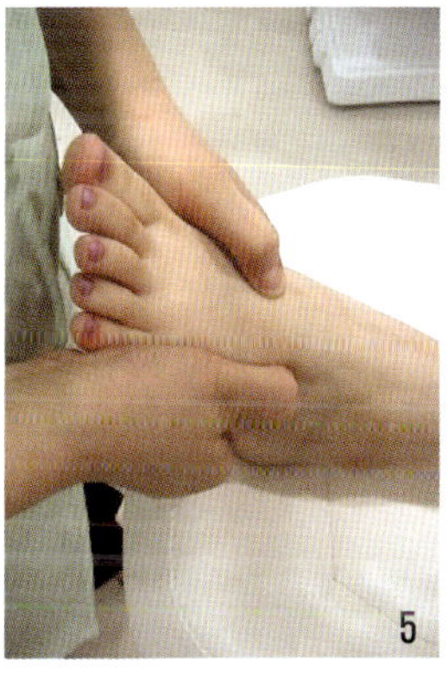

견갑골근

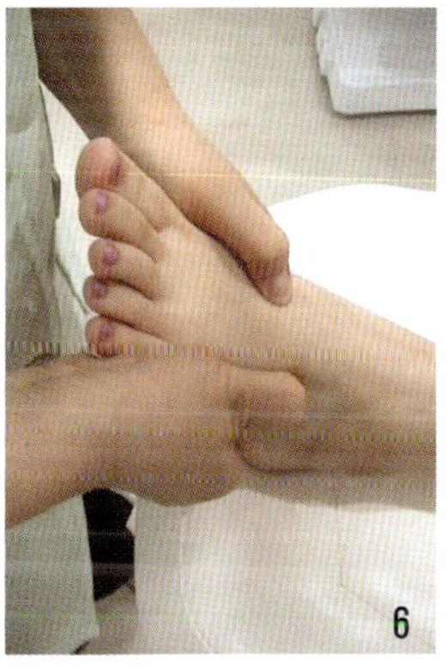

늑골근

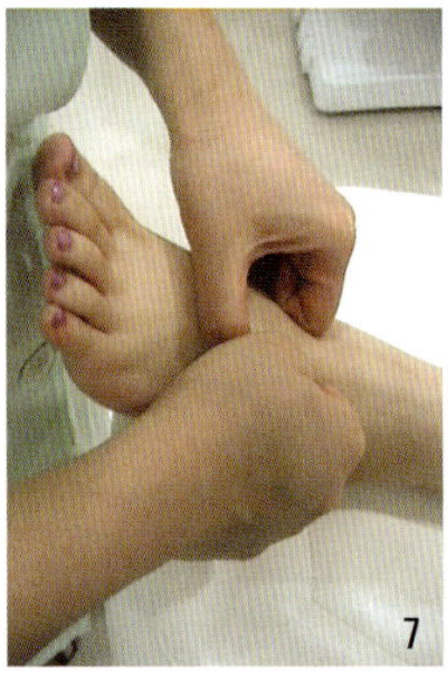

상하반신임파구

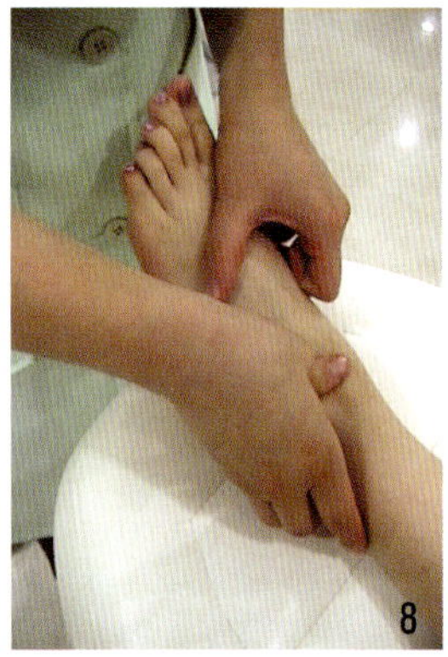

서혜부

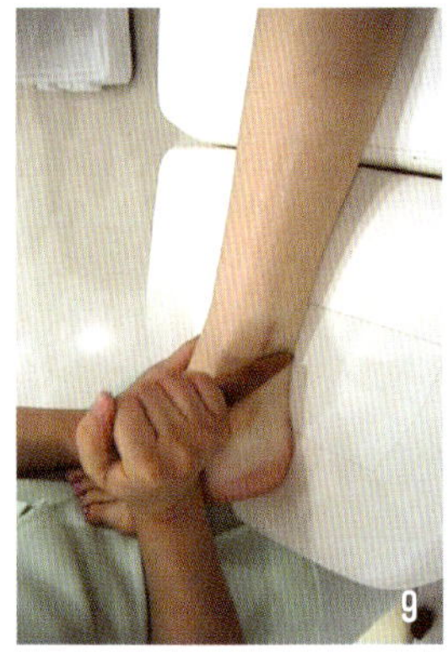

비골신경

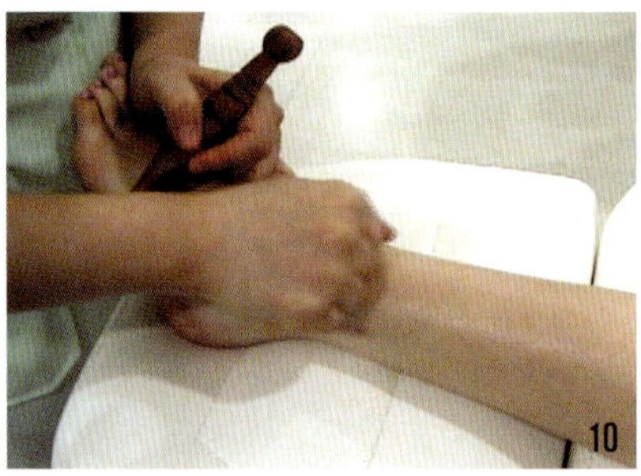

좌골신경

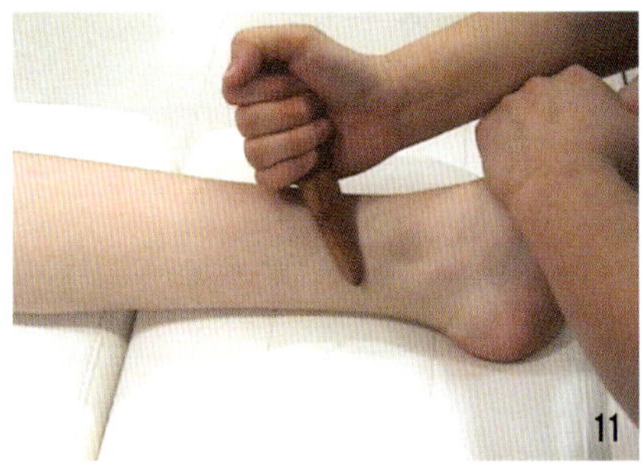

대퇴신경

6) 기초 반사구로 마무리 – 오른발 동일

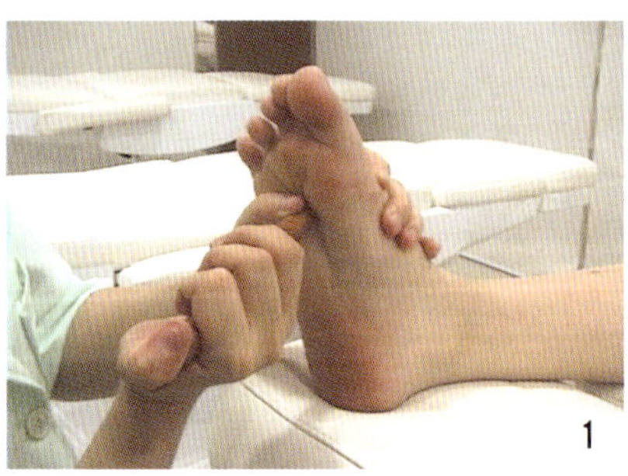

신장

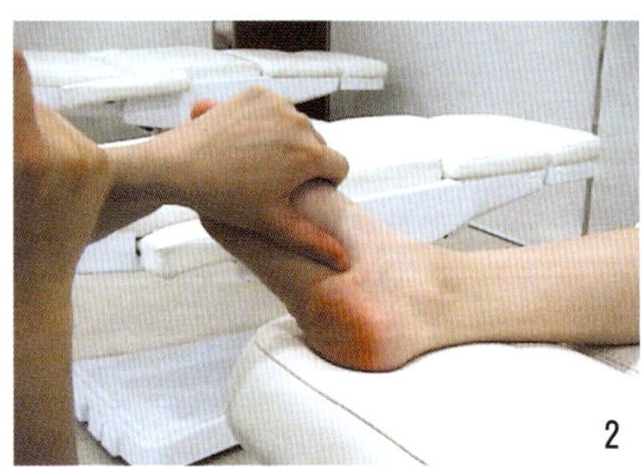

수뇨관

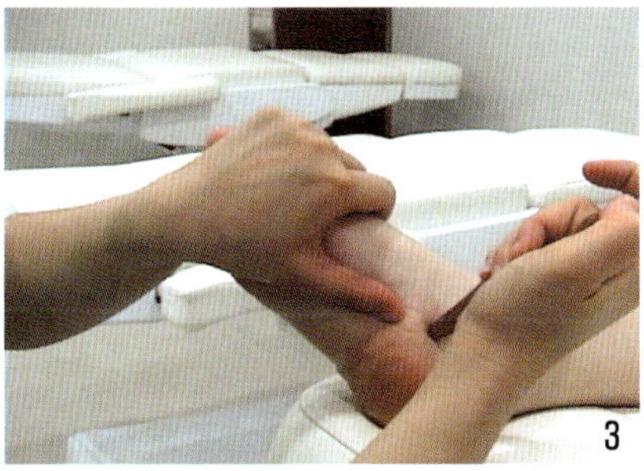

방광

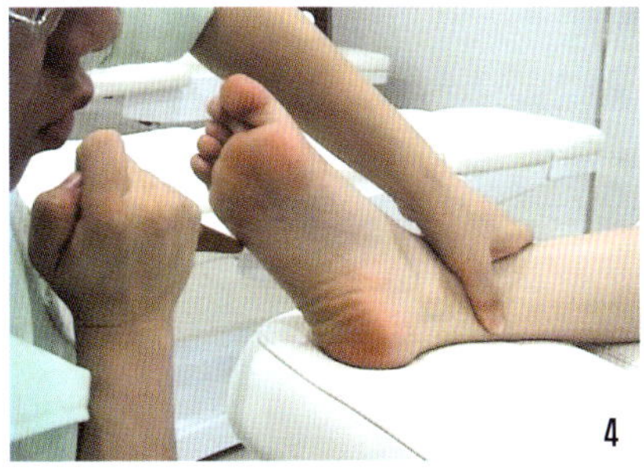

요도

7) 끓인 물 500cc를 마신다.

왼발 자극 후 똑같은 방법으로 오른발을 자극한 후 반드시 따뜻한 물을 마신다.

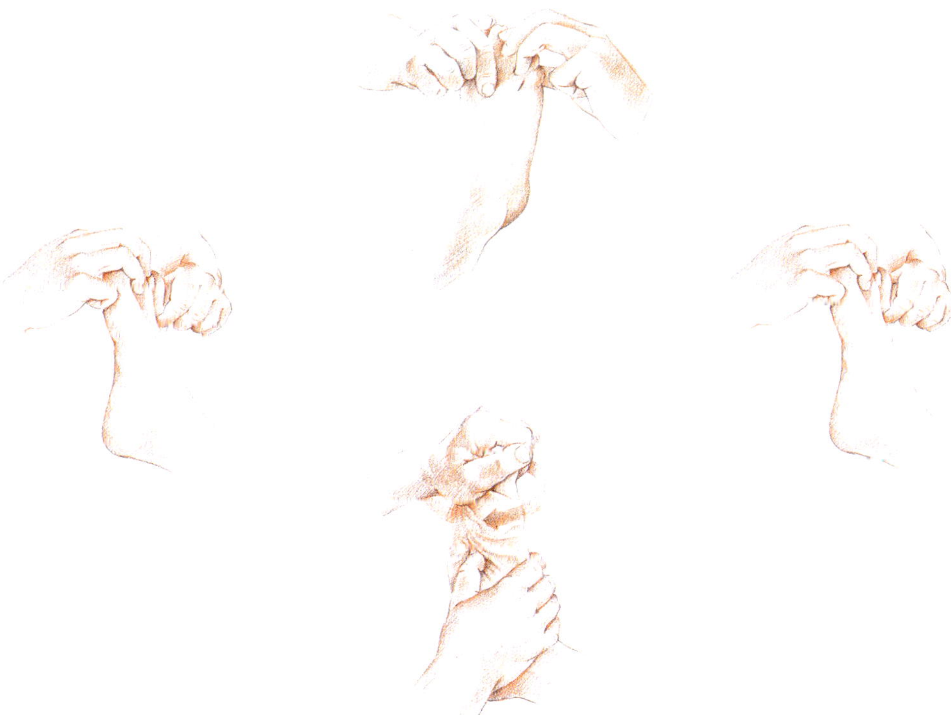

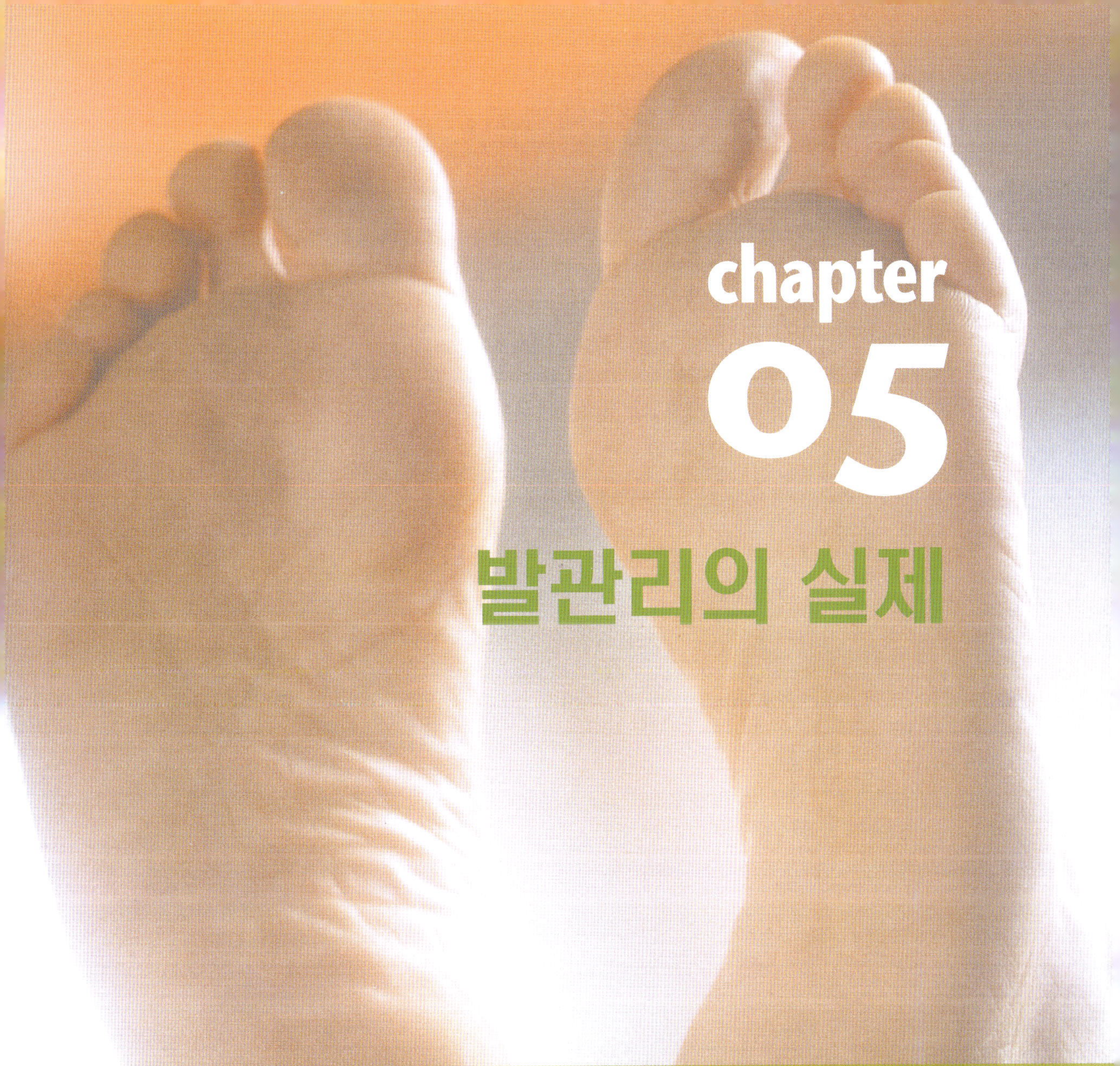

chapter 05
발관리의 실제

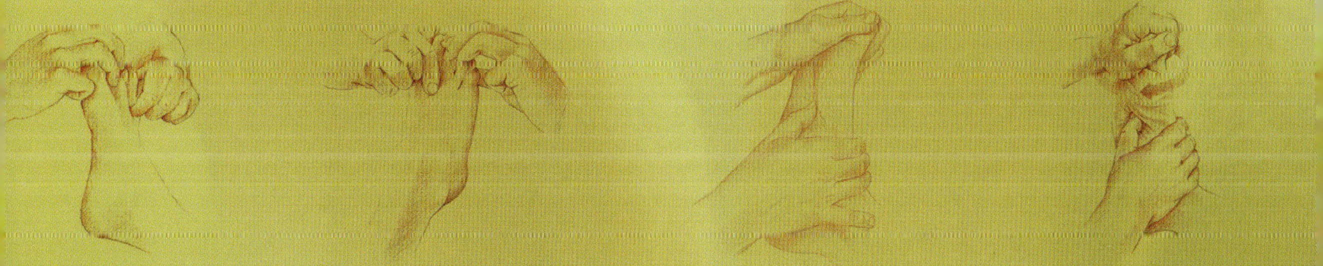

chapter

05 발관리의 실제

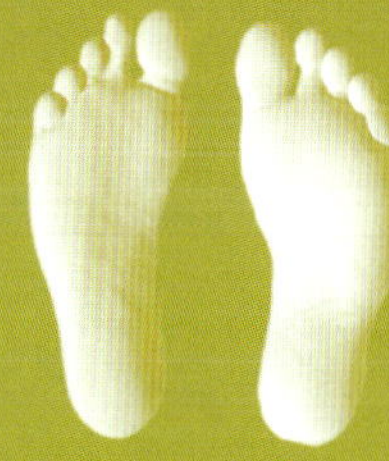

5-1. 진단을 위한 발의 관찰

발의 문제점을 찾아내서 각각의 증상에 적합한 관리와 반사요법을 실시하고자 함이다.

1) 발가락

① 눈으로 보아 발가락의 기형 여부와 굳은살, 특별히 예민하거나 굳어 있는 근육이 없는지 확인한다. 뇌하수체, 경추, 부갑상선의 반사구를 눌러 이상 여부를 확인한다.
② 발가락을 뒤로 젖혔을 때 흰색이 나타나는지 관찰하고 발가락을 잠깐 누른 후 변화를 살핀다.

2) 발가락의 아랫부분과 내외측

① 눈, 귀, 어깨의 반사 부위를 눌렀을 때 근육의 스트레스가 보이지 않는지 확인한다.
② 굳은살, 티눈, 건막증 등을 확인한다.
③ 발을 잡고 뒤로 젖혔을 때 느낌을 확인하고 복강신경총 부위는 어떤 색을

나타내는지 확인한다.

④ 족궁의 아치 상태를 확인한다.

⑤ 각각의 반사구를 자극하여 반응을 살핀다.

3) 발등

부종과 힘줄이 바로 서 있는지 확인하고 스트레스와 탄력도를 확인한다.

5-1-1. 증상에 따른 진단

① 외반모지형

② 엄지발가락에 상이 많고 탄력이 없는 경우

③ 발톱이 세로로 갈라지고 줄무늬가 생긴 경우

④ 발톱이나 손톱에 검은 때가 낀 경우

⑤ 손톱과 발톱 밑에 검은 점이나 줄이 생기는 경우

⑥ 발바닥이 누런 경우

⑦ 다리를 자주 꼬는 경우

⑧ 발에 열이 나는 경우

⑨ 발이 시리고 저린 경우

⑩ 발에서 땀이 많이 나는 경우

⑪ 발가락이 발바닥 쪽으로 구부러져 박고리 모양을 하고 있는 경우

⑫ 발목이 굵은 경우

⑬ 발바닥이 전체적으로 부어 있다.

⑭ 발바닥이 전체적으로 더러운 사람

⑮ 티눈

5-1-2. 족문을 이용한 진단법

서 있는 경우 발에 가해지는 이상적인 무게의 분배는 발뒤꿈치 50%, 엄지발가

락 50%, 나머지에 25%이며 발뒷꿈치부터 닿게 하는 바른 보행법이 필요하다.

TYPE 1

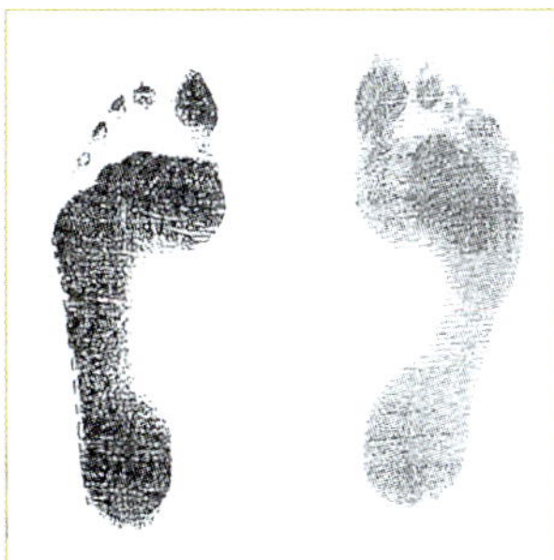

정상 발

TYPE 2

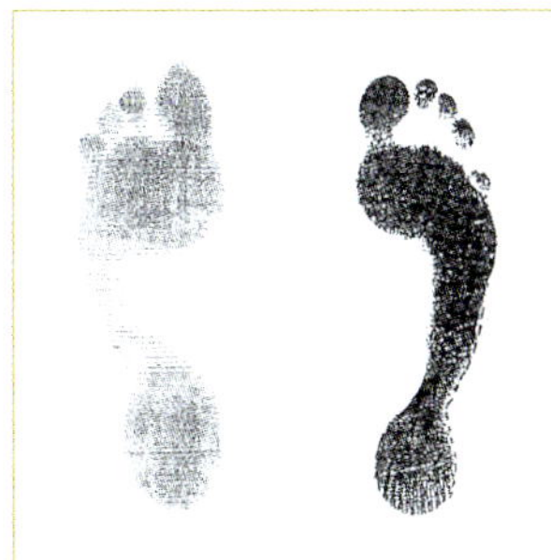

발바닥 내회전

TYPE 3

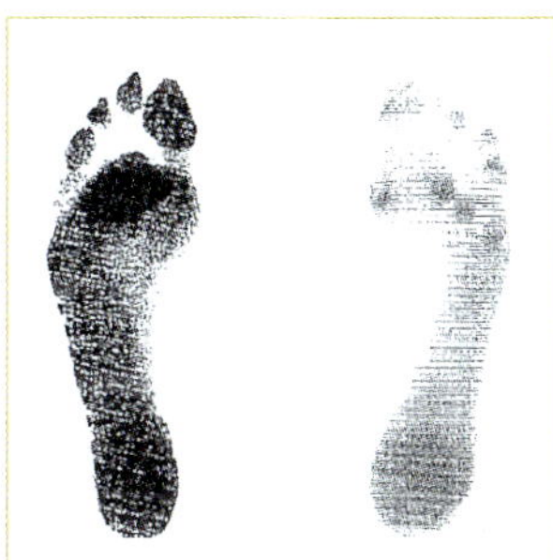

중족 골통

TYPE 4

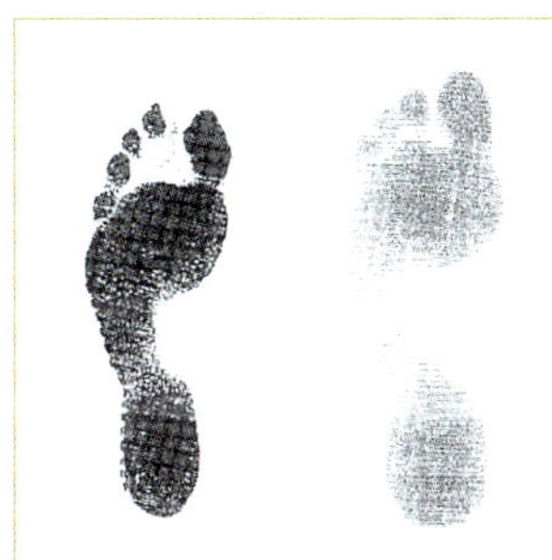

회전+중족 골통

TYPE 5

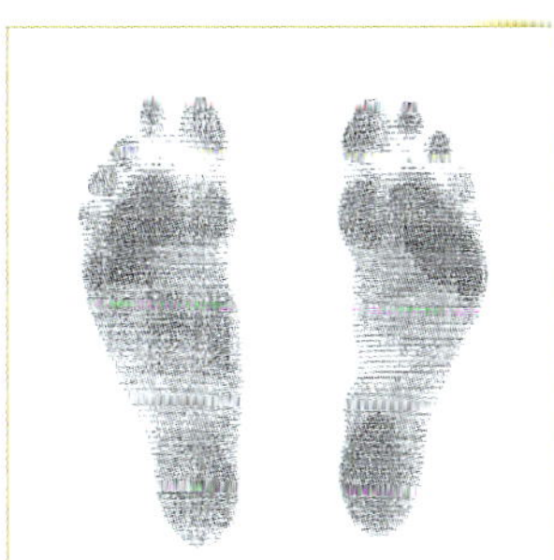

평발

TYPE 6

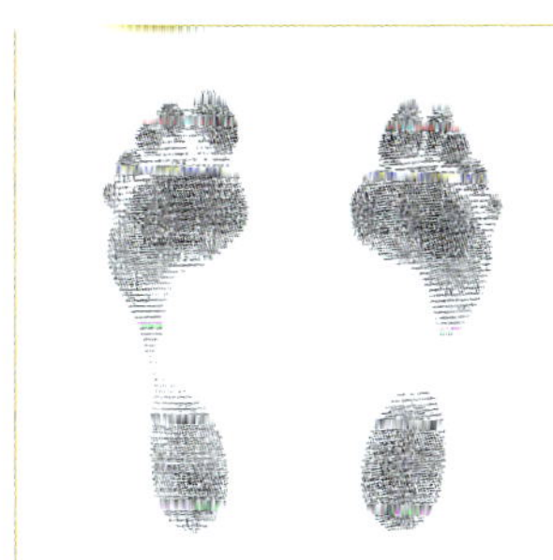

요측적

5-2. 발관리를 위해 필요한 기구 및 도구

1) 풋스파 & 페디큐어 용품

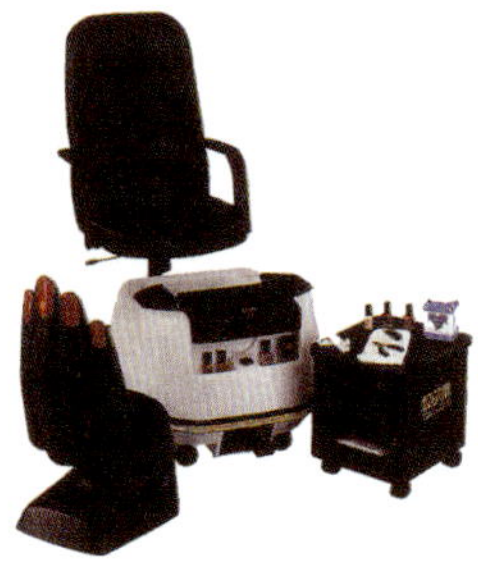

2) 족문기

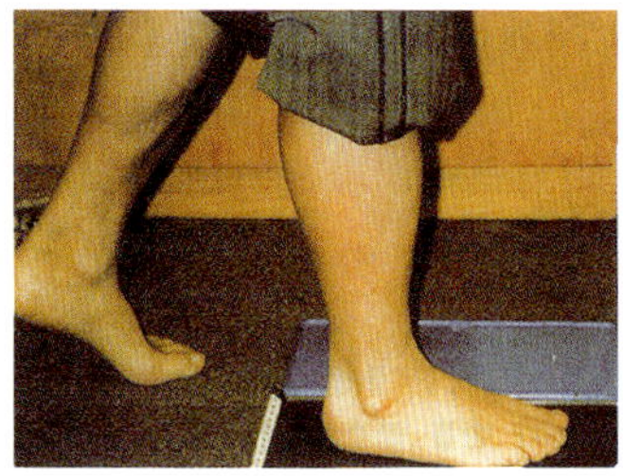

3) 휴대용 발관리 세트
(크레도, 페디파일, 푸셔, 니퍼등)

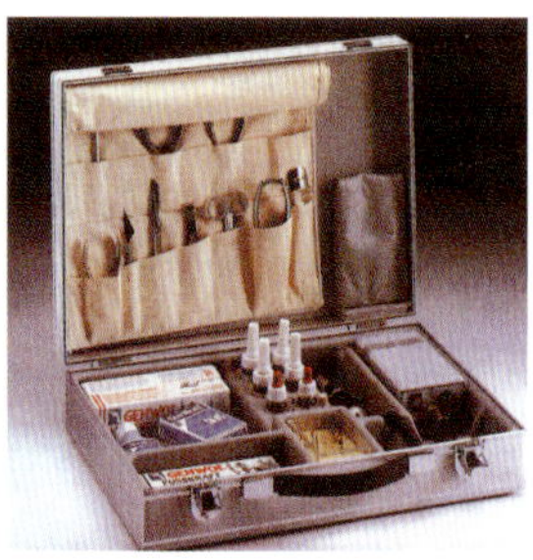

4) 발톱 정리를 위한
글라이더와 연마제

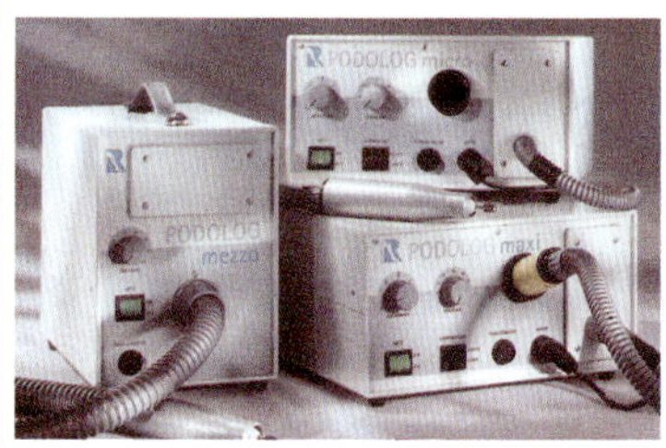

5) 파라핀 세트

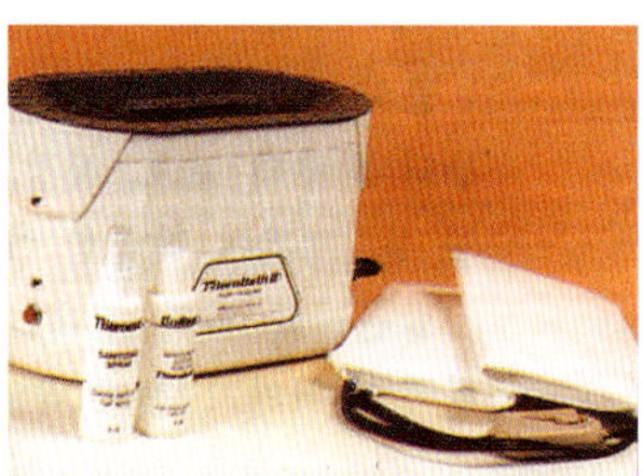

6) 지압봉 세트

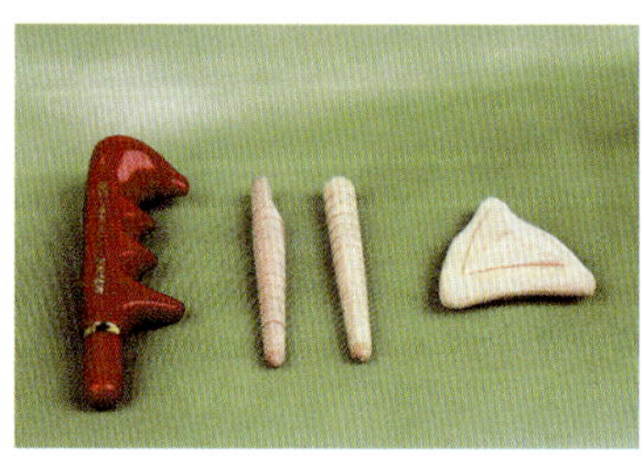

5-3. 발관리 분야의 위생

5-3-1. 발관리실의 위생

발관리실은 고객과의 직접적인 피부 접촉이 일어나는 곳이므로 무엇보다 고객과 시술자의 위생이 중요하다.

일차적으로 고객과의 상담에서 발관리 기록카드를 꼼꼼히 잘 기록하는 것이 매우 중요하다. 발관리 기록카드에는 손님의 발에 대한 전반적인 상태를 상세히 기록한다. 예를 들어 발의 종류, 피부의 변형, 발가락의 변형 등을 작성한다. 또한 발관리 판매 제품이나 발관리자의 이름을 기록하여 손님의 발상태나 문제점을 한눈에 알아볼 수 있도록 한다.

발관리실에서 직접 피부 접촉 외에 기구 접촉에 의해서도 전염이 된다. 발관리사의 개인적인 위생은 먼저 몸을 깨끗이 하고 상처가 나지 않도록 주의하여야 한다. 가운은 항상 깨끗하고 손톱을 짧게 깎아 고객의 안전을 보장하여야 한다. 관리실은 무엇보다 밝고 통풍이 잘되며 조명과 음악 시설이 인테리어와 잘 조화되어 고객이 최대한 편안함을 느끼도록 배려하여야 한다. 발관리 기구를 깨끗이 소독하여 병균을 옮기지 않도록 주의하여야 한다. 특히 기구를 사용할 경우 당뇨병 환자는 특별히 조심하여야 한다. 손, 발 소독제로 적당한 것은 은용액 등이 많이 쓰이는데, 발의 피부진균이나 세균에 효과적이며 방취력이 뛰어나서 발이나 양말 또는 신발에 직접 뿌린다. 관리실 바닥과 테이블 등에 적합한 소독제로는 포름알데히드나 알코올 등이며, 발 위생 기구 소독에도 효과적이다. 그리고 페디큐어시 사용되는 파일을 1회용과 재사용 가능한 것을 구별하여야 보관하여야 한다. 특히 무좀 등 전염의 가능성이 있는 경우 각탕기를 따로 사용하고 철저히 소독하는 것도 잊지 말아야 한다.

5-3-2. 발관리 기구 소독

1) 위생에 관한 일반적인 대응책

① 매일 깨끗한 유니폼

② 더러운 타월은 뚜껑이 있는 보관함에 담는다.

③ 사용 전에 도구와 장비를 최소한 20분 전에 위생 처리한다(일반적으로 살롱에서는 스틸 케어 도구는 2벌 준비한다).

④ 모든 내용물에 라벨 표시하고, 라벨 표시되지 않은 제품 사용 금지

⑤ 화학 제품 사용 시 고글 착용, 시술 후 손 세척

⑥ 작업장의 청결 유지

⑦ 모든 제품은 완전히 밀폐 보관 후 통풍이 잘되고 건조한 장소에 보관

⑧ 살롱 내에 음식물 반입 금지

2) 세균과 기타 감염 원인

박테리아 : 박테리아는 질병을 유발하는 병원성 박테리아와 해가 없는 비병원성 박테리아로 나뉜다.

(1) 종류

① 구균 - 둥근 모양으로 고름을 유발시킨다.

- 포도상 구균 : 종양이나 종기
- 연쇄상 구균 : 열, 두통, 피로감
- 쌍구균 : 두 개씩 쌍으로 구성폐렴 유발

② 나선균 - 콜레라, 매독

③ 간균 - 짧은 모양으로 결핵, 파상풍의 원인

- 휭거스 : 네일 플레이트와 바로 밑에서 나타나며 증상이 진전됨에 따라 감염된 부분이 검게 변한다.
- 패러싸이트 : 기생충으로 생명체에 붙어 기생하는 병균이다.
- 리켓치아 : 벼룩, 진드이, 이 등이 옮기는 병균이다.

④ 위생 : 위생은 공중보건과 질병 예방을 위한 실제적인 기준으로 살롱에서 사용되는 기구, 장비의 세균을 제거하기 위한 다양한 소독 방법을 제시한다.

(2) 멸균

물리적인 방법과 화학적인 방법이 있다.

① 물리적 방법

- 습식 멸균 - 도구를 완전히 담궈 소독될 수 있는 크기의 용기를 구비하는 것이 필요하며 전염의 방지를 위해 덮개가 있는 것을 사용해야 한다.
- 건식 멸균 - 습식 멸균기에서 이미 소독된 도구를 보관하기 위한 밀폐된 캐비닛형이 많이 사용된다.
- 전기식 멸균기 - 자외선을 이용한 전기 멸균기이다.

② 화학적 방법

- 요오드 팅크 - 경미한 자상 소독
- 붕산 - 눈소독 5%로 용제이용
- 과산화수소 - 3%용액은 경미한 자상이나 찰과상에 이용
- 포르말린 - 기구 소독시 이용. 글리세린을 혼합않으면 녹이 슴
- 알코올 - 경미한 찰과상, 손, 피부소독시 사용
- 머큐로크롬 - 자상 찰과상
- 석탄상(페놀) - 싱크대 바닥, 화장실소독

5-4. 개괄적인 발마사지 순서

① 상담을 통하여 발관리 기록표 완성

② 족욕

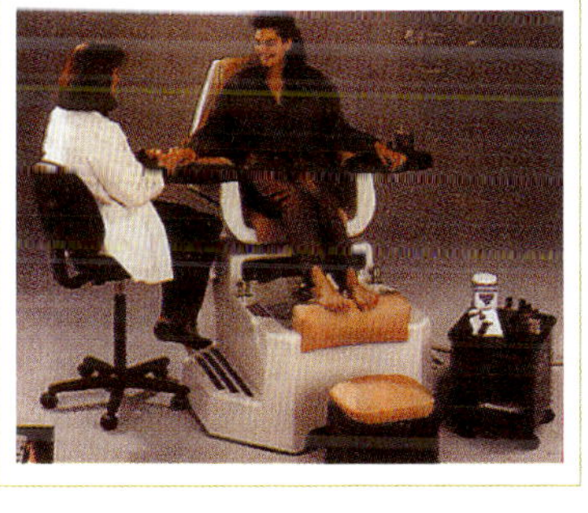

③ 소독 정리 과정

④ 관찰 진단 과정

⑤ 크레도와 페디파일로 발바닥과 뒤꿈치의 굳은살 제거

⑥ 큐티클오일을 바르고 가볍게 마사지한 후 푸셔 작업 후 큐티클 니퍼로 가볍게 정리한다. 이때 상처가 나지 않도록 주의한다. 필요하다면 발톱 니퍼로 길이를 정리한다. 감입조를 예방하기 위하여 반드시 일자로 자른다.

⑦ 글라이더를 이용하여 발톱 표면과 굳은살을 제거한다.

⑧ 전체적으로 순환을 위한 마사지를 실행한다. 이때 피로한 상태라면 아로마와 림프드레나쥐를 활용하는 것도 좋은 방법이다.

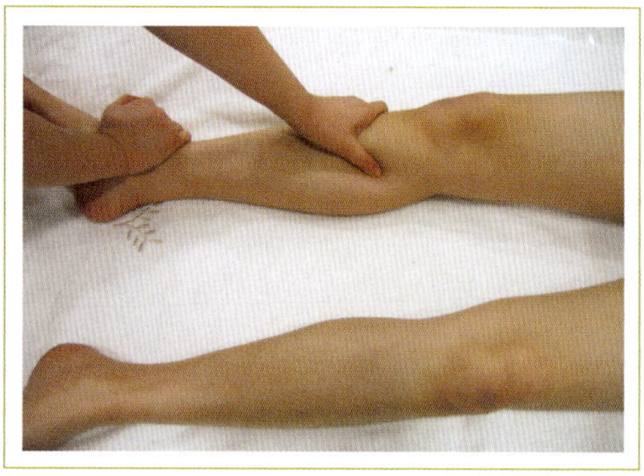

⑨ 보습 크림으로 근육 마사지를 시행한다.

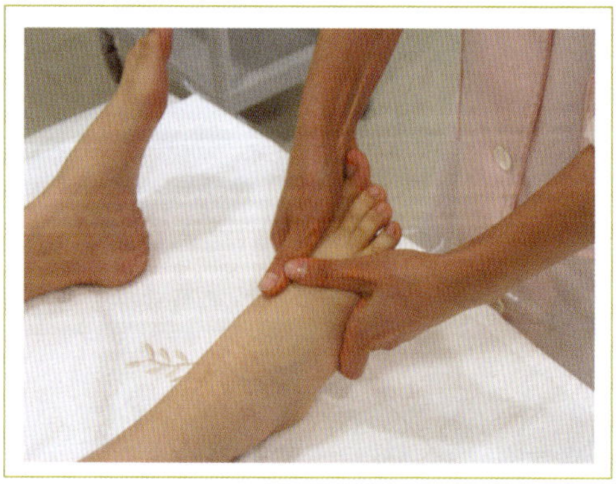

⑩ 발 반사구 마사지를 실행한다.

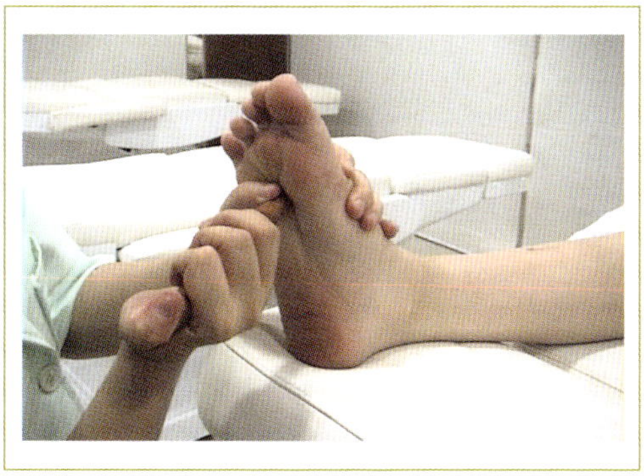

⑪ 스팀타월로 닦아준 후 발을 보온해 준 뒤 공기파 마사지

⑫ 마른 타월로 마사지 - 뒤꿈치 관리를 위해 파라핀욕을 하기도 한다.

⑬ 따뜻한 물을 500cc 마신 후 잠시 휴식을 취한다.

5-5.기본 마사지

많은 사람들의 마사지라고 하면 비만 센터에서의 과격한 동작을 연상하게 되나, 안정된 마사지는 긴장과 근육을 풀어주고 몸에 활기를 되찾아 주는 부드러운 쓰다듬기를 통해 시행되며, 스웨덴식 마사지에는 4가지 기본 동작이 있다. 이는 발을 포함하여 전신에 사용할 수 있는 테크닉이다.

5-5-1. 에플뤼라지(쓰다듬기)

이완시키고 쓰다듬는 동작

긴장 완화를 위해 마사지 처음과 끝에 사용하기도 하고 동작 사이를 이어준다. 심장 쪽으로 쓰다듬을 때는 약하게 힘을 주어 심장에서 멀어지는 방향으로는 세게 누르면서 돌아온다. 이 동작들은 느리고 지속적이어야 한다.

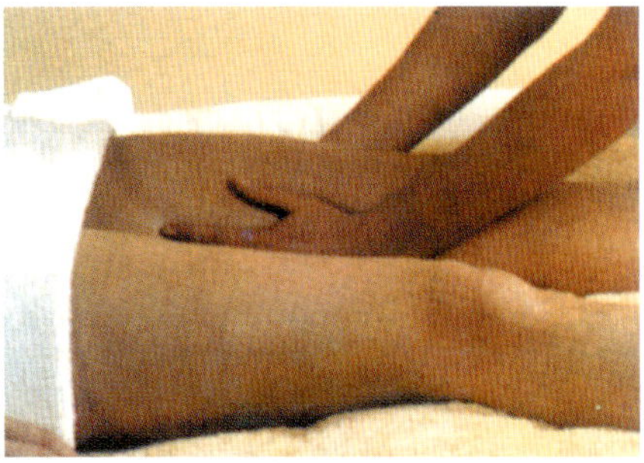

5-5-2. 페트릭사지(주무르기)

페트리사지는 피부와 근육을 주무르고, 말고, 집어올리는 다양한 방법을 포함하는 많은 동작을 뜻한다. 이 동작들은 깊은 피부층까지 자극함으로써 그 구조를 강화시키고 그 부분에 피의 공급을 늘려준다.

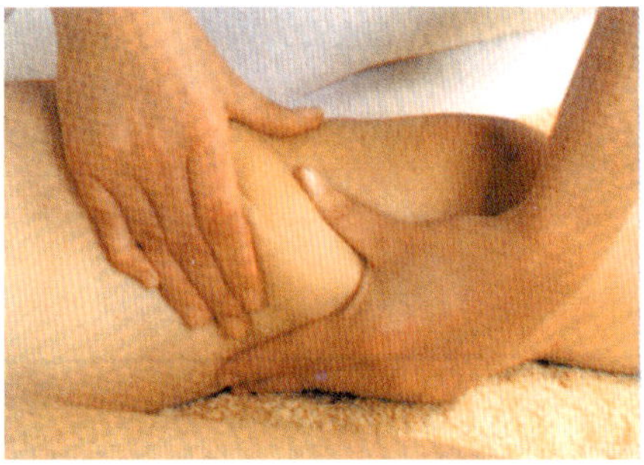

5-5-3. 프릭션(마찰)

마찰 또는 결합조직 마사지는 엄지손가락, 손가락 끝, 손가락 관절을 사용하여 특히 근육이 긴장된 곳을 세게 눌러주는 회전운동이다.

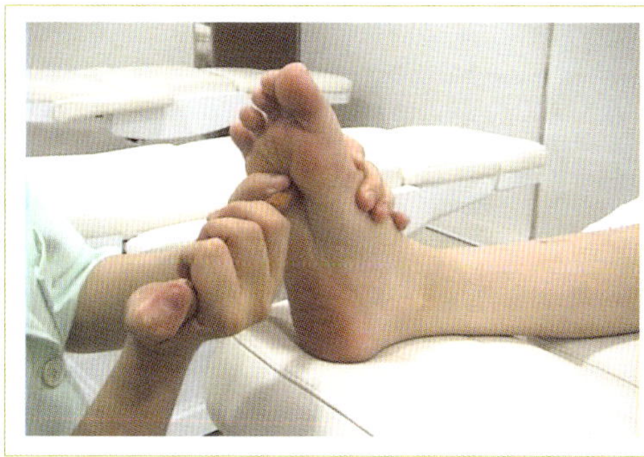

5-6. 파라핀 요법

1) 피리핀 용법

열과 촉촉함으로 피부의 모공을 열리게 하고 그 속으로 영양과 보습을 공급해 준다. 최초에는 노인층이나 환자들의 손발 치료를 위한 목적으로 행해졌으나 오늘날에는 남녀노소를 막론하고 모든 사람이 즐기고 있다. 단 피부가 찢겨졌거나 데었거나 습진, 빨갛게 부어오르는 등 혈관계과 피부에 문제가 있는 고객에게는 시술하지 않는다.

5-6-1. 파라핀의 성분

아킬립터스, 멘톨, 비타민 E (토코페롤)라놀린, 피치오일, 코코넛 오일, 망고 버터, 코코아 버터, 그레이프 푸르트 오일 등이 첨가 되어 있다.

5-6-2. 파라핀 요법의 절차

① 항균 소독제로 고객의 손을 세척하고 페이퍼 타월이나 타월로 물기를 깨끗이 닦는다.
② 파라핀에 담그기
③ 발 전용 플라스틱 백 씌우기

④ 전기장갑 씌우기

⑤ 마무리 맛사지

5-7. 페디큐어

① 소독(자신의 손과 고객의 발)

② 우드 파일로 쉐이프(중앙으로 한 방향-스퀘어에서 라운드로 전환) 후 버림

③ 디스크 팩 에칭(디자인 파일, 화이트 샌드)

④ 1차 분무기

⑤ 큐티클 오일 바르기

⑥ 큐티클 소독(스킨 소독제)

⑦ 2차 분무기

⑧ 크레도 (로션 없음)

⑨ 페디 파일 (로션 있음)

⑩ 3차 분무기

⑪ 마사지

⑫ 유분기 제거(리무버를 솜에 묻혀 닦아내고 후레쉬 바르기)

⑬ 오렌지 우드 스틱에 솜을 말아서 큐티클 정리 후 1회용 슬리퍼 신고 토 세퍼레이터 끼우기

⑭ 컬러링

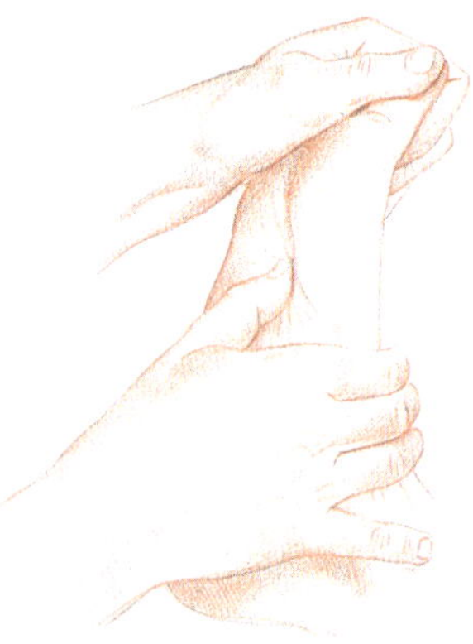

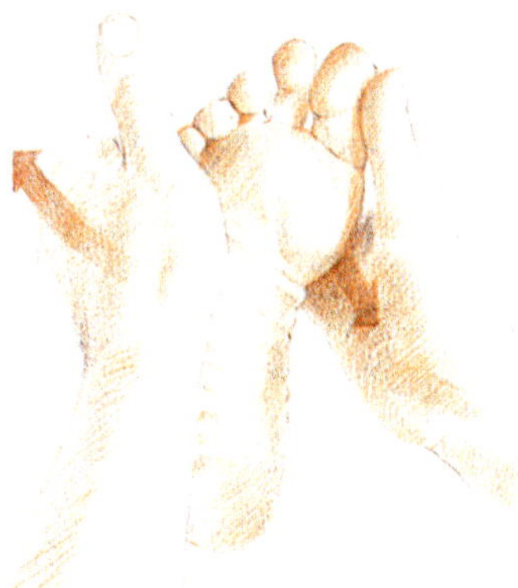

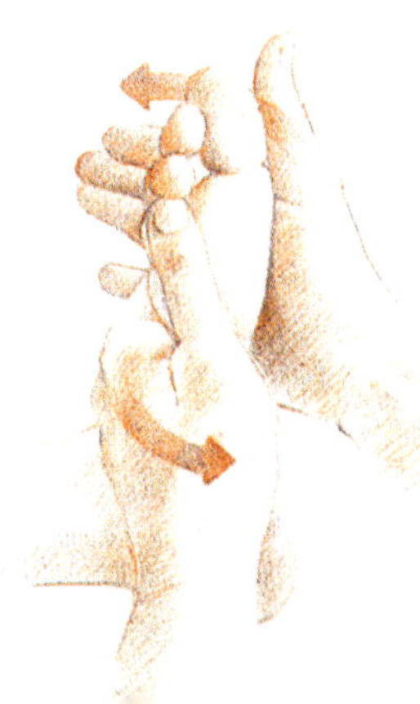

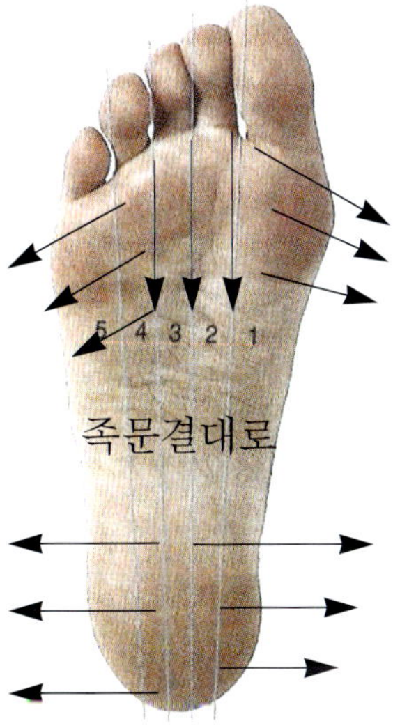

크레도 사용 방향

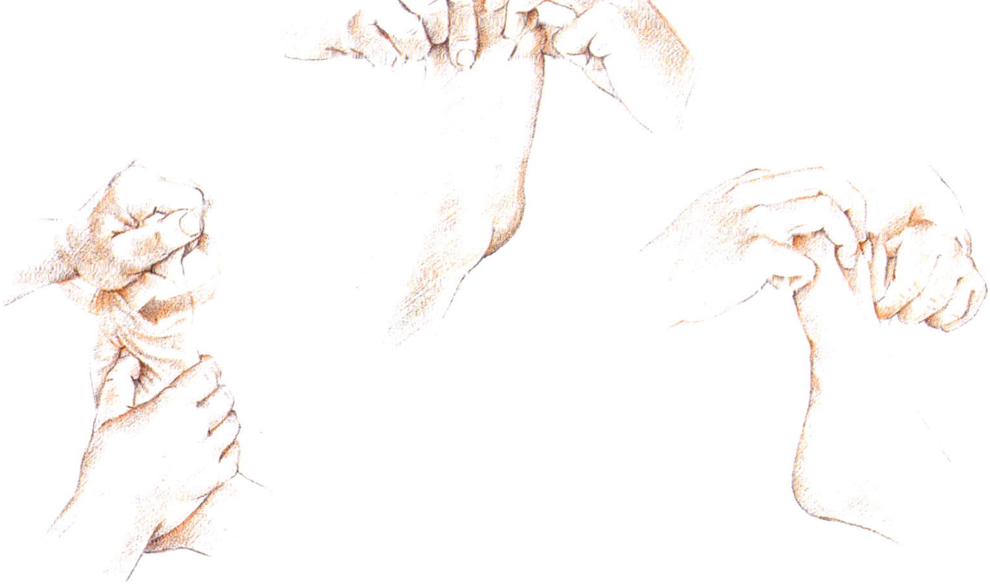

chapter

06

아로마를 이용한 발마사지

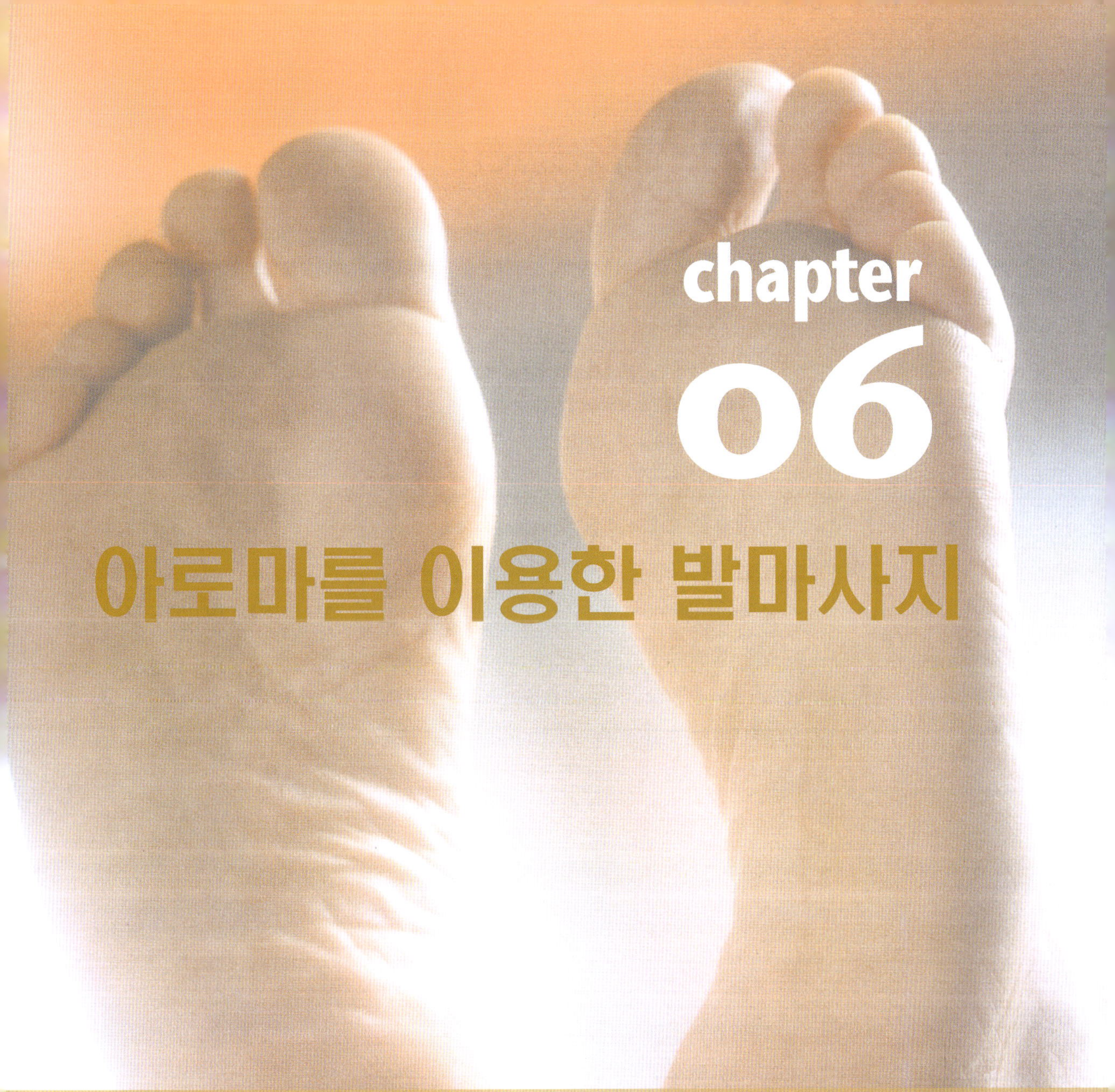

chapter

06 아로마를 이용한 발마사지

6-1. 아로마테라피

아로마테리피는 4000여년 전 이집트, 중국, 인도에서 호장품 대용이나 건강을 위한 치료 목적으로 행하여 졌으며, 1937년 프랑스 화학자 르네에 의하여 재정립 되었다. 발 반사요법도 거의 같은 시기에 행해졌던 요법이 20세기에 와서 재정립 된 것이다. 이집트 벽화에 이미 아로마테라피와 발 반사요법에 대한 설명이 벽화로 남아 있다.

6-1-1. 증상에 따른 아로마 발관리

(1) 발이 아플 때

겨울에는 제라늄, 여름에는 페파민트, 특히 발냄새가 심할 경우에는 사이프러스로 정기적으로 각탕하면 효과적이다.

(2) 발이 피로할 때

티트리 6방울, 유칼리투스 3방울, 라벤더 3방울

(3) 땀나는 발

사이프러스 3방울, 라벤더 3방울, 세이지 3방울

(4) 발 마사지 방법으로 사용 방법

① 피곤하고 아픈 다리 : 로즈마리 6, 라벤더 4, 호호바 오일 20ml

② 스트레스로 인한 긴장감을 풀고 싶을 때 : 라벤더, 제라니늄, 일랑을 사용

③ 기억력 증강 : 바질, 로즈마리, 레몬, 페파민트 오일

④ 숙취 해소 : 주니퍼, 로즈마리, 헨넬 오일

6-1-2. 아로마를 이용한 발마사지

앞면

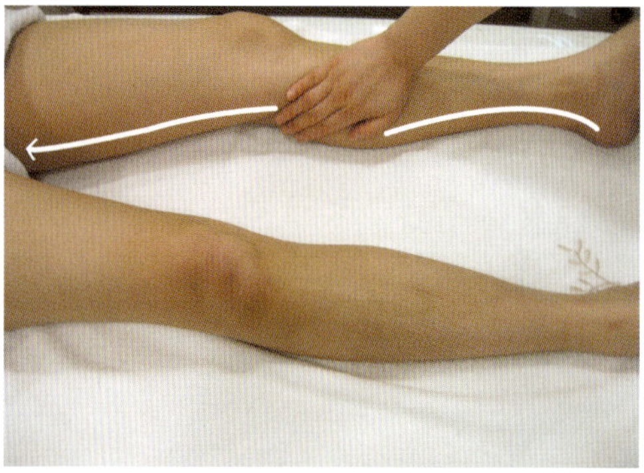

01 증상에 맞는 아로마 오일을 2~3가지 선택하여 케리어 오일을 블렌딩한 후 안쪽 발목에서 대퇴부 안쪽까지 위로 부드럽게 도포한다. 이때 속도는 천천히 안배하여 고객으로 하여금 편안함을 느끼게 한다. 오른발도 왼발과 동일하게 천천히 아로마 오일을 천천히 도포한다.

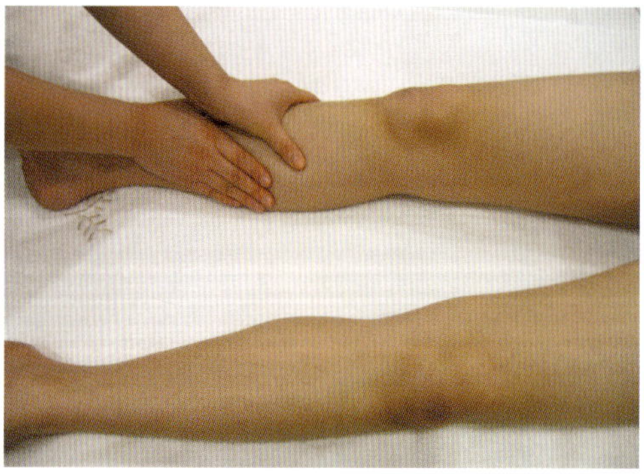

02 두 손을 겹친 뒤 발목 위로부터 무릎 위 10cm까지 천천히 밀어올린다. 이 때 손가락의 힘보다는 손바닥 안쪽의 힘을 이용하는 것이 좋다.

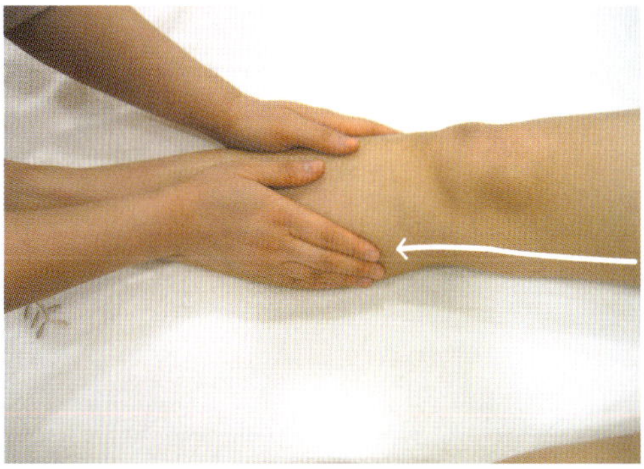

03 두 손으로 다리 위쪽에서 발목쪽 으로 강하게 끌어내린다.

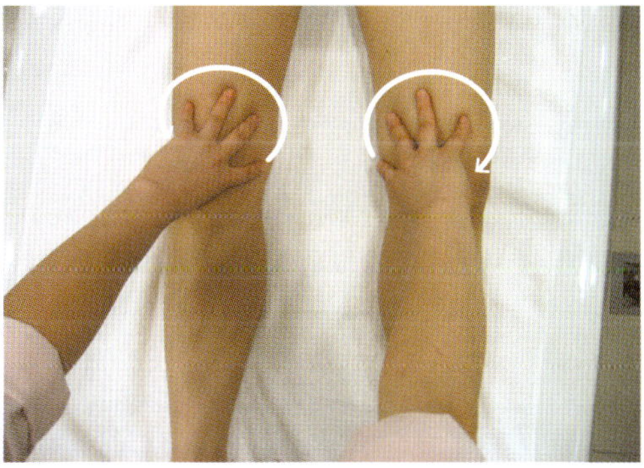

04 무릎을 이완시키는 동작으로써 두 손을 양 무릎 위에 두고 부드럽게 안쪽에서 바깥쪽으로 엄지를 이용하여 가볍게 돌려준다.

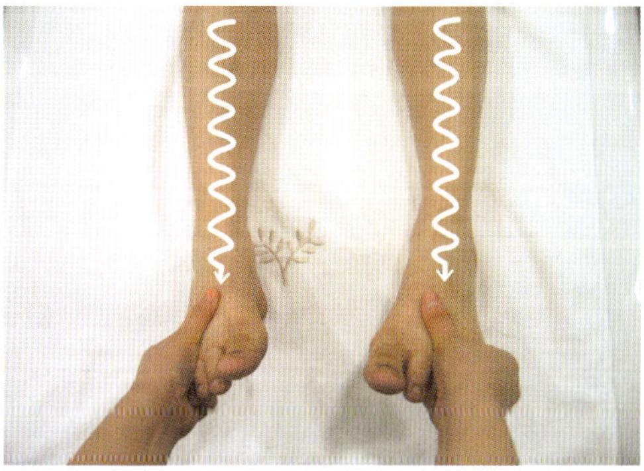

05 다리전체를 이완시키기 위하여 무릎에서 발목까지 가볍게 흔들면서 내린다.

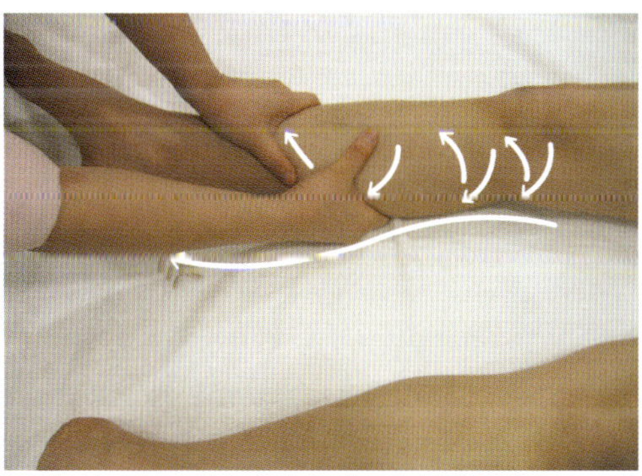

06 무릎 뒷부분부터 시작하여 발목안쪽으로 양손을 X자형으로 두손을 교차하며 주무르듯이 압박하여 내려온다

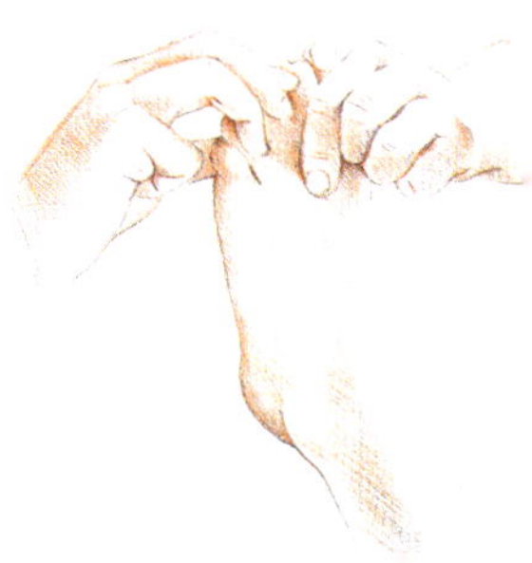

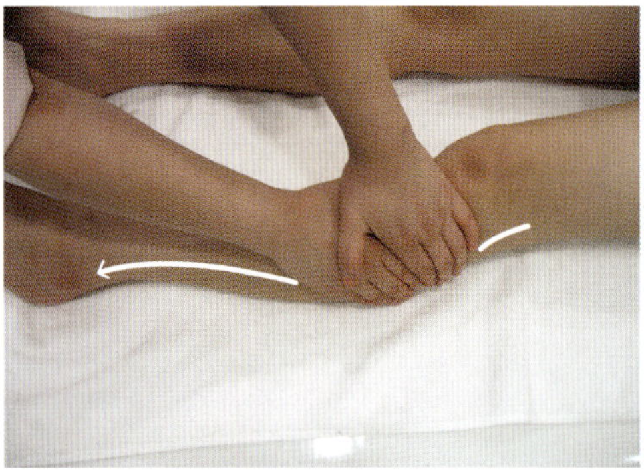

07 양손을 겹쳐서 무릎에서 발목까지 쓸어내린다.

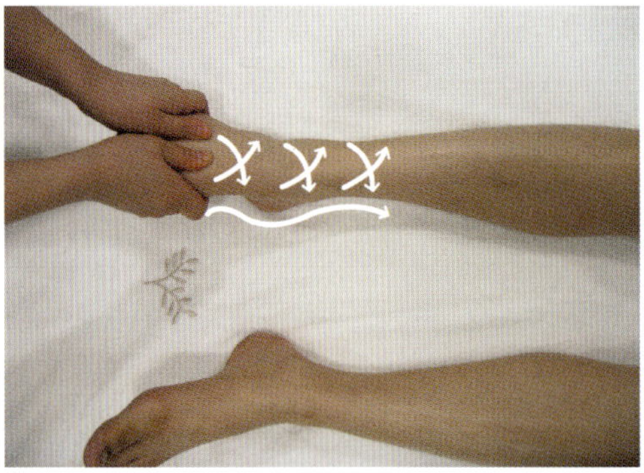

08 발등을 두 엄지를 이용하여 X자형으로 교차하며 발끝에서 발목부분까지 문지르며 올린다.

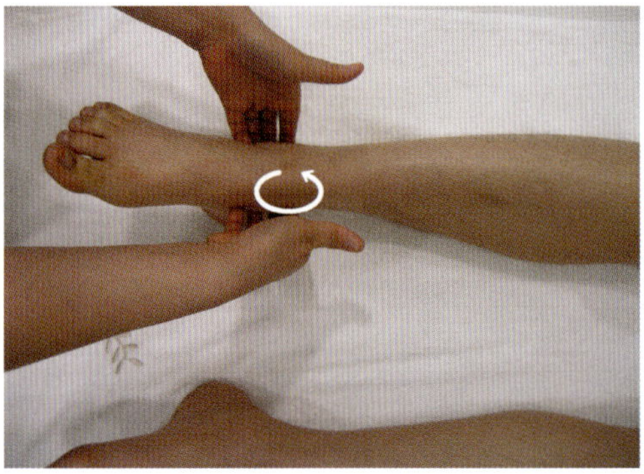

09 엄지를 제외한 네 손가락을 이용하여 복숭아뼈를 화살표 방향으로 강하게 돌려준다.

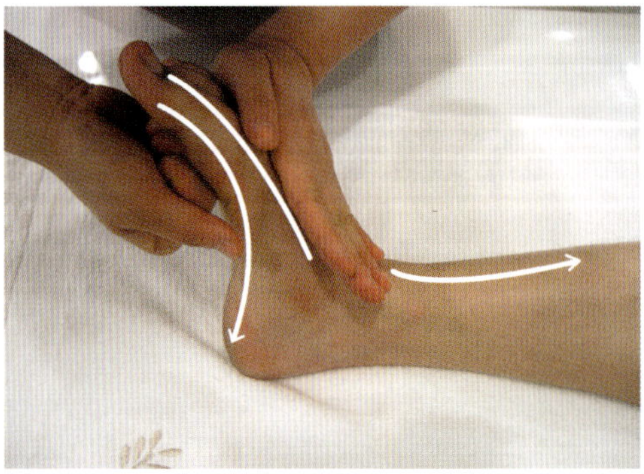

10 발바닥을 자극하기 위해서는 관리사의 위치를 고객의 옆으로 이동하는 것이 좋다. 왼발을 자극할 경우 고객의 왼쪽에, 오른발을 자극할 경우 고객의 오른쪽에 서서 실시하여야 한다. 왼발을 자극할 경우 오른손은 발등위를 무릎 방향으로 쓸어올리고, 왼손은 발바닥을 발꿈치 방향으로 끌어내린다.

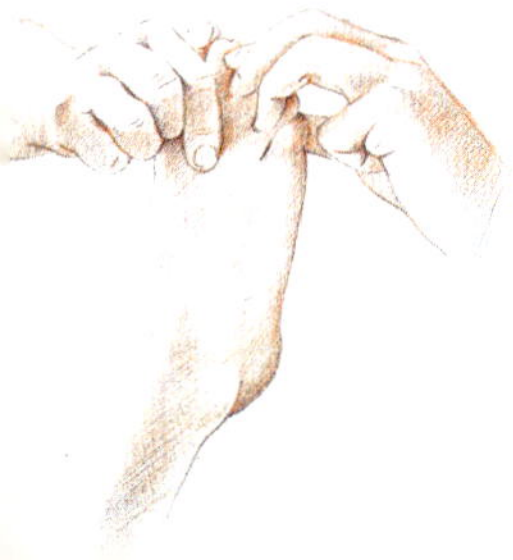

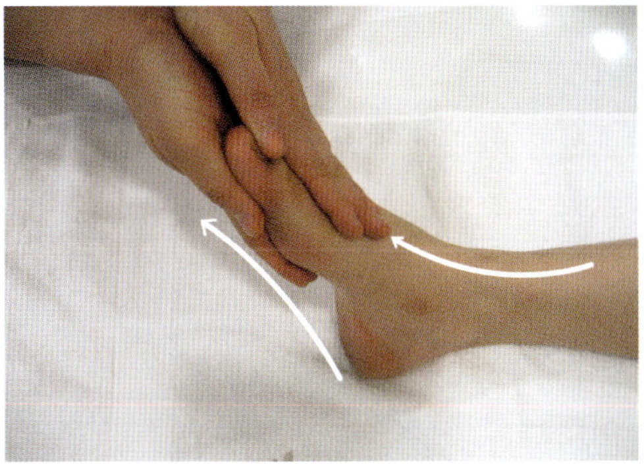

11 두 손으로 모두 발끝으로 끌어당긴다. 이때 잘 밀착시키는 것이 좋다.

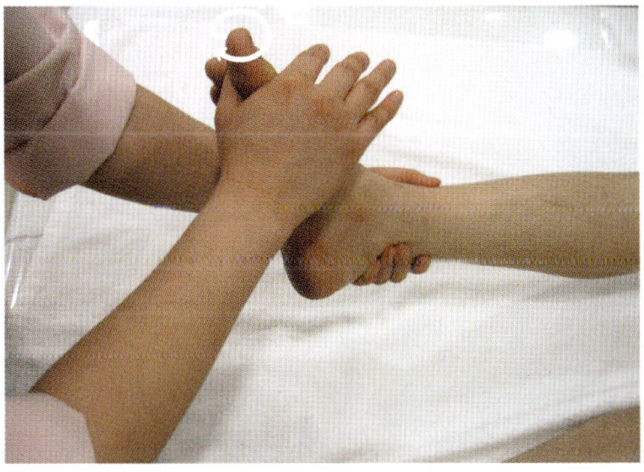

12 종아리근육을 이완시키기 위하여 왼손으로 발목 아래를 잡고 발을 무릎 쪽으로 꺾어준다. 이때 너무 강하게 하지 않는다.

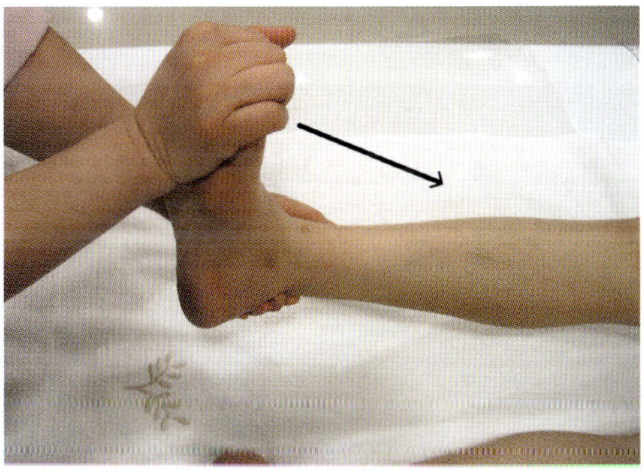

13 다리 전체를 이완시키기 위하여 무릎에서 발목까지 가볍게 흔들면서 내린다.

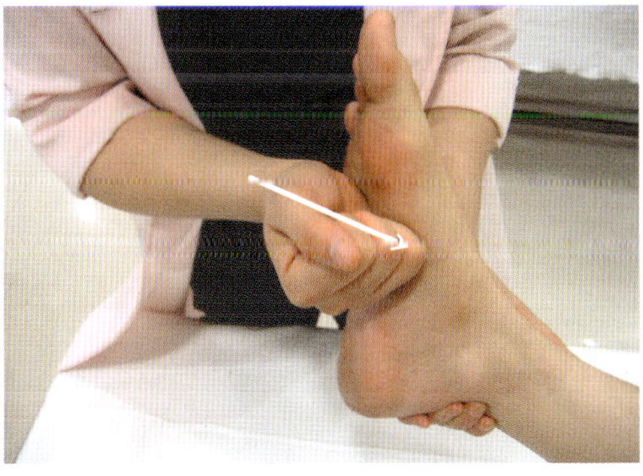

14 한 손으로 발목을 지탱하고 다른 손으로 발의 아치 부분을 강하게 때려준다.

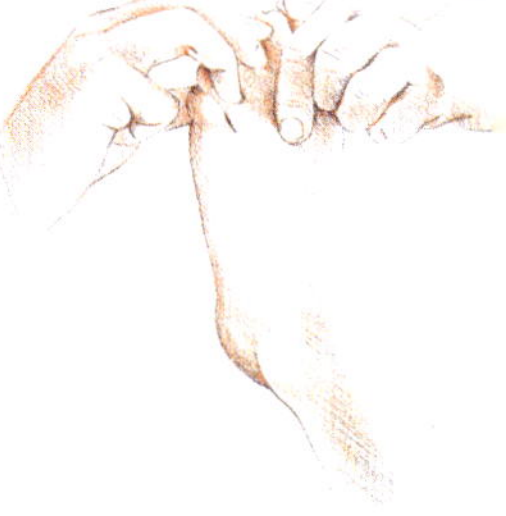

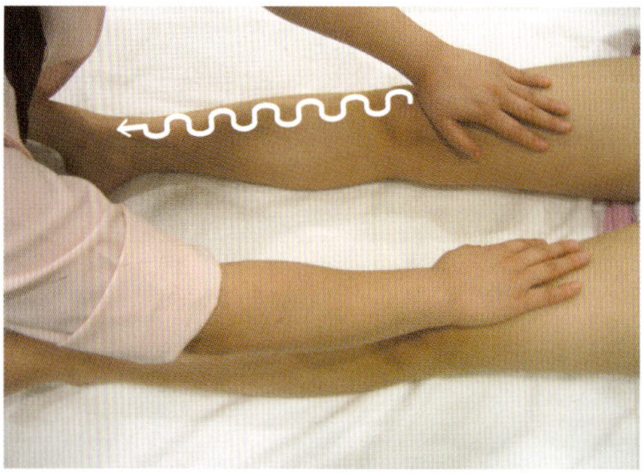

15 양손을 무릎 위에 두고 발목까지 가볍게 흔들면서 내린다.

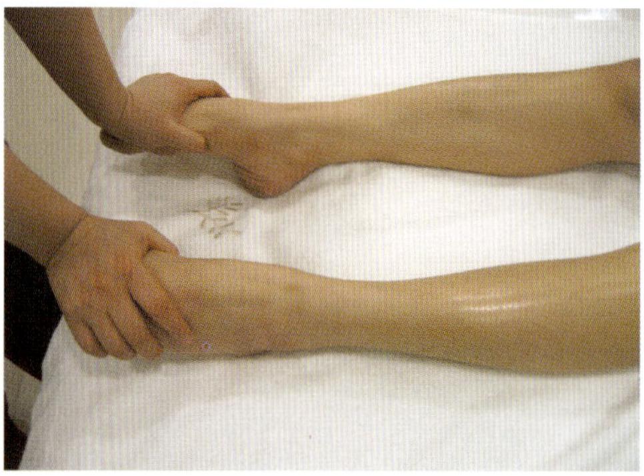

16 양손으로 발가락을 바닥 쪽으로 가볍게 꺾는다

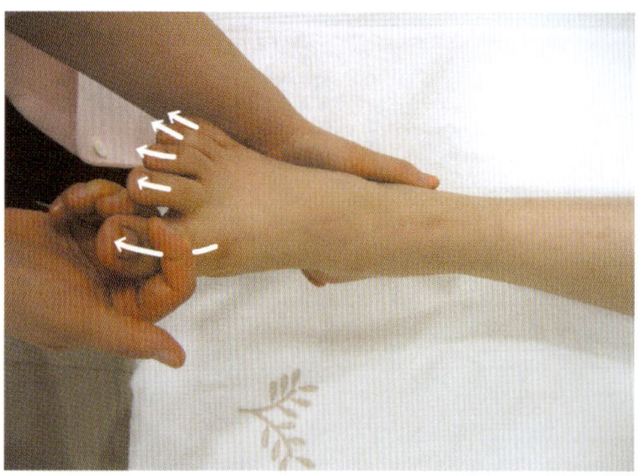

17 발가락을 차례로 가볍게 당겨서 퉁겨준다.

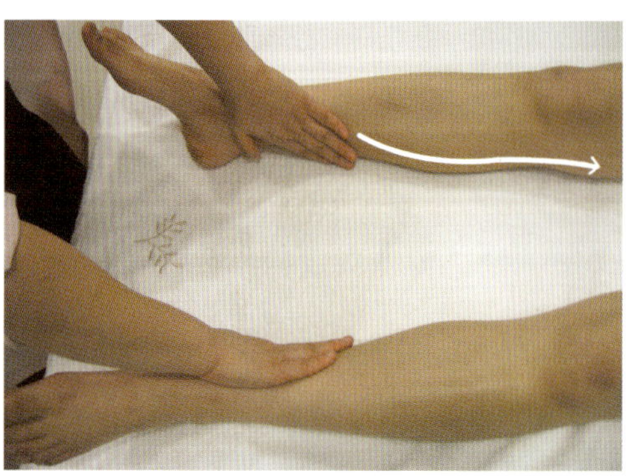

18 양 손바닥을 다리 안쪽에 대고 윗방향으로 가볍게 올린다.

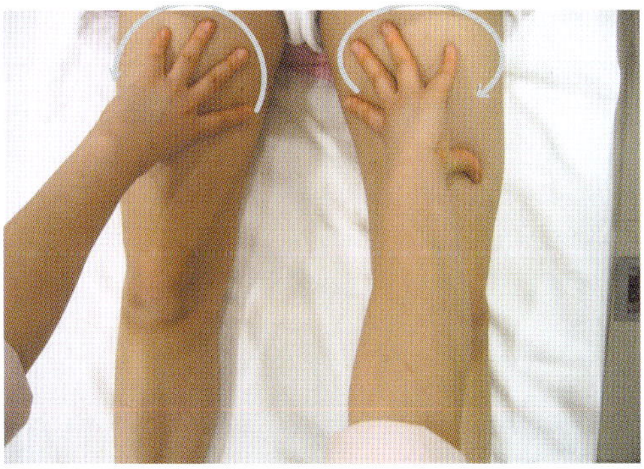

19 양 손바닥을 다리 안쪽에서 바깥쪽으로 돌리듯이 가볍게 퉁겨준다.

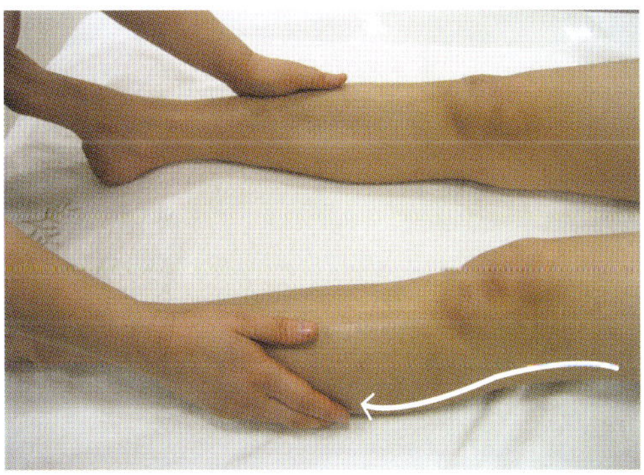

20 양손을 다리 바깥에서 발목 쪽으로 쓸어내린다.

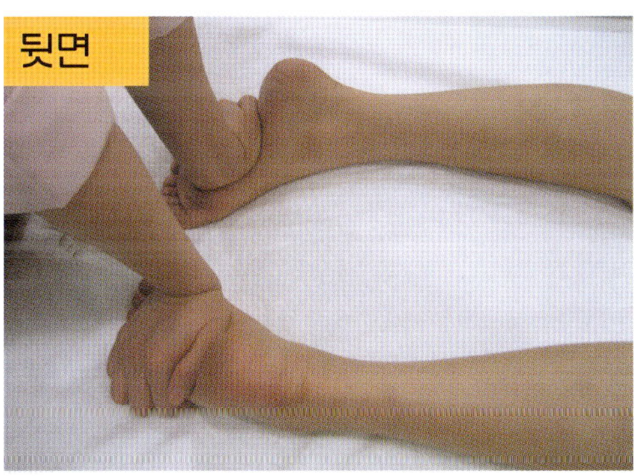

21 다리 뒷면을 완전히 이완시키기 위하여 양손을 발바닥에 얹고 잠시 유지한다.

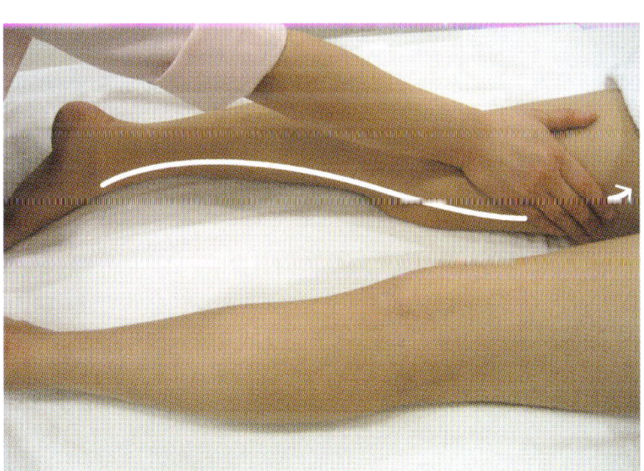

22 아로마 오일을 손바닥 전체를 이용하여 발목 안쪽에서 대퇴부 안쪽으로 아래에서 위로 쓸어올리면서 가볍게 도포한다.

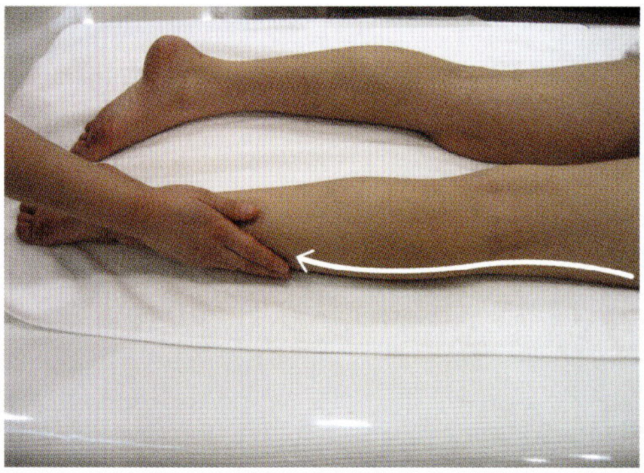

23 마찬가지로 아로마 오일을 대퇴부 바깥 쪽에서 발목 방향으로 쓸어내린다.

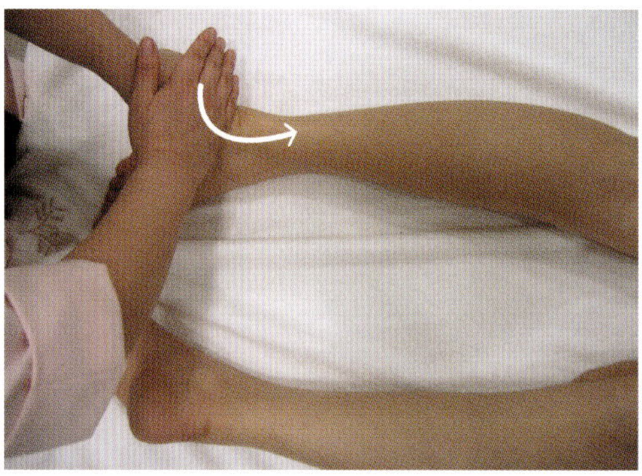

24 손바닥 전체를 이용하여 발꿈치 끝에서 발목 방향으로 아킬레스건을 부드럽게 마사지해 준다.

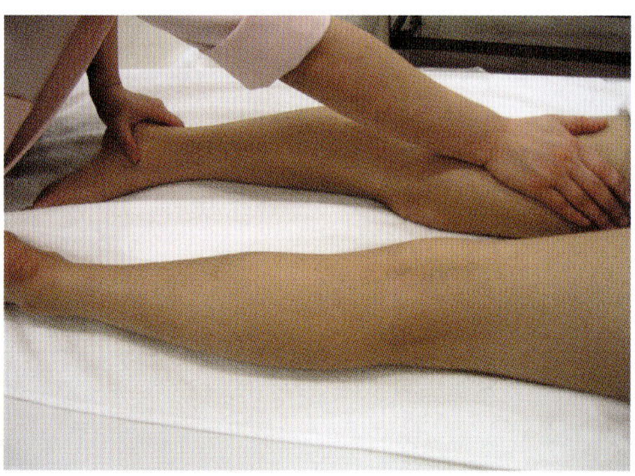

25 손바닥 전체를 이용하여 발목에서 대퇴부 안쪽 방향으로 아로마 오일을 도포하되 너무 강하게 압박하지 않는다.

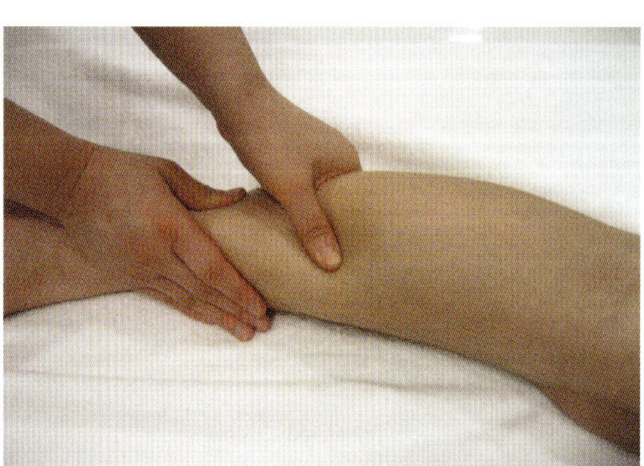

26 발목에서 대퇴부 방향으로 오른손은 다리의 오른쪽으로 왼손은 왼쪽으로 강하게 당기며 올라간다.

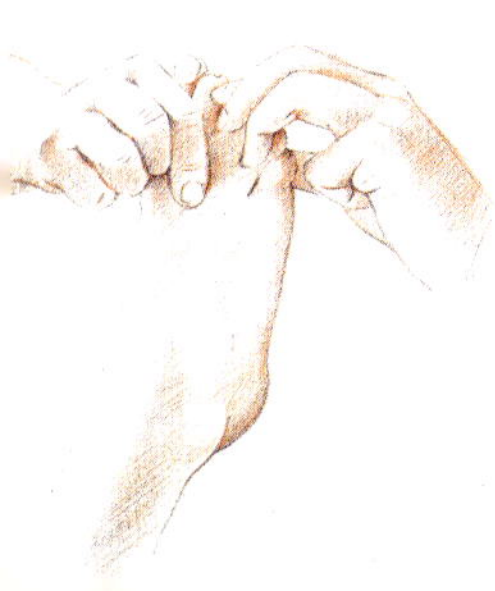

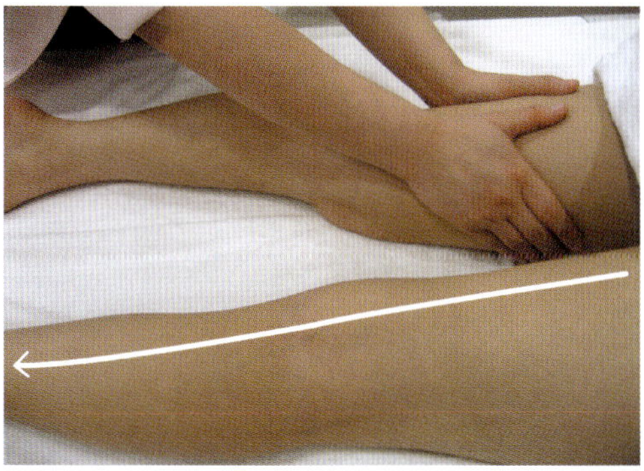

27 양 손바닥을 다리 옆에 잘 밀착시킨 후 발목 방향으로 강하게 쓸어내린다.

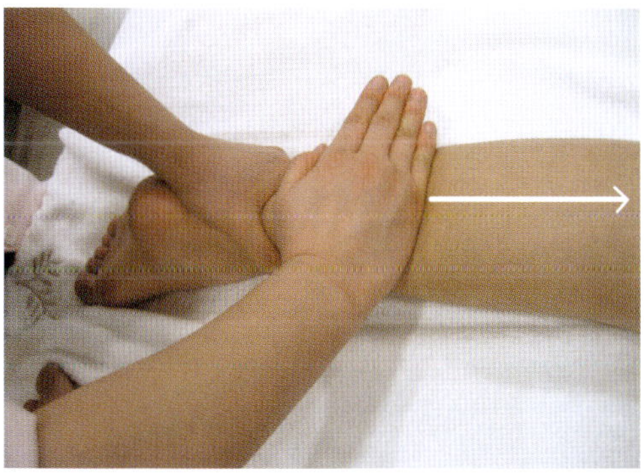

28 왼손으로 발목 부위를 잡고 오른쪽 손바닥과 바깥 손날을 이용하여 발목에서 대퇴부 방향으로 다리 중앙을 3~4번 쓸어올린다.

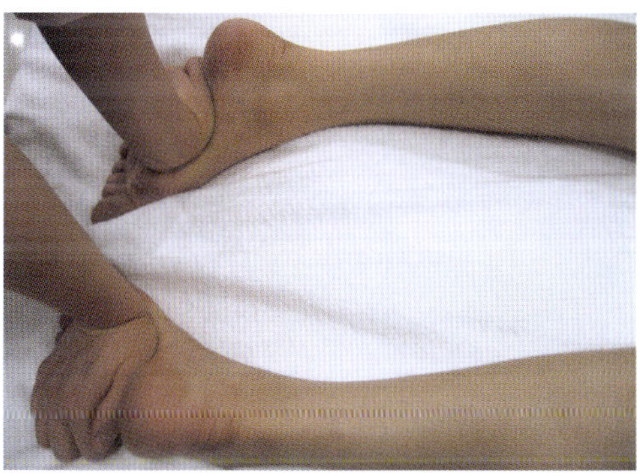

29 다리를 이완하여 양손을 발바닥에 얹고 체중을 실은 후 10초 정도 유지한다.

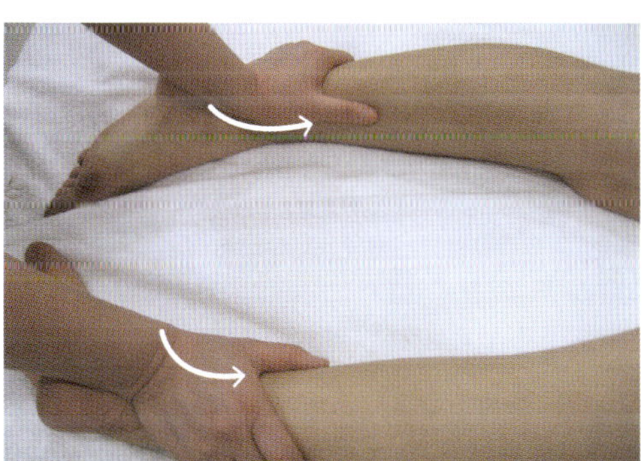

30 에너지 균형을 위해서 두 손을 돌려 발목을 5초 정도 눌러준다.

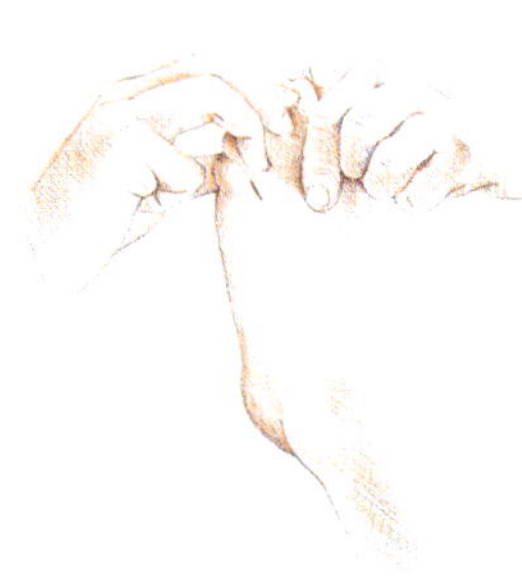

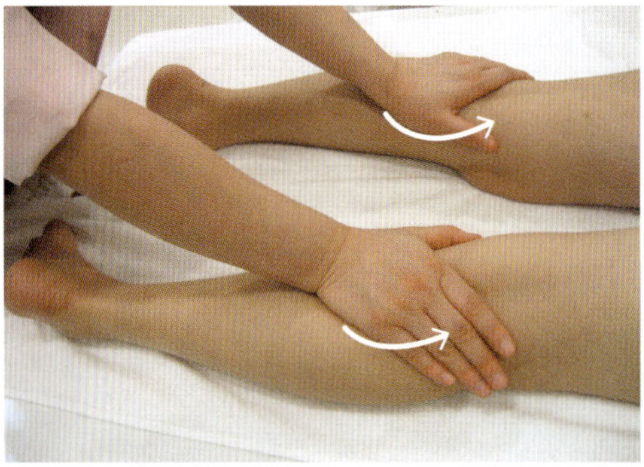

31 두 손을 슬와 위에 두고 가볍게 아래에서 위로 5초 정도 눌러준다.

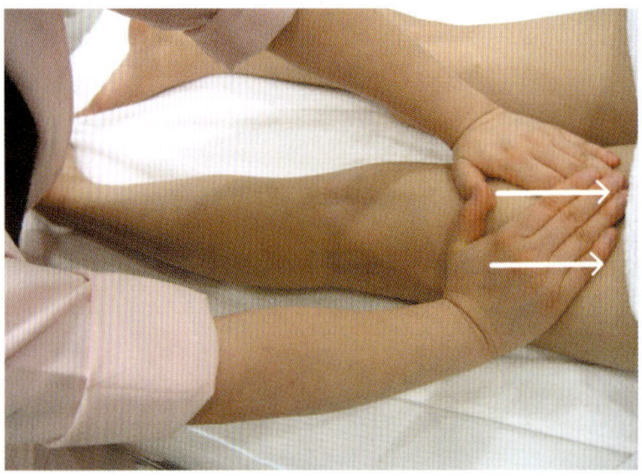

32 두 손을 슬와 부분 뒤에 놓고 대퇴부 위쪽으로 쓸어올린다.

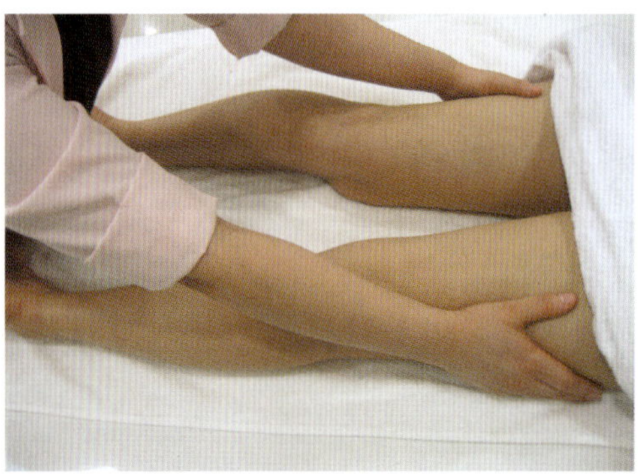

33 양손을 동시에 다리' 바깥에서 발목 쪽으로 강하게 쓸어내린다.

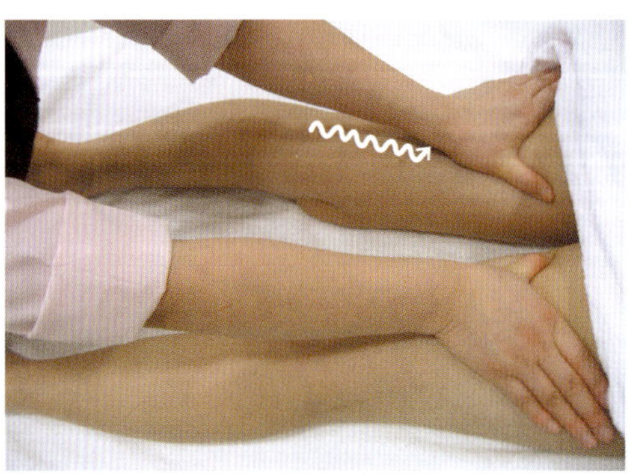

34 두 손을 슬와 부분 뒤에 두고 가볍게 흔들어 준다.

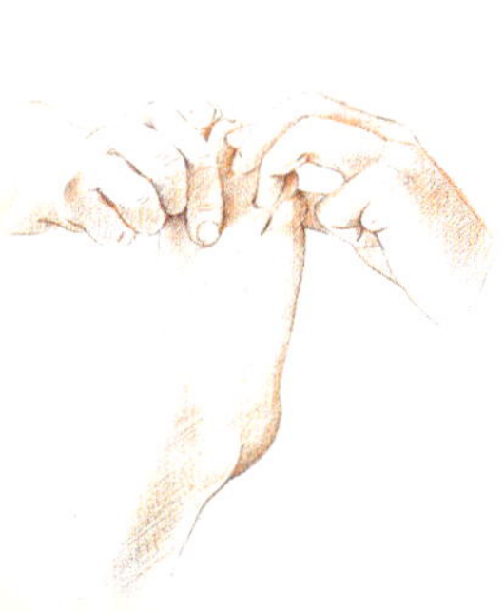

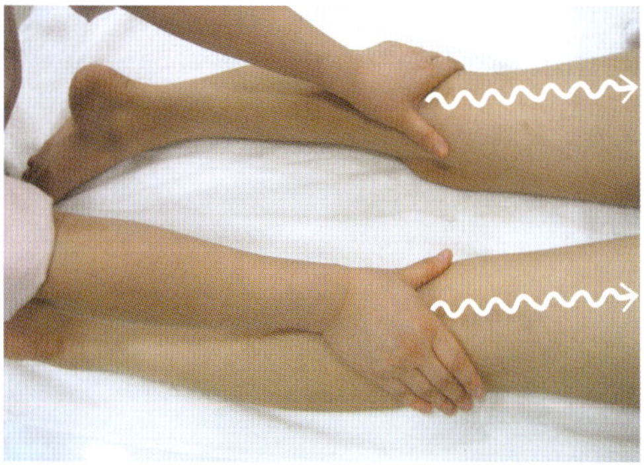

35 두 손을 슬와 부분에서 엉덩이 아랫부분까지 위쪽으로 흔들며 올린다.

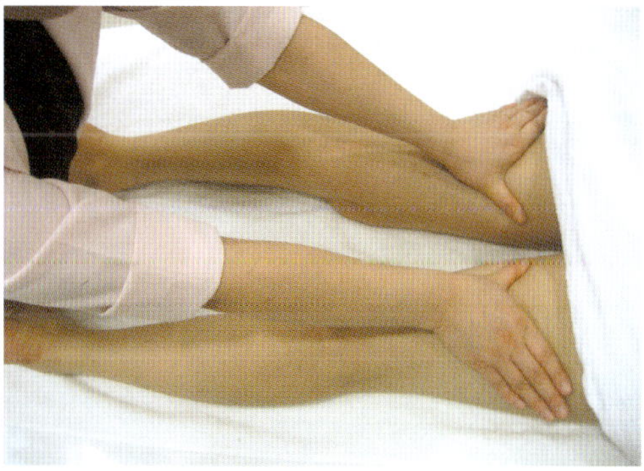

36 양손을 한번에 겹쳐 잡고 발목에서 위쪽으로 쓸어올린다.

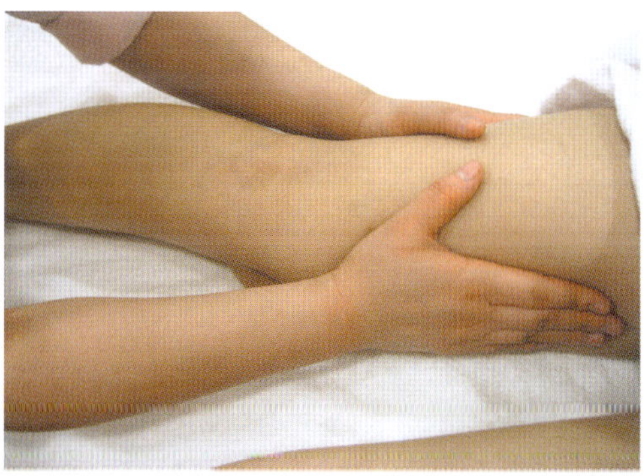

37 양손을 한번에 겹쳐 잡고 엉덩이 아랫부분에서 발목 쪽으로 쓸어내린다.

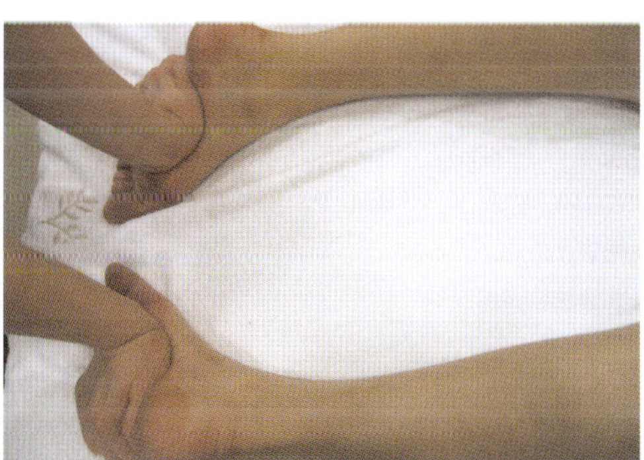

38 다리를 잠시 이완시키기 위하여 양손을 발바닥에 얹고 10초 정도 유지한다.

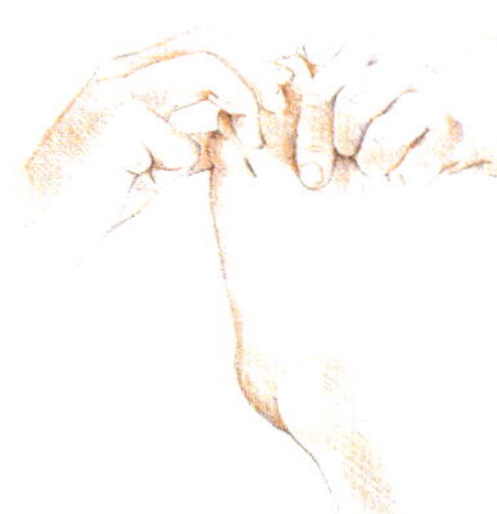

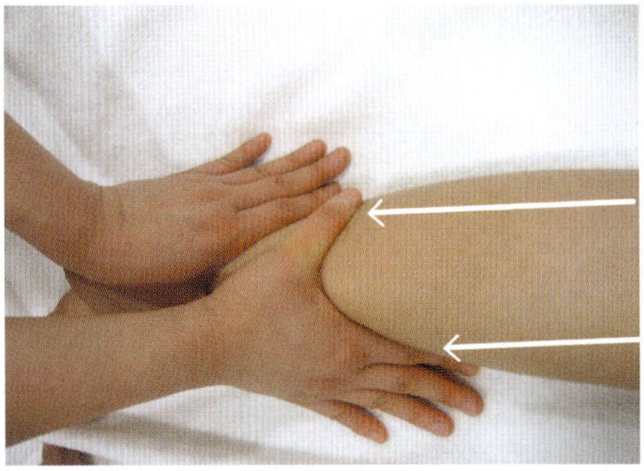

39 두 손을 겹쳐 다리 바깥 쪽을 쓸어내린다.

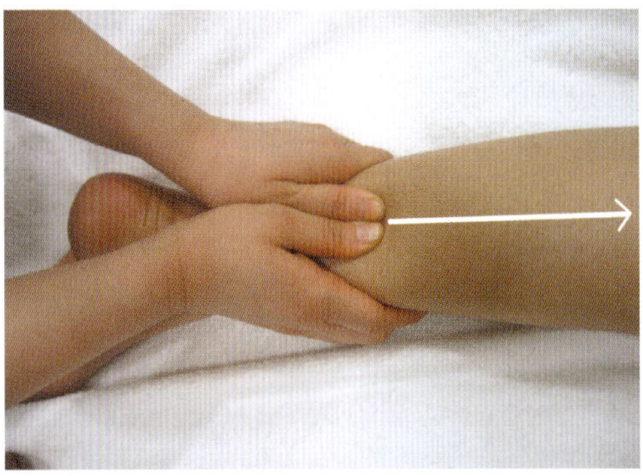

40 양손 엄지를 포개어 용천혈을 지압하고 엄지를 교대로 올라가며 자극하여 엉덩이 아랫부분까지 올린다.

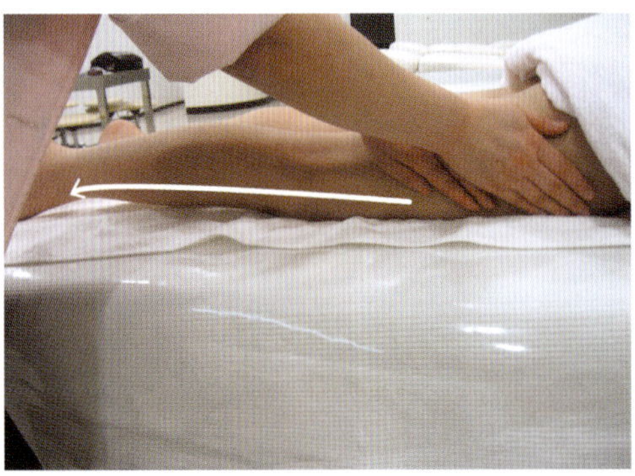

41 두 손을 겹쳐 다리 바깥 쪽을 쓸어내린 후 발가락 끝까지 접촉을 유지하다가 털어낸다.

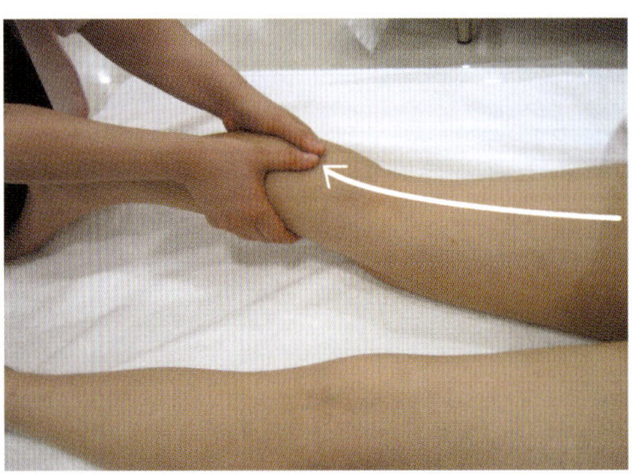

42 두 손을 슬와 부분부터 가볍게 들어 털면서 발목까지 내려온다.

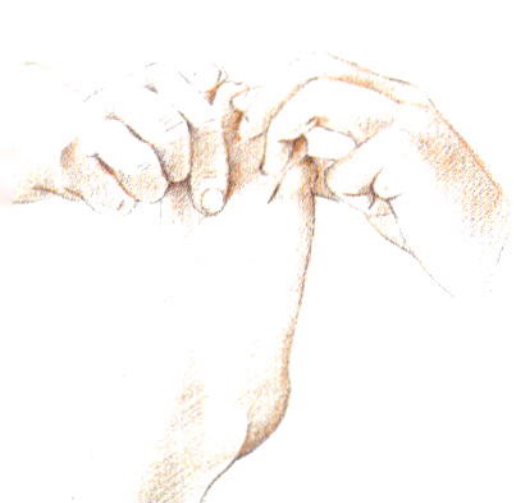

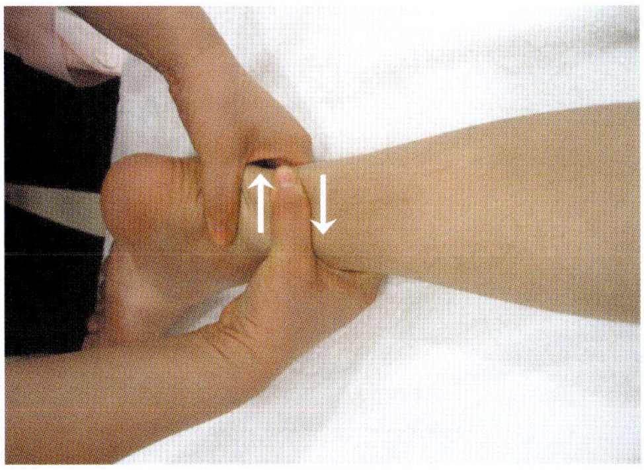

43 양손을 이용하여 발뒤꿈치와 발목 부위를 수근을 이용하여 부드럽게 문지른다.

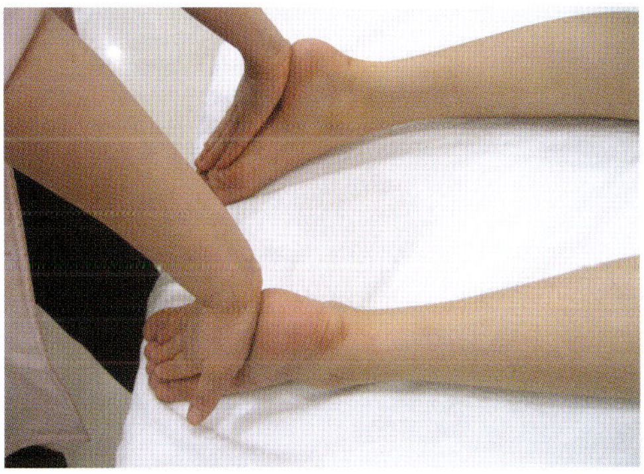

44 발뒤꿈치에서 발가락 끝으로 가볍게 쓸어내린다.

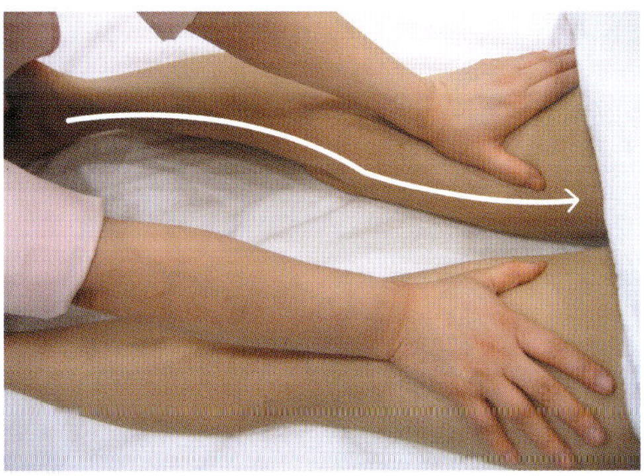

45 양손을 다리 바깥 쪽에 밀착하여 발목부터 엉덩이 아랫부분까지 밀어올린다.

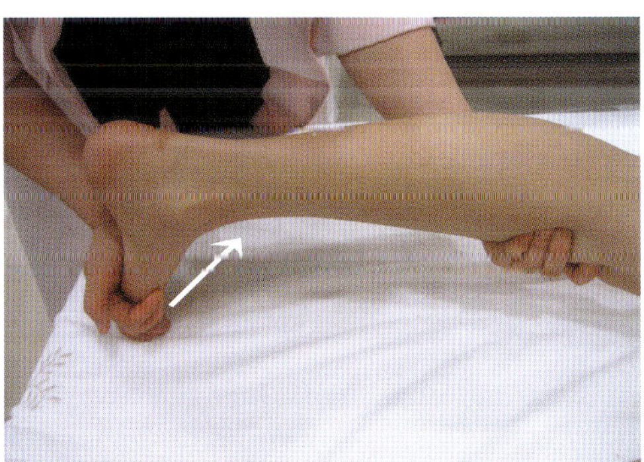

46 양손으로 각각의 아킬레스건 을발가락 쪽으로 강하게 당겨 준다.

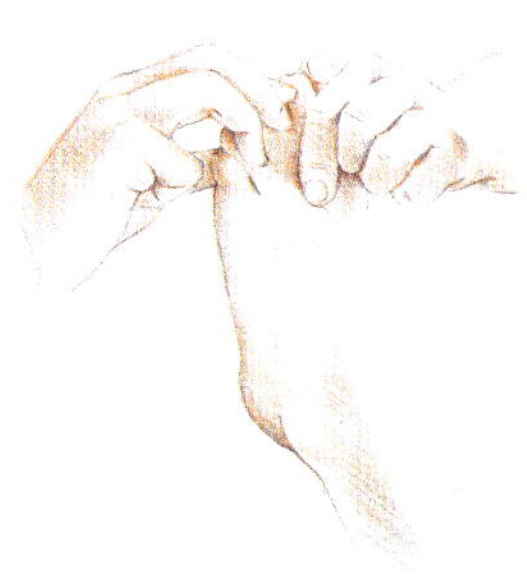

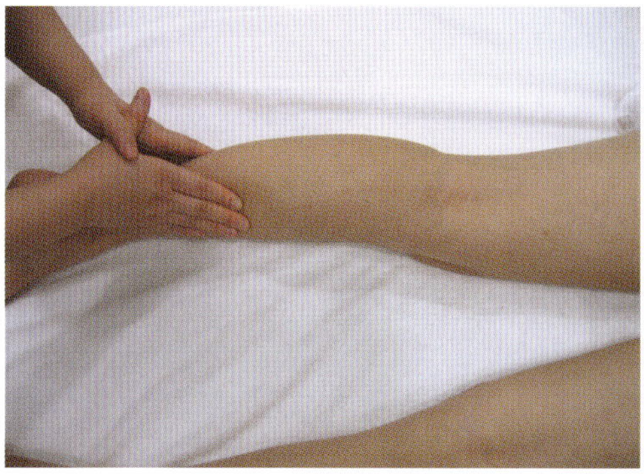

47 슬와에서 다시 한번 발목 쪽으로 양쪽 다리를 동시에 떨어주고 힘있게 내려놓는다.

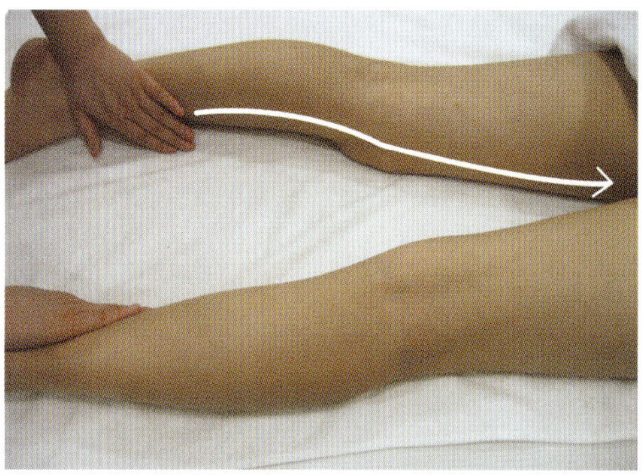

48 양손을 동시에 다리 안쪽을 발목에서 엉덩이 아랫부분까지 힘있게 쓸어올린다.

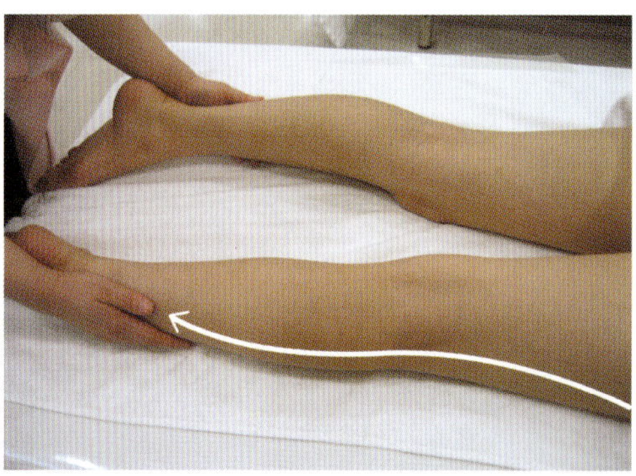

49 양손을 동시에 다리 바깥 쪽을 발목 방향으로 강하게 쓸어내린다.

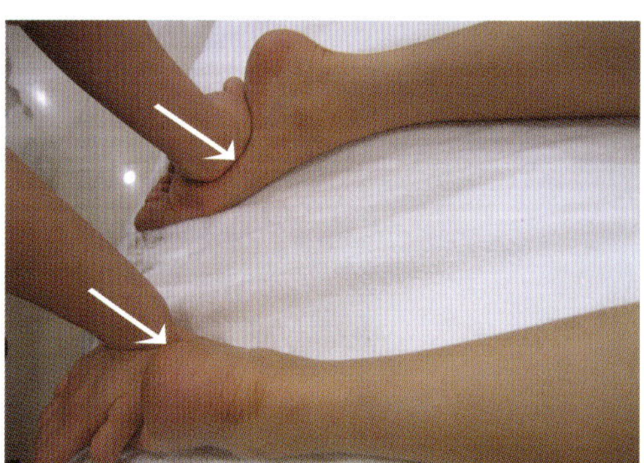

50 양손을 발바닥에 얹고 호흡을 가다듬는다.

6-1-3. 정맥 마사지

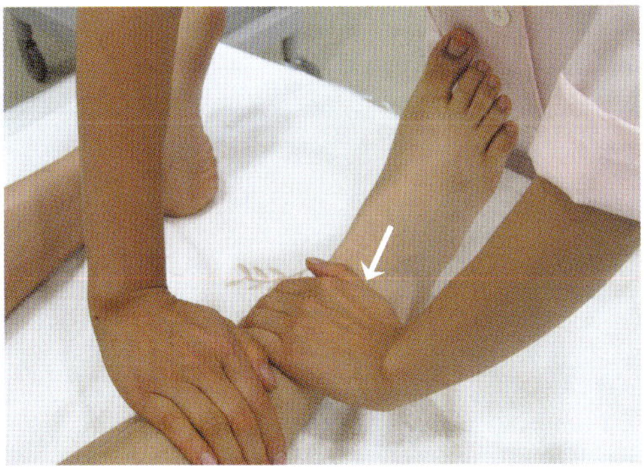

01 오일 도포 : 양 손바닥으로 오일을 바르고 발바닥과 발등에서 마무리한다.

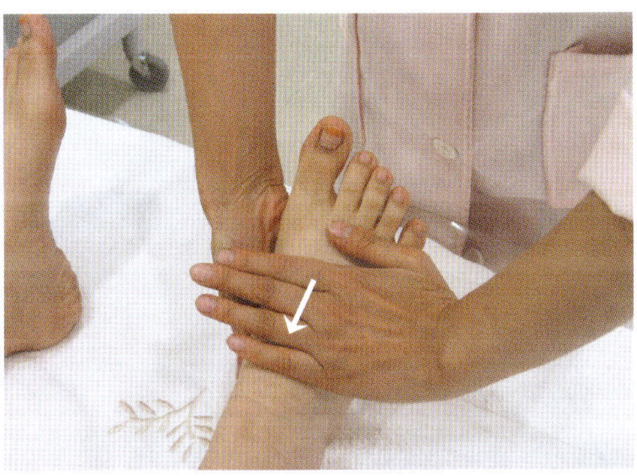

02 양 손바닥으로 발등과 발바닥을 교대로 쓰다듬어 준다.

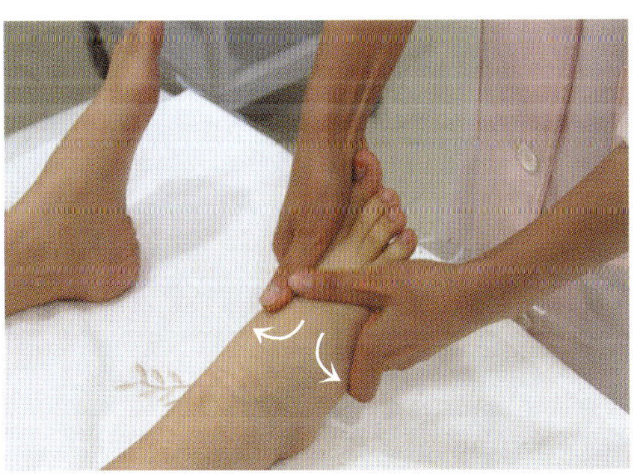

03 발등을 양 엄지로 둥글게 교차 하여 가지치며 올라간다.

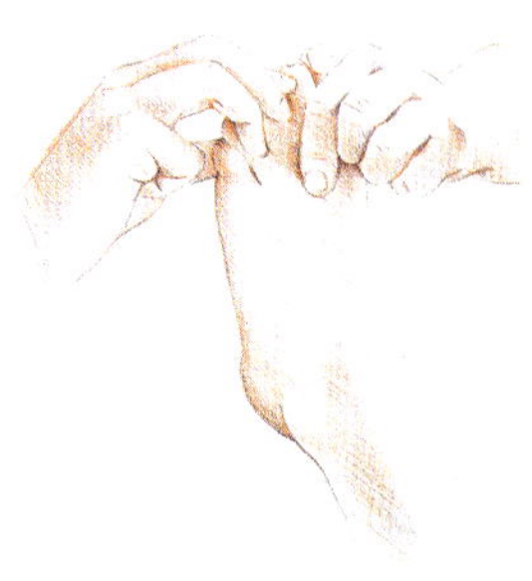

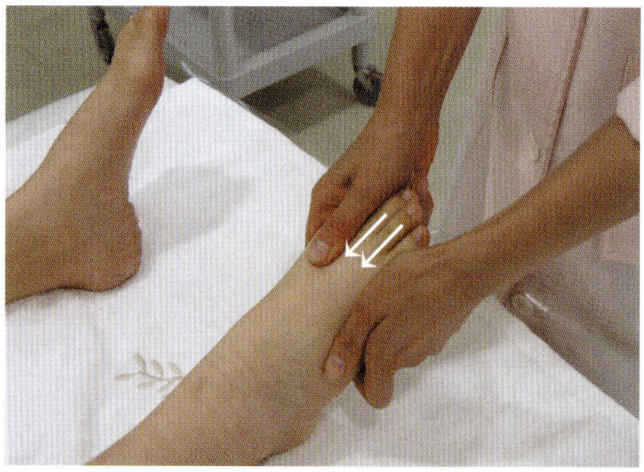

04 엄지 요측을 이용하여 중족골 사이를 문지른다.

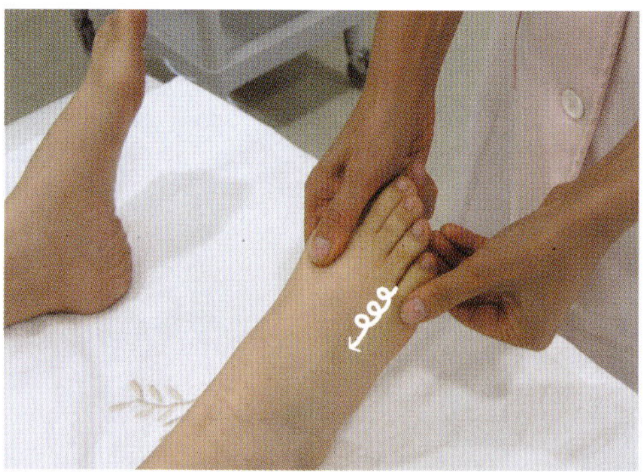

05 엄지의 지두 부위를 이용하여 발가락 하나하나 수영 방향으로 마찰한다.

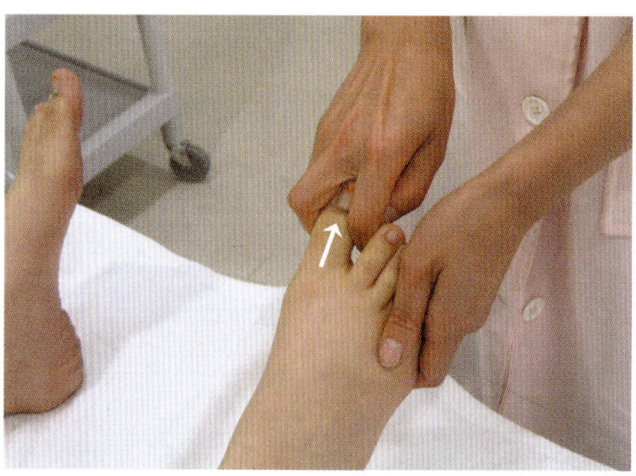

06 엄지와 검지를 이용하여 발가락 을 마찰한 뒤 발가락 끝을 퉁기듯 뽑아준다.

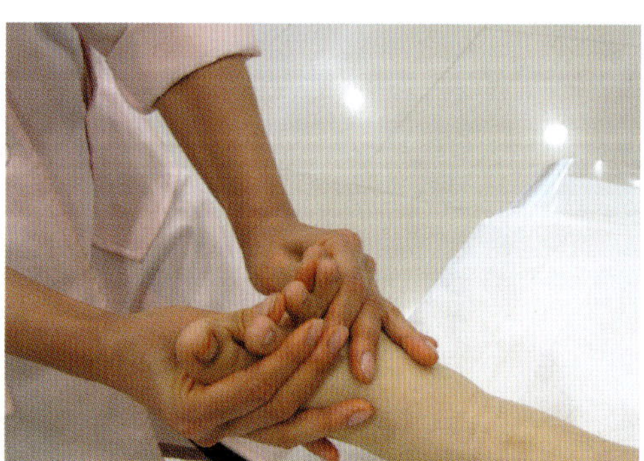

07 시술자의 손가락을 발가락 사이에 넣으며 벌려준다.

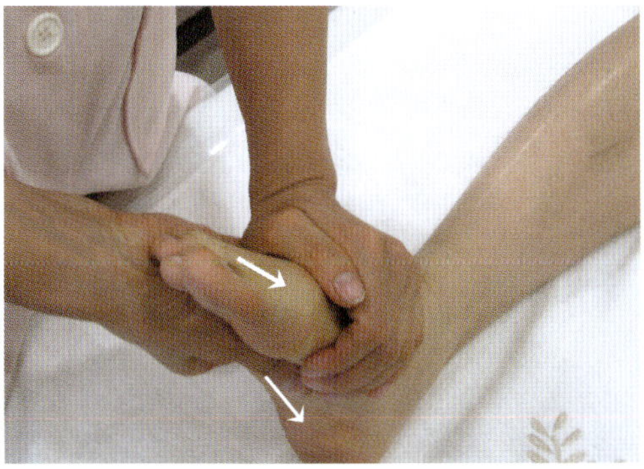

08 시술자는 배드 옆에 서서 양손바닥을 이용하여 발등과 발바닥을 밀어주고 밀어올린다.

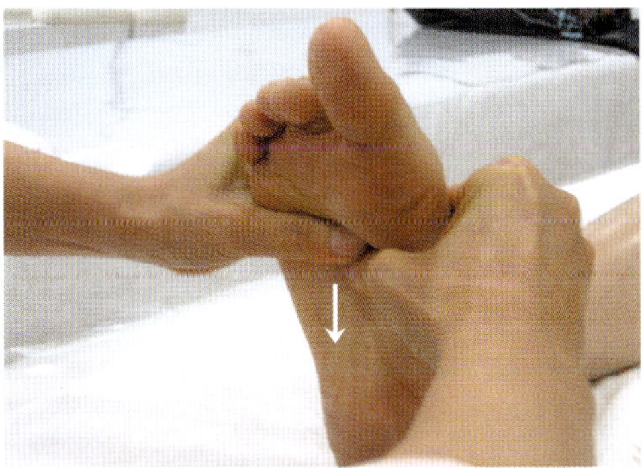

09 양손 엄지를 겹쳐서 용천에 압을 준 뒤 지두 부위로 발바닥을 쓸어내린다.

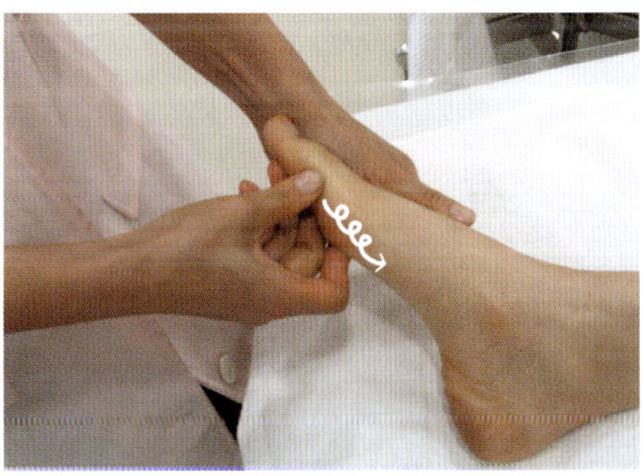

10 엄지를 이용하여 발 내측 근육 을 집어주듯이 마찰한다.

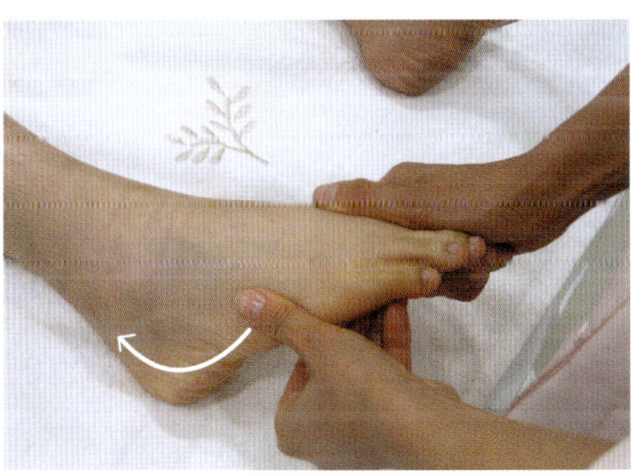

11 엄지를 이용하여 발 외측 근육 을 집어주듯이 마찰한다.

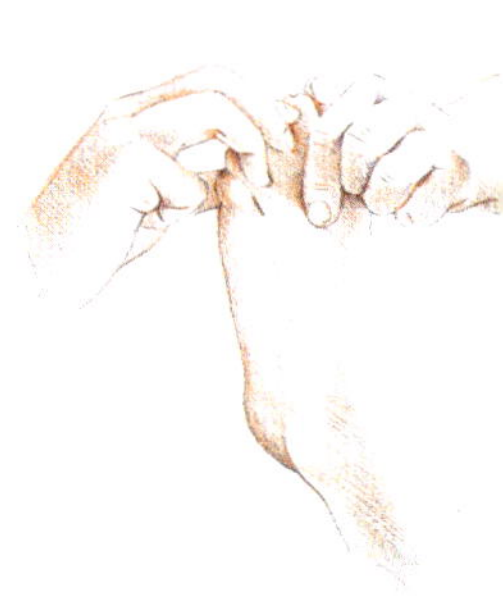

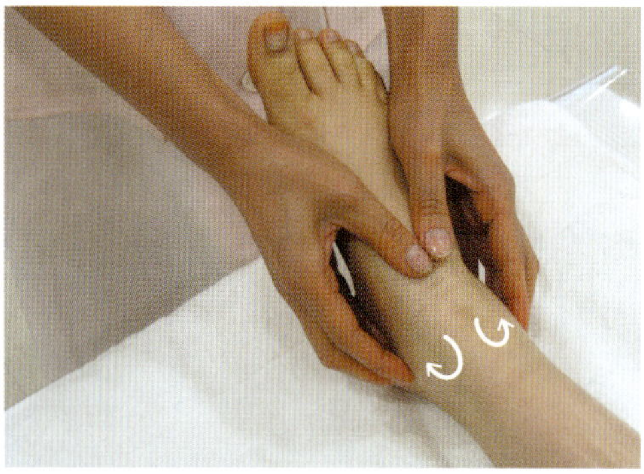

12 엄지는 발목에 고정하고 사지로 복숭아뼈 주위를 돌린다.

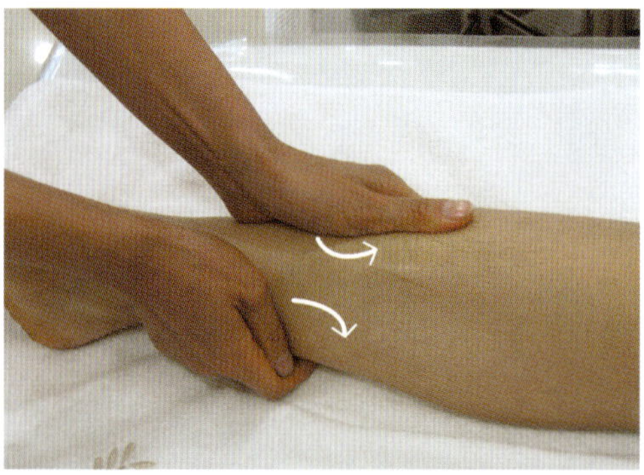

13 양손 모지구를 이용하여 발목에서 슬관절 아래까지 가지를 치듯 올라가서 쓸어내린다.

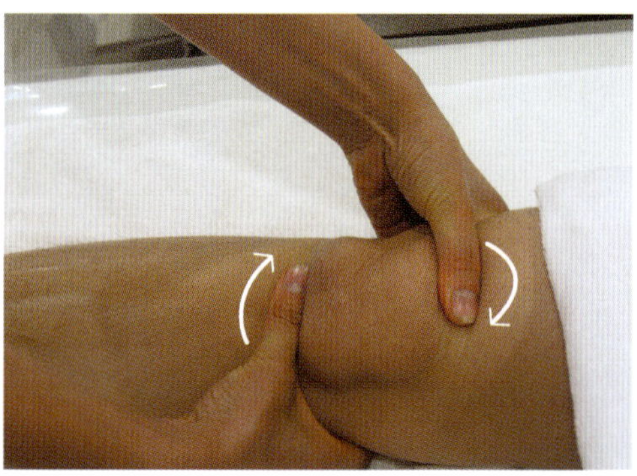

14 슬관절 주위를 양손 엄지를 이용하여 교대로 원을 그리며 돌려준다.

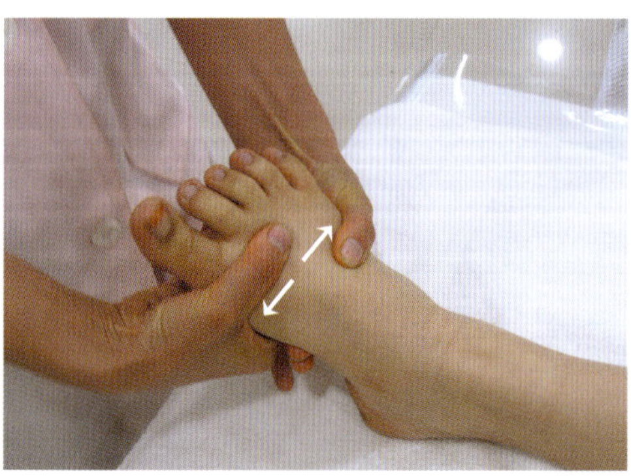

15 엄지는 발등에, 사지는 발바닥에 대고 양손 전체 압을 이용하여 짜주듯이 내려준다.

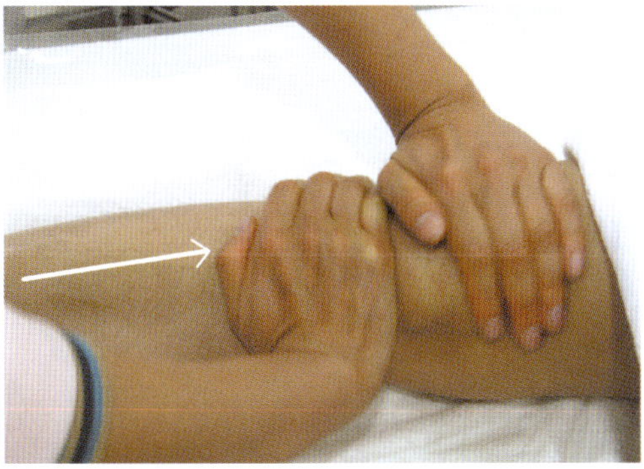

16 양손으로 발등에서 슬관절 10cm 위까지 올라가서 후면을 쓰다듬고 비복근 사이로 내려온다.

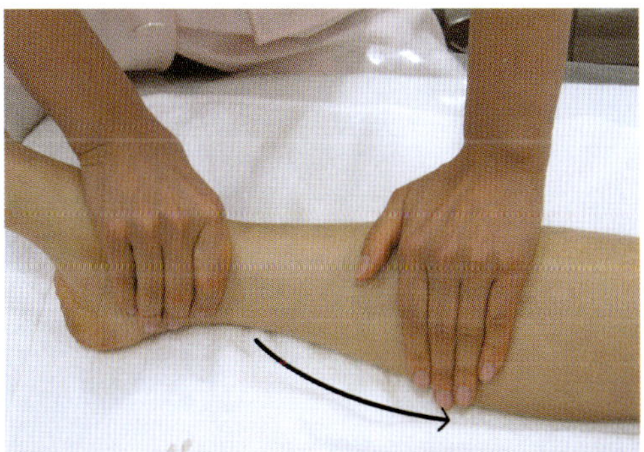

17 발목을 한 손으로 잡고 다른 손 으로 안에서 밖으로 쓰다듬어 내려온다.

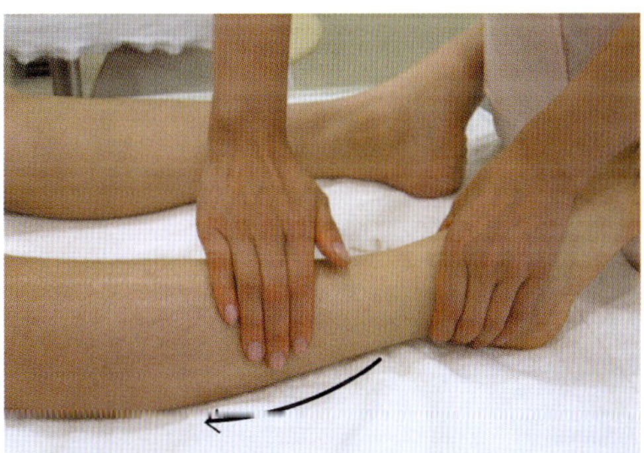

18 발목을 한 손으로 잡고 다른 손 으로 밖에서 안으로 쓰다듬어 내려온다.

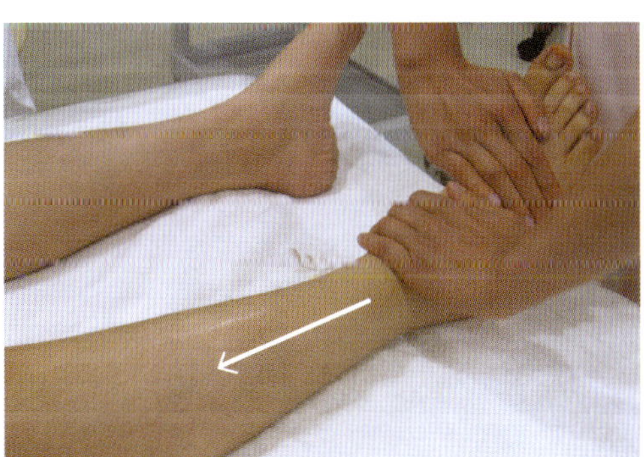

19 양 손바닥을 이용하여 발등에서 슬관절 10cm 위까지 쓰다듬어 준다.

6-1-4. 마무리 동작

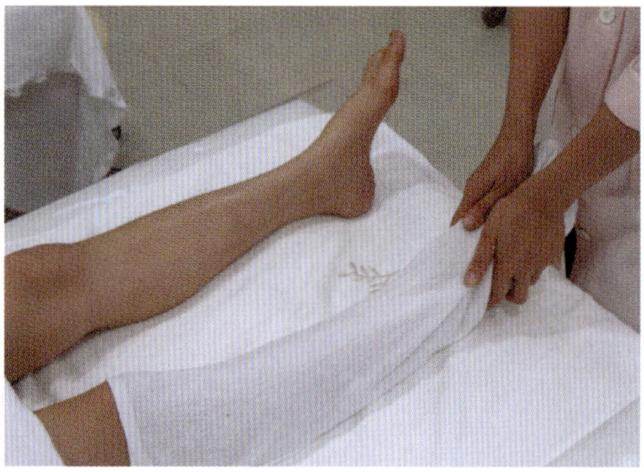

01 온습포를 덮고 양손으로 습포를 밀착시킨 뒤 엄지의 모지구를 이용하여 발등을 집어준다.

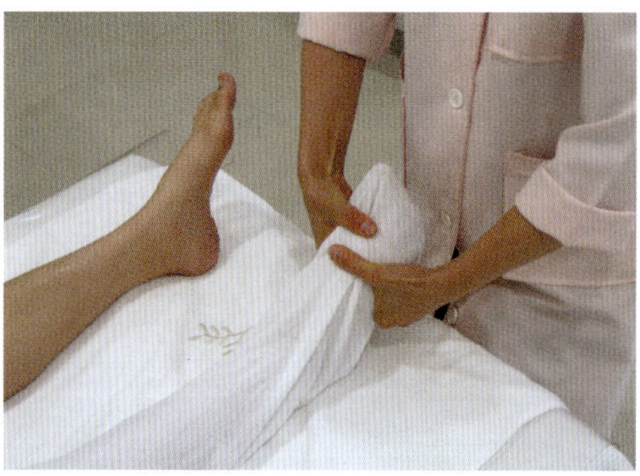

02 사지는 발바닥에 지탱하고 엄지로 발등을 가르듯이 집어준다.

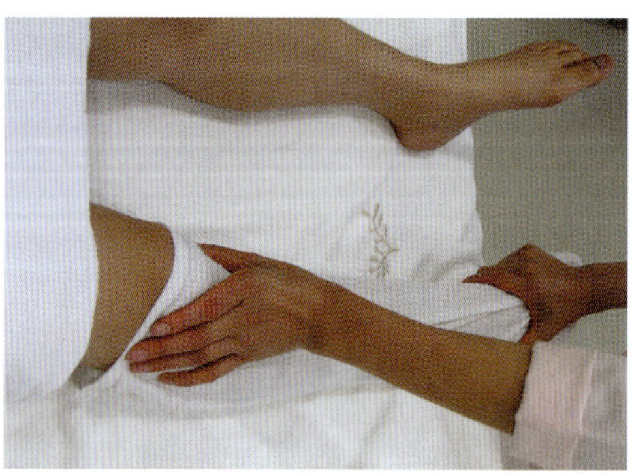

03 발목을 잡고 스트레칭해 준다.

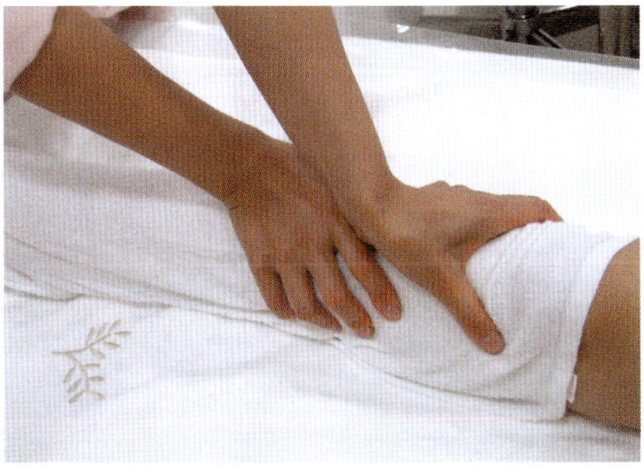

04 양손으로 근육을 집어주듯이 주무르며 내려온다.

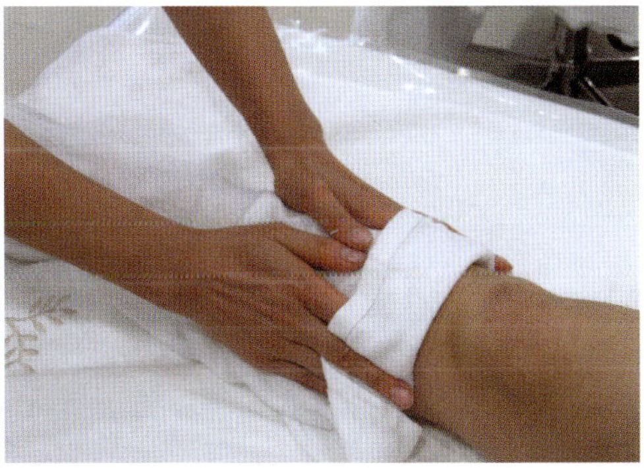

05 양손 중지에 수건을 끼면서 닦으며 내려온다.

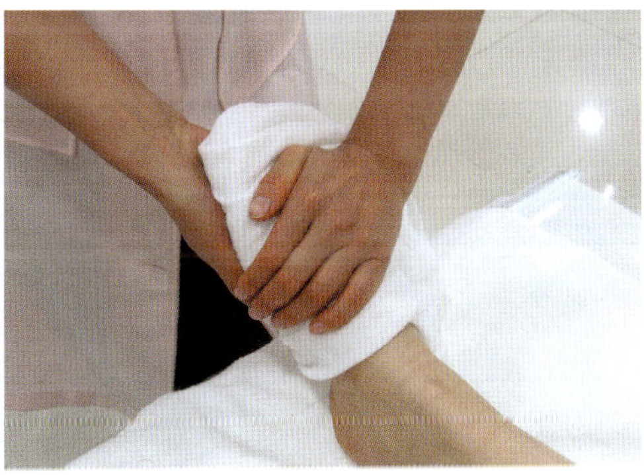

06 온습포로 발등과 발바닥을 감싸며 압을 준 뒤 닦아준다

07 바디 전용 로션이나 토너로 마무리한다.

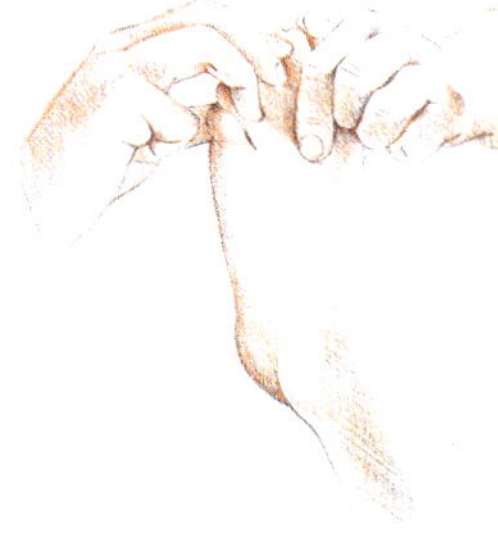

부록

질환별 발마사지

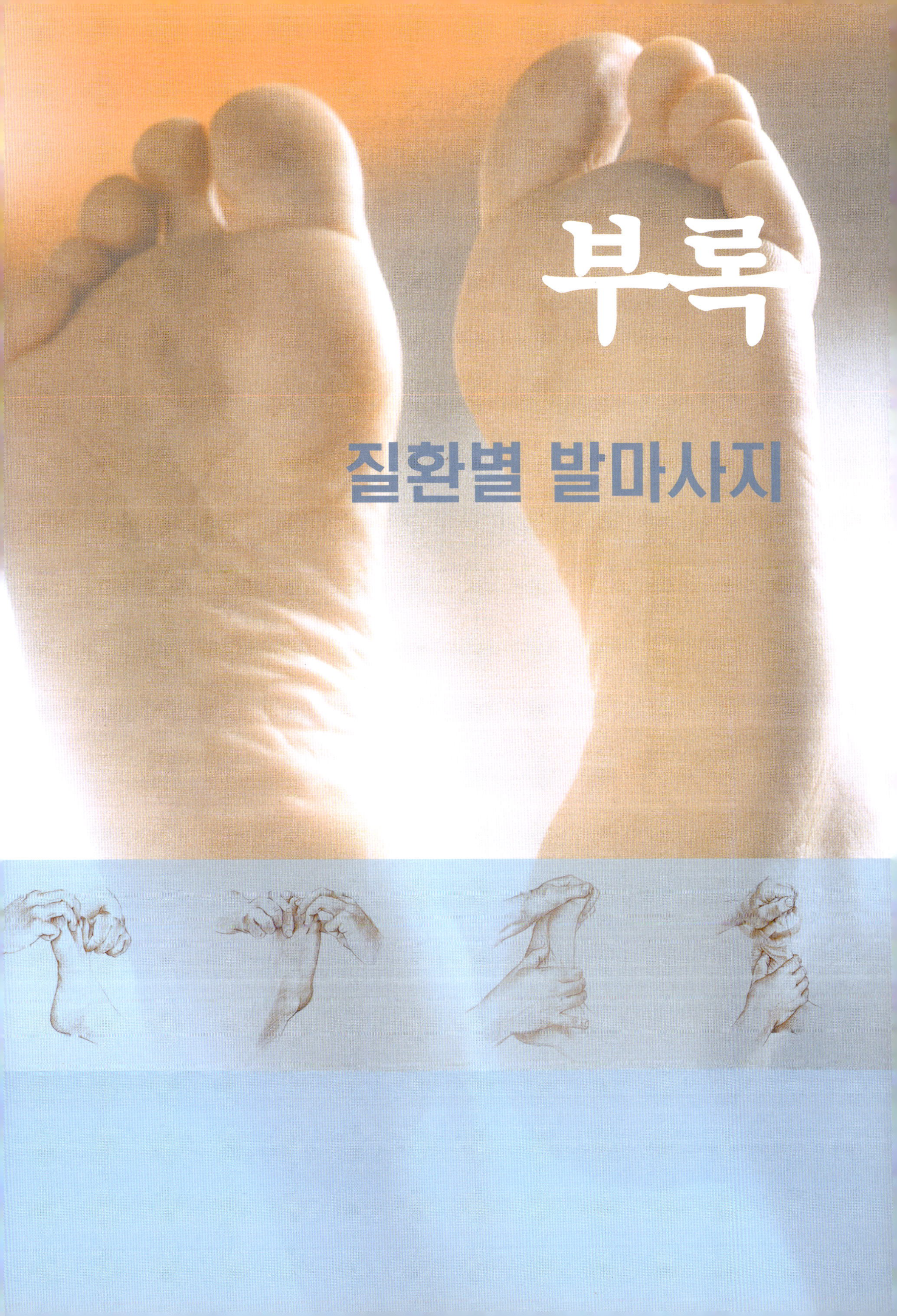

부록 질환별 발마사지

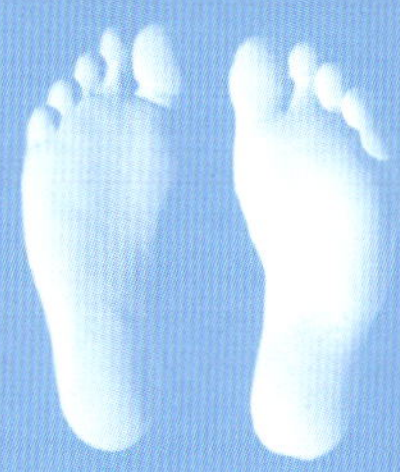

일정 질환에 대응하는 반사구만을 자극하는 것보다는 전반적으로 발 전체의 반사구를 자극한 후 필요한 부분의 반사구를 더 적극적으로 자극하는 것이 바람직한 방법이다.

1.골격/호흡기계

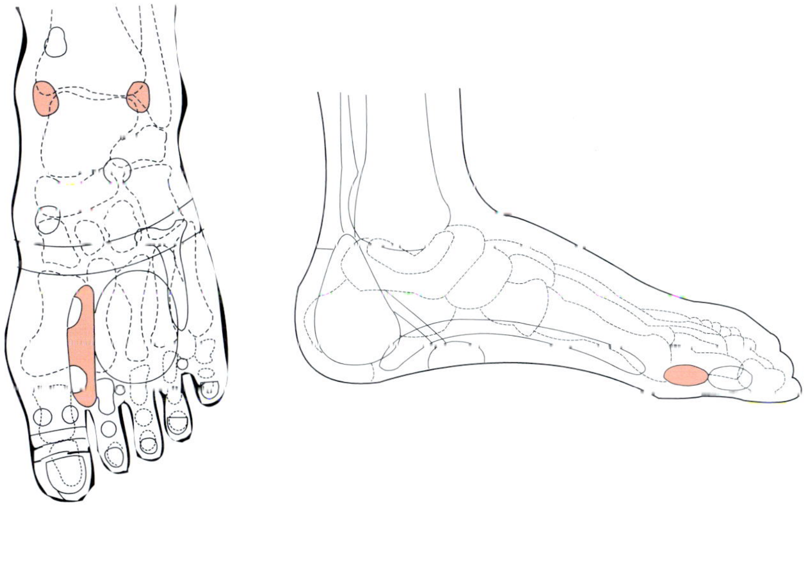

(1) 요통

부갑상선, 흉부 임파선, 상 · 하반신 임파선 + 부신척추 계통 반사구 + 직간접 반사구

(2) 미골통

부갑상선, 흉부 임파선, 상 · 하반신 임파선 + 부신척추 계통 반사구 + 직간접 반사구

(3) 경부통

부갑상선, 흉부 임파선, 상 · 하반신 임파선 + 부신척추 계통 반사구 + 직간접 반사구 (목, 어깨관절, 팔꿈치관절)

(4) 디스크

부갑상선, 흉부 임파선, 상 · 하반신 임파선 + 부신척추 계통 반사구 + 직간접 반사구(위,담)

(5) 등통

부갑상선, 흉부 임파선, 상 · 하반신 임파선 + 부신척추계통 반사구 + 직간접 반사구(승모근, 견갑골, 늑골, 위장, 어깨관절, 팔꿈치관절)

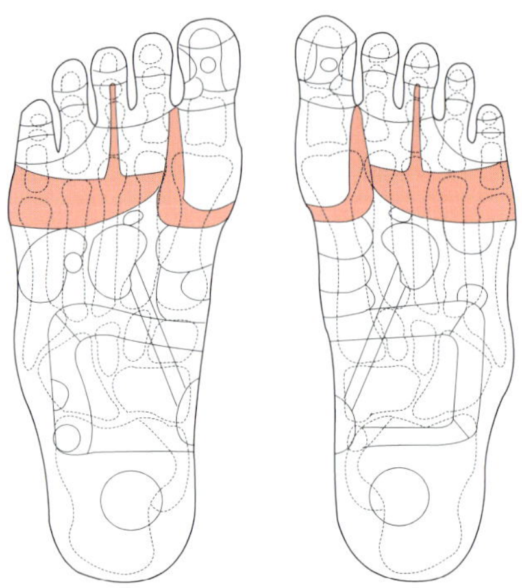

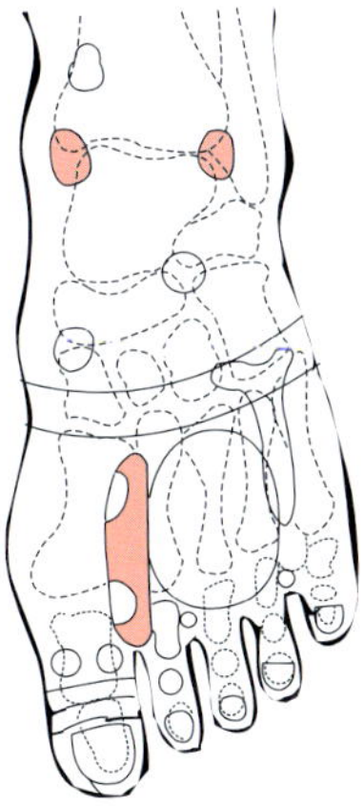

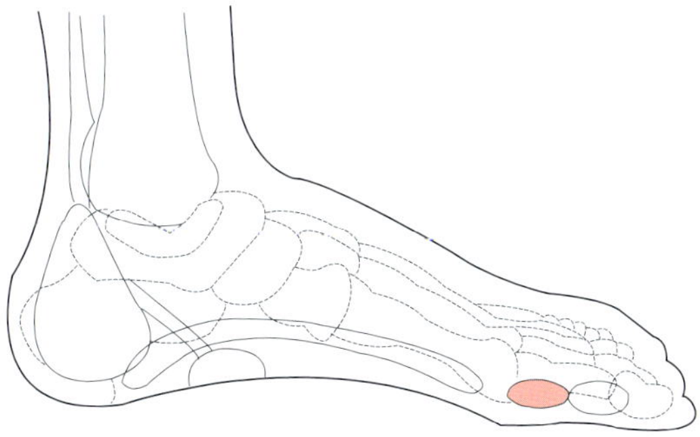

1) 일반적인 호흡기 질환

부갑상선, 흉부 임파선, 상 · 하반신 임파선 + 폐 / 기관지 계통 반사구 + 직간접 반사구

비장, 대뇌, 심장

2) 일반 폐 질환

부갑상선, 흉부 임파선, 상 · 하반신 임파선 + 폐 / 기관지 계통 반사구 + 직간접 반사구

(1) 폐의 이상 증상

부갑상선, 흉부 임파선, 상 · 하반신 임파선 + 폐 / 기관지 계통 반사구 + 직간접 반사구, 복강신경총, 횡경막, 부신

(2) 감기

부갑상선, 흉부 임파선, 상 · 하반신 임파선 + 폐 / 기관지 계통 반사구 + 직간접 반사구, 비장, 편도선, 뇌하수체, 전두동, 부신

(3) 재채기

부갑상선, 흉부 임파선, 상 · 하반신 임파선 + 폐/기관지 계통 반사구 + 직간접 반사구, 코

(4) 기관지염

부갑상선, 흉부 임파선, 상 · 하반신 임파선 + 폐/기관지 계통 반사구 + 직간접 반사구, 코, 성대 인후기관, 부신

(5) 인후통

부갑상선, 흉부 임파선, 상 · 하반신 임파선 + 폐/기관지 계통 반사구 + 직간접 반사구, 편도선, 성대 / 인후기관

(6) 쉰목소리

부갑상선, 흉부 임파선, 상 · 하반신 임파선 + 폐/기관지 계통 반사구 + 직간접 반사구, 성대 / 인후기관,편도선, 대뇌

(7) 천식

부갑상선, 흉부 임파선, 상 · 하반신 임파선 + 폐/기관지 계통 반사구 + 직간접 반사구, 심장, 코

(8) 유행성 감기

부갑상선, 흉부 임파선, 상 · 하반신 임파선 + 폐/기관지 계통 반사구 + 직간접 반사구, 편도선, 비장, 코

2. 소화기계

(1) 신경성 소화기 이상

위장, 췌장, 십이지장, 복강신경총 + 직간접 반사구(횡격막, 흉부, 부갑상선)

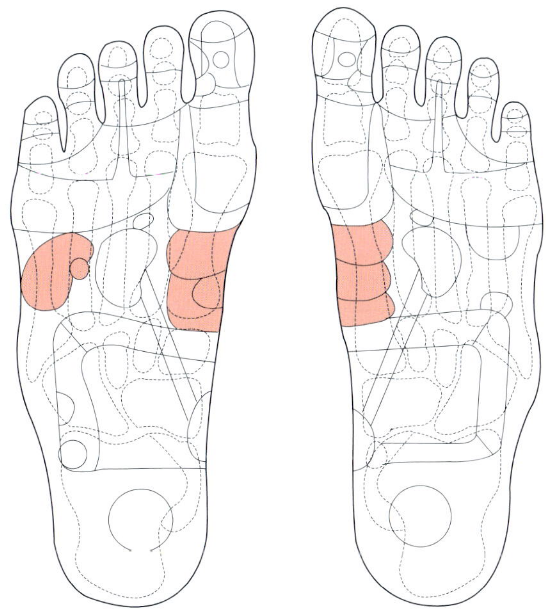

(2) 소화기 이상에서 오는 구취

위장, 췌장, 십이지장, 복강신경총+ 직간접 반사구(횡격막, 흉부, 부갑상선)

(3) 위 / 십이지장 이상

위장, 췌장, 십이지장, 복강신경총 + 직간접 반사구(횡격막, 흉부, 부갑상선)

(4) 위경련

위장, 췌장, 십이지장, 복강신경총 + 직간접 반사구(횡격막, 흉부, 부갑상선)

(5) 위산과다

위장, 췌장, 십이지장, 복강신경총 + 직간접 반사구(횡격막, 흉부, 부갑상선)

(6) 위장의 팽만감

위장, 췌장, 십이지장, 복강신경총 + 직간접 반사구(횡격막, 흉부, 부갑상선)

(7) 신물이 날 때

위장, 췌장, 십이지장, 복강신경총 + 직간접 반사구(횡격막, 흉부, 부갑상선)

(8) 식욕부진

위장, 췌장, 십이지장, 복강신경총 + 직간접 반사구(횡격막, 흉부, 부갑상선)

(9) 소화불량

위장, 췌장, 십이지장, 복강신경총 + 직간접 반사구(횡격막, 흉부, 부갑상선)

(10) 변비

위장, 췌장, 십이지장, 복강신경총 + 직간접 반사구(횡격막, 흉부, 부갑상선)

(11) 대장계통 질환

위장, 췌장, 십이지장, 복강신경총 + 직간접 반사구(횡격막, 흉부, 부갑상선)

1) 소화기계 면역 질환 응용 요법
소화기계 반사구 + 면역계 반사구 + 직간접 반사구

(1) 만성위염

위장, 췌장, 십이지장, 복강신경총 + 면역계 반사구 + 직간접 반사구(대뇌, 심장, 부갑상선)

(2) 위의 통증 및 위궤양

위장, 췌장, 십이지장, 복강신경총 + 면역계 반사구 + 직간접 반사구〔소장, 대장계통 반사구(상행결장, 횡행결장, 하행결장, 직장)〕

(3) 십이지장 궤양

위장, 췌장, 십이지장, 복강신경총 + 면역계 반사구 + 직간접 반사구부(갑상선)

(4) 식중독

위장, 췌장, 십이지장, 복강신경총 + 면역계 반사구 + 직간접 반사구(부신, 갑상선)

(5) 담낭감염증 및 결석

위장, 췌장, 십이지장, 복강신경총 + 면역계 반사구 + 직간접 반사구(부신, 소장, 대장계통 반사구)

(6) 췌장염

위장, 췌장, 십이지장, 복강신경총 + 면역계 반사구 + 직간접 반사구

(7) 대장염

위장, 췌장, 십이지장, 복강신경총 + 면역계 반사구 + 직간접 반사구(대장계통 반사구)

(8) 구토를 동반하는 설사

위장, 췌장, 십이지장, 복강신경총 + 면역계 반사구 + 직간접 반사구

(9) 신경성 설사

위장, 췌장, 십이지장, 복강신경총 + 면역계 반사구 + 직간접 반사(소장, 대장계통 반사구)

(10) 간염, 황달, 간경화

위장, 췌장, 십이지장, 복강신경총 + 면역계 반사구 + 직간접 반사구

(11) 간질환으로 인한 눈병

위장, 췌장, 십이지장, 복강신경총 + 면역계 반사구 + 직간접 반사구(눈)

(12) 직장염

위장, 췌장, 십이지장, 복강신경총 + 면역계 반사구 + 직간접 반사구(대장계통 반사구)

(13) 치질

위장, 췌장, 십이지장, 복강신경총 + 면역계 반사구 + 직간접 반사구(부갑상선, 대장계통 반사구, 항문)

3. 관절 근육기계

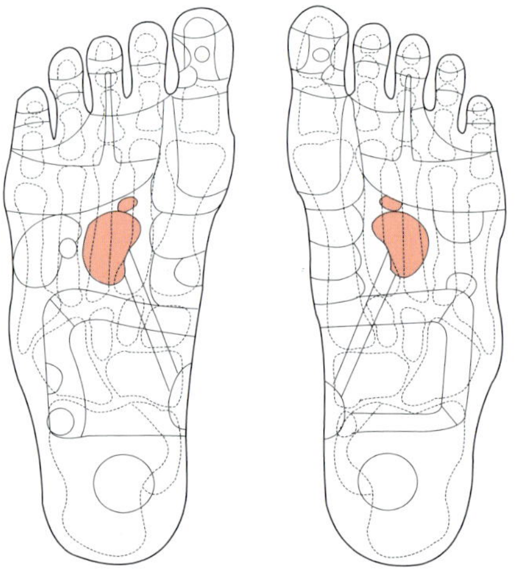

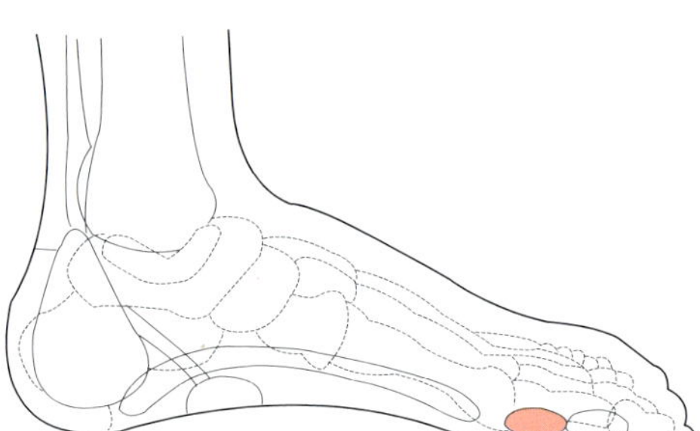

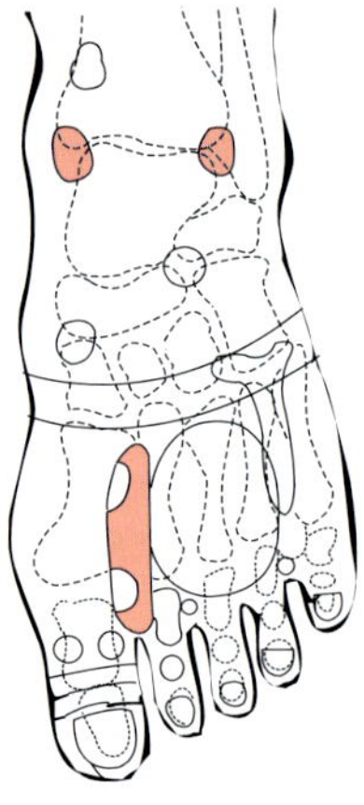

(1) 관절염

부신, 신장, 부갑상선, 상반신 임파선 · 하반신 임파선 + 직간접 반사구
고관절, 무릎관절

(2) 다발성 관절염

부신, 신장, 부갑상선, 상반신 임파선 · 하반신 임파선 + 직간접 반사구
비장, 위장, 소장

(3) 무릎 관절염

부신, 신장, 부갑상선, 상반신 임파선 · 하반신 임파선 + 직간접 반사구
고관절, 무릎관절

(4) 팔다리에 힘이 없을 때

부신, 신장, 부갑상선, 상반신 임파선 · 하반신 임파선 + 직간접 반사구
척추계통 반사구, 어깨관절, 팔꿈치관절

(5) 어깨통증

부신, 신장, 부갑상선, 상반신 임파선 · 하반신 임파선 + 직간접 반사구
어깨관절, 경추, 무릎관절, 흉부

(6) 어깨 주위의 통증

부신, 신장, 부갑상선, 상반신 임파선 · 하반신 임파선 + 직간접 반사구
어깨관절, 팔꿈치관절, 경추, 흉부

(7) 팔꿈치 관절통

부신, 신장, 부갑상선, 상반신 임파선 · 하반신 임파선 + 직간접 반사구
팔꿈치관절, 무릎관절, 어깨관절

(8) 고관절통

부신, 신장, 부갑상선, 상반신 임파선 · 하반신 임파선 + 직간접 반사구 고관절, 어깨관절

(9) 고관절염

부신, 신장, 부갑상선, 상반신 임파선 · 하반신 임파선 + 직간접 반사구 고관절, 어깨관절, 요추

(10) 치통

부신, 신장, 부갑상선, 상반신 임파선 · 하반신 임파선 + 직간접 반사구 위 · 아래턱, 위장, 췌장, 십이지장, 소장, 간

5. 내분비 / 생식기계

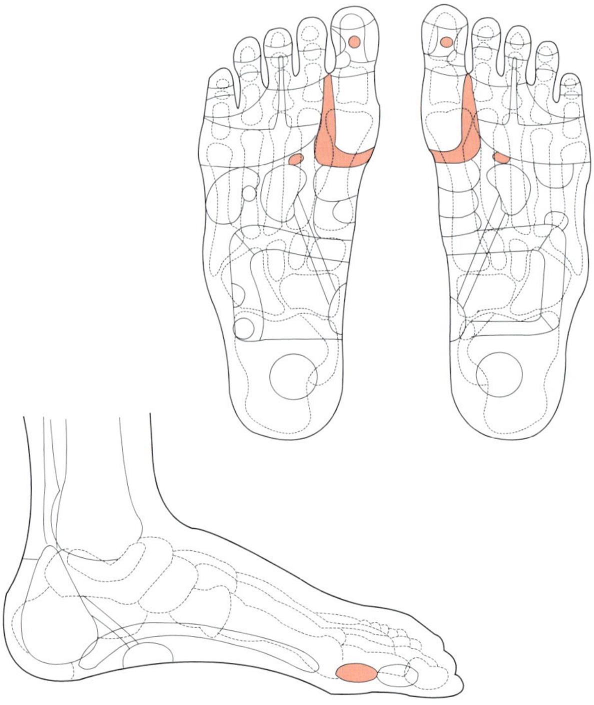

(1) 갑상선 기능 저하

부신, 뇌하수체, 부갑상선, 갑상선 + 직간접 반사구

위, 십이지장, 소장

(2) 뇌하수체 기능 저하

부신, 뇌하수체, 부갑상선, 갑상선 + 직간접 반사구

생식선

(3) 부신 기능 저하

부신, 뇌하수체, 부갑상선, 갑상선 + 직간접 반사구

(4) 갑상선 기능 항진

부신, 뇌하수체, 부갑상선, 갑상선 + 직간접 반사구

(5) 갑상선으로 인한 눈병

부신, 뇌하수체, 부갑상선, 갑상선 + 직간접 반사구

눈

(6) 당뇨로 인한 눈병

부신, 뇌하수체, 부갑상선, 갑상선 + 직간접 반사구

췌장, 간, 담, 대뇌, 심장

(7) 월경 직전 긴장감

부신, 뇌하수체, 부갑상선, 갑상선 + 직간접 반사구

대뇌, 생식선, 생식기, 비골신경

(8) 월경시 경련

부신, 뇌하수체, 부갑상선, 갑상선 + 직간접 반사구

복강심경총, 횡격박, 생식선, 생식기, 비골신경

(9) 월경불순

부신, 뇌하수체, 부갑상선, 갑상선 + 직간접 반사구
생식선, 생식기, 서혜부, 비골신경

(10) 폐경

부신, 뇌하수체, 부갑상선, 갑상선 + 직간접 반사구
심장, 대뇌, 생식기, 비골신경

(11) 비만증

부신, 뇌하수체, 부갑상선, 갑상선 + 직간접 반사구
심장, 척추계통 반사구

(12) 갱년기 장애

부신, 뇌하수체, 부갑상선, 갑상선 + 직간접 반사구
생식선, 생식기, 대뇌, 복강신경총

(13) 자궁이 처짐

부신, 뇌하수체, 부갑상선, 갑상선 + 직간접 반사구
생식선, 생식기, 비골신경

(14) 고환질병

부신, 뇌하수체, 부갑상선, 갑상선 + 직간접 반사구
생식선, 생식기, 대뇌

(15) 정류 고환

부신, 뇌하수체, 부갑상선, 갑상선 + 직간접 반사구
생식선, 생식기, 복강신경총

(16) 불감증

부신, 뇌하수체, 부갑상선, 갑상선 + 직간접 반사구
생식선, 생식기

(17) 여성 질분비 장애

부신, 뇌하수체, 부갑상선, 갑상선 + 직간접 반사구
생식선, 생식기, 요도

(18) 유방 통증

부신, 뇌하수체, 부갑상선, 갑상선 + 면역계 반사구 + 직간접 반사구
생식선, 흉부

(19) 당뇨병

부신, 뇌하수체, 부갑상선, 갑상선 + 면역계 반사구 + 직간접 반사구
위장, 췌장, 심장, 간장

(20) 여성 생식기 감염증

부신, 뇌하수체, 부갑상선, 갑상선 + 면역계 반사구 + 직간접 반사구
비장, 생식선, 생식기, 복강신경총, 횡격막, 간

(21) 전립선 비대

부신, 뇌하수체, 부갑상선, 갑상선 + 면역계 반사구 + 직간접 반사구
생식선, 생식선, 요도

(22) 자궁 발열, 자궁 출혈

부신, 뇌하수체, 부갑상선, 갑상선 + 면역계 반사구 + 직간접 반사구
생식선, 생식기

(23) 고환 충혈

부신, 뇌하수체, 부갑상선, 갑상선 + 면역계 반사구 + 직간접 반사구

생식선, 생식기

(24) 고환 부종

부신, 뇌하수체, 부갑상선, 갑상선 + 면역계 반사구 + 직간접 반사구
생식선, 생식기, 위,간

(25) 전립선 이상

부신, 뇌하수체, 부갑상선, 갑상선 + 면역계 반사구 + 직간접 반사구
생식선, 생식기, 척추계통 반사구

6. 비뇨 감각기계 응용 질환의 요법

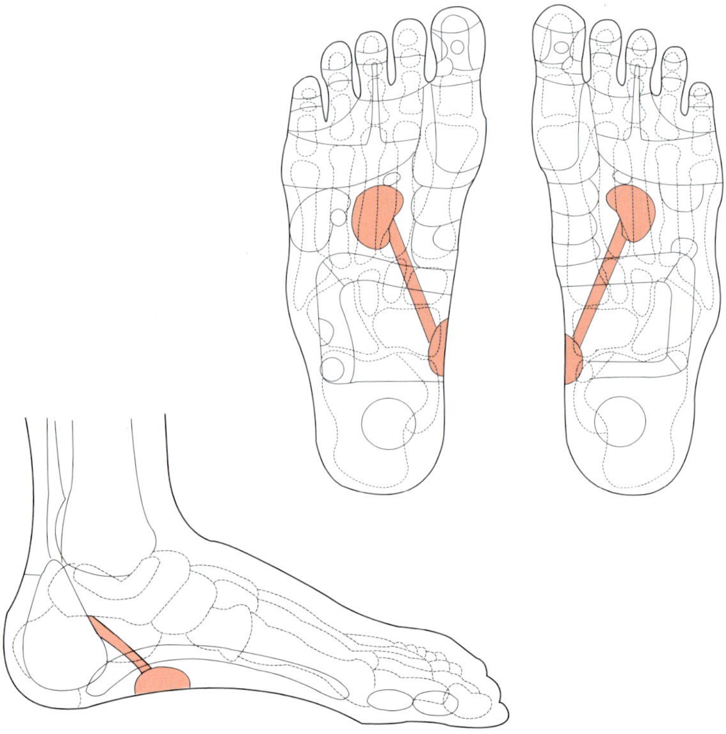

(1) 요실금 및 배뇨장애

신장, 수뇨관, 방광, 요도

대뇌, 생식선, 생식기

(2) 야뇨증

신장, 수뇨관, 방광, 요도

생식기

(3) 근시

신장, 수뇨관, 방광, 요도

눈, 전두동, 대뇌

(4) 사팔뜨기

신장, 수뇨관, 방광, 요도

눈, 대뇌

(5) 현기증 및 각종 멀미 현상

신장, 수뇨관, 방광, 요도

목, 눈, 귀, 평형기관

(6) 일반적인 코질환

신장, 수뇨관, 방광, 요도

코〔鼻〕 폐(肺) 전두동, 폐와 기관지, 편도선, 코

(7) 코피

신장, 수뇨관, 방광, 요도

코, 부갑상선, 갑상선

(8) 코골이

신장, 수뇨관, 방광, 요도, 코, 심장, 위 · 아래턱, 삼차신경

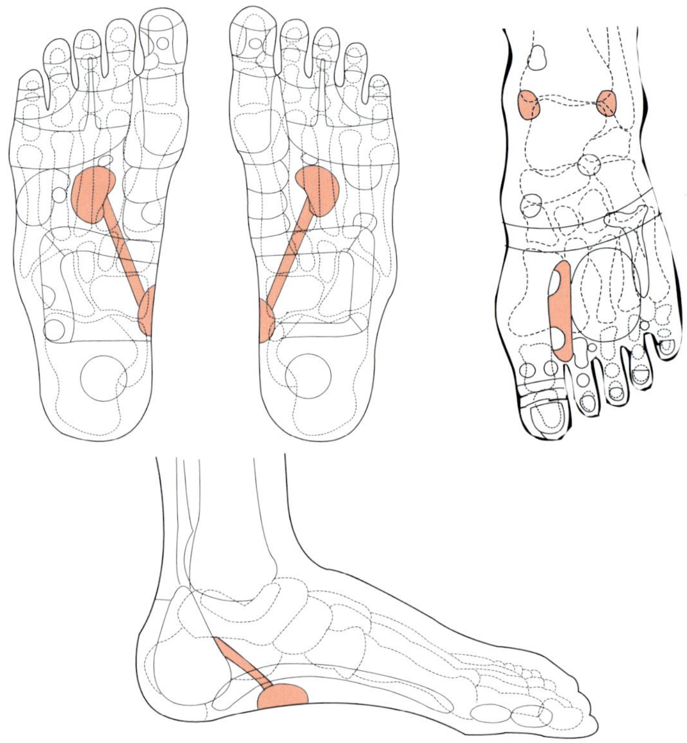

(9) 요도염

신장, 수뇨관, 방광, 요도 + 면역계 반사구(흉부 임파선, 상 · 하반신 임파선) 부갑상선, 심장

(10) 방광염

신장, 수뇨관, 방광, 요도 + 면역계 반사구(흉부 임파선, 상 · 하반신 임파선) 소장, 대퇴신경, 대장계통 반사구(상행결장, 하행결장, 횡행결장, 직장) 비장, 부갑상선

(11) 요도질환

비뇨 감각기계 기초 반사구 + 면역계 반사구(흉부 임파선, 상 · 하반신 임파선) 생식기

(12) 결막염

비뇨 감각기계 기초 반사구 + 면역계 반사구(흉부 임파선, 상 · 하반신 임파선) 눈, 대뇌

(13) 이명

비뇨 감각기계 기초 반사구 + 면역계 반사구(흉부 임파선, 상 · 하반신 임파선) 귀, 대뇌, 평형기관, 갑상선, 복강신경총,비염

7. 순환신경기계

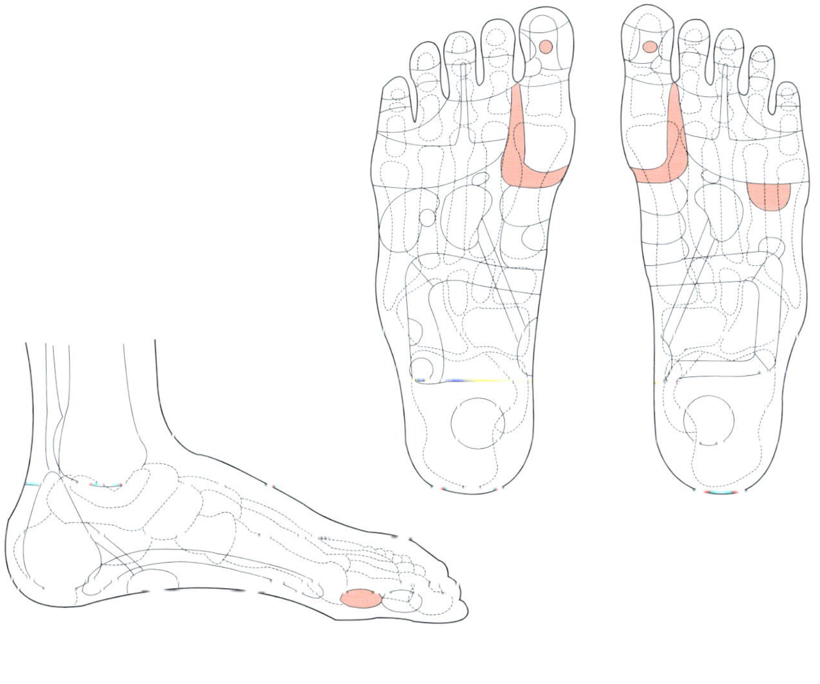

(1) 정맥경화

(뇌하수체, 부갑상선, 갑상선, 심장)

(2) 정맥염

(뇌하수체, 부갑상선, 갑상선, 심장)

간, 부신

(3) 정맥류

(뇌하수체, 부갑상선, 갑상선, 심장)

부신, 서혜부

(4) 빈혈

(뇌하수체, 부갑상선, 갑상선, 심장)

비장, 간

(5) 동맥경화

(뇌하수체, 부갑상선, 갑상선, 심장)

(6) 저혈압

(뇌하수체, 부갑상선, 갑상선, 심장)

부신, 대뇌, 위, 소장, 생식선, 평형기관, 척추계통 반사구, 선골, 미골, 내 / 외미골

(7) 고혈압

(뇌하수체, 부갑상선, 갑상선, 심장)

부신, 복강신경총, 생식선, 평형기관, 요추, 대뇌

(8) 심장질환 예방 반사구

(뇌하수체, 부갑상선, 갑상선, 심장)

부신, 복강신경총, 횡경막, 폐기관지

(9) 중풍

(뇌하수체, 부갑상선, 갑상선, 심장)

대뇌, 위, 간, 경추, 고관절, 팔꿈치관절, 어깨관절, 위・아래턱

(10) 스트레스

(뇌하수체, 부갑상선, 갑상선, 심장)

복강신경총, 횡경막, 폐 / 기관지, 척추계통 반사구(경추, 흉추, 요추, 선골 / 미골, 내 / 외미골

(11) 두통

(뇌하수체, 부갑상선, 갑상선, 심장)

대뇌, 전두동, 복강신경총

(12) 심한 두통

(뇌하수체, 부갑상선, 갑상선, 심장)

대뇌, 전두동, 복강신경총, 귀, 눈, 췌장, 팔꿈치관절, 어깨관절,

(13) 수면장애

(뇌하수체, 부갑상선, 갑상선, 심장) 복강신경총, 횡경막, 대뇌, 척추계통 반사구

(14) 불면증

순환 신경기계 반사구(뇌하수체, 부갑상선, 갑상선, 심장)

대뇌, 위, 간, 복강신경총

(15) 여드름

순환 / 신경기계 반사구 + 면역계 반사구

부신, 비장, 위장, 간, 생식기

찾아보기

참고문헌

1. 소정룡, 누구나 쉽게 배우는 발반사 건강법, 도서출판 진리 탐구
2. 강성심 외, 발반사 건강학, 도서출판 대학서림
3. 한영숙 외, 소독 전염병학, 수문사
4. 정인수, 손발 마사지, 삼호미디어
5. 정영태 외, 인체해부 생리학, 청구문화사
6, 노민희 외, 인체 해부학, 정담
7. 김형권, 병원 미생물, 청구문화사
8. 강경호, 발관리, 청구문화사
9. 고혜성 외, 아로마테라피 마사지 요가, 학문사

· 이명선

대경대학 뷰티디자인학부 피부미용과 교수

· 오지민

대경대학 뷰티디자인학부 피부미용과 겸임 교수

· 오영숙

정화예술대학 미용예술학부 교수

· 김주연

서경대학교 미용예술학과 교수

· 양현옥

원광보건대학 피부미용과 교수

발반사 건강요법

2005년 3월 3일 1판 1쇄 인쇄
2011년 8월 22일 1판 2쇄 발행

지은이: 이명선·오지민·오영숙·김주연·양현옥
펴낸이: 박정태

펴낸곳: 광 문 각

413-756
경기도 파주시 교하읍 문발리 파주출판문화도시
500-8번지 광문각빌딩 4층
등 록: 1991. 5. 31 제12-484호
전화(代): 031)955-8787
팩 스: 031)955-3730
E-mail: kwangmk@unitel.co.kr
홈페이지: www.kwangmoonkag.co.kr

ISBN : 978-89-7093-631-4 93590

정가 : 22,000원

한국과학기술출판협회회원